针灸处方 新解

彭荣琛　万文蓉 ◎ 编著

人民卫生出版社

图书在版编目（CIP）数据

针灸处方新解 / 彭荣琛，万文蓉编著. —北京：人民卫生出版社，2015

ISBN 978-7-117-20878-9

Ⅰ. ①针… Ⅱ. ①彭… ②万… Ⅲ. ①针灸疗法 – 处方 Ⅳ. ①R246

中国版本图书馆 CIP 数据核字（2015）第 263778 号

| 人卫社官网 | www.pmph.com | 出版物查询，在线购书 |
| 人卫医学网 | www.ipmph.com | 医学考试辅导，医学数据库服务，医学教育资源，大众健康资讯 |

针灸处方新解

编　　著：彭荣琛　万文蓉
出版发行：人民卫生出版社（中继线 010-59780011）
地　　址：北京市朝阳区潘家园南里 19 号
邮　　编：100021
E - mail：pmph @ pmph.com
购书热线：010-59787592　010-59787584　010-65264830
印　　刷：三河市尚艺印装有限公司
经　　销：新华书店
开　　本：710 × 1000　1/16　印张：17
字　　数：314 千字
版　　次：2016 年 1 月第 1 版　2023 年 11 月第 1 版第 4 次印刷
标准书号：ISBN 978-7-117-20878-9/R · 20879
定　　价：36.00 元

打击盗版举报电话：**010-59787491　E-mail：WQ @ pmph.com**
（凡属印装质量问题请与本社市场营销中心联系退换）

编 写 说 明

《灵枢·禁服》:"黄帝曰:夫约方者,犹约囊也,囊满而弗约,则输泄,方成弗约,则神与弗俱。"

一、本书按照针灸专业教材的体例编辑,按照教学参考书进行解读。

二、本书所选处方多从历代有代表性的中医著作中选出,也适当选用当今知名专家的有效处方,并介绍了作者较为成功的处方,以供研讨。编写时按方名、出处、组成、用法、功用、主治、方解、加减、文献等项排列。

三、本书选方以组方清晰、治证明确为准则,为适应临床治疗各种病症的需要,尽量使选方范围既有精度,又有广度,尽量能涵盖针灸的常治病症。

四、本书分绪论、总论、各论三部分。总论与各论分章论述。各论每章之后均有小结、处方歌诀及复习题,以方便读者学习、记忆和复习。

五、本书所有处方的方名,均按一定的命名要求拟定,做到既有针灸特点,又与中医各科相关。

六、各处方的主治项,以描述中医症状为主,也包括某些主证和中医、西医病名,目的在于拓宽诊疗思路,加强对处方的理解。

七、对本书所选处方,作者按照自己的临床经验和教学心得进行解读,以便学者、医生在学习时一目了然和临证使用时顺手、方便。其中解读内容,尤其是各种使用方法和留针时间长短,仅供读者参考,读者可以根据实际情况予以变化。

八、各处方的文献项,将处方所在的文献摘录作为首条,其后摘录与所在方功能主治相近的文献处方,以便于互相参悟。

九、本书适宜于学习针灸知识的各类学生,有利于他们尽快解决处方的难点,记忆处方要点和理解处方的精妙之处;对于从事针灸临床的医生,除了帮助他们理解针灸处方之外,还可以做到针对各种病症,查阅有效的针灸处方,随时运用;对于从事中医教学的教师和从事针灸研究的学者,有助于他们查阅处方的出处和理解古今医家的精确分析;对于针灸的喜爱者,可以从中获取针灸治疗疾病的基本知识以及自我预防保健的重要方法。

编著者
2015年元月

目　录

绪论……………………………… 1

总　论

第一章　治疗大法……………… 5
　　一、汗法 ……………………… 5
　　二、通法 ……………………… 6
　　三、消法 ……………………… 7
　　四、合法 ……………………… 7
　　五、温法 ……………………… 8
　　六、清法 ……………………… 9
　　七、补法 ……………………… 9
　　八、泻法 …………………… 10

第二章　选穴法………………… 12
　　一、引法……………………… 12
　　二、上法 …………………… 12
　　三、下法 …………………… 13
　　四、巨法 …………………… 13
　　五、缪法 …………………… 14
　　六、开法 …………………… 14

第三章　组方大法……………… 16
　　一、配穴方法………………… 16
　　二、组方原则 ……………… 18

第四章　刺灸大法……………… 20
　　一、刺法……………………… 20
　　二、灸法 …………………… 24
　　三、针灸混合法 …………… 26

各　论

第五章　预防类方……………… 29
　　保命延寿方 ………………… 29
　　预防中腑方 ………………… 31
　　预防中脏方 ………………… 32

第六章　解表类方……………… 35
　　一、解表实类 ……………… 36
　　伤寒无汗方 ………………… 36
　　鱼际通汗方 ………………… 37
　　解表清热方 ………………… 38
　　灸寒热方 …………………… 39
　　二、解表虚类 ……………… 40
　　二风方 ……………………… 40
　　风水方 ……………………… 41
　　三、解痉类 ………………… 42
　　项强方 ……………………… 42
　　伤寒发痉方 ………………… 43
　　四、其他类 ………………… 44
　　伤寒余热不退方 …………… 44
　　大椎截疟方 ………………… 45

第七章　清热泻火类方………… 49
　　一、清脏腑热类 …………… 49
　　泻胃热方 …………………… 49
　　清胸热方 …………………… 50
　　清上焦方 …………………… 51
　　泻心方 ……………………… 52
　　消渴嗜饮方 ………………… 54

泻白方 …………………… 55
泻赤方 …………………… 56
泻黄方 …………………… 57
发热有汗方 ……………… 58
二、清四肢热 ……………… 59
泻四肢热方 ……………… 59
三、清热祛湿类 …………… 60
喉风痰热方 ……………… 60
冲丰湿热方 ……………… 61
四、泻火解毒类 …………… 62
伤寒大热方 ……………… 62
泻阳热方 ………………… 63
喉风经阻方 ……………… 64
喉风针诀方 ……………… 65
上星通窍方 ……………… 66
清热毒方 ………………… 66
刺血泻火方 ……………… 67
五井泻热方 ……………… 68
五、清虚热类 ……………… 69
清余热方 ………………… 69
百大方 …………………… 70
五心烦热方 ……………… 71

第八章　开窍类方 …………… 75
一、醒神开窍类 …………… 75
中风神闭方 ……………… 75
尸厥方 …………………… 76
二、通络开窍类 …………… 77
开耳窍方 ………………… 77
开鼻窍方 ………………… 78
舌强难言方 ……………… 79
开音方 …………………… 80

第九章　安神类方 …………… 82
一、镇静安神类 …………… 82
扁鹊十三穴方 …………… 82
徐氏十三穴方 …………… 85

阳狂方 …………………… 86
神躁方 …………………… 87
神谷方 …………………… 87
温胆方 …………………… 88
和胃定志方 ……………… 89
中暑神昏方 ……………… 90
二、养心安神类 …………… 91
交泰方 …………………… 91
程氏安神方 ……………… 92
小儿惊痫方 ……………… 93
然泉方 …………………… 94
宽心方 …………………… 94

第十章　祛风寒湿类方 ……… 97
一、治头痛类 ……………… 98
伤风头痛方 ……………… 98
脑空治头方 ……………… 99
强丰治头方 ……………… 100
申金治头方 ……………… 101
解丰治头方 ……………… 101
天柱治头项方 …………… 102
伤寒头痛方 ……………… 103
二、治腰痛类 ……………… 104
二中腰痛方 ……………… 104
腰脊痹痛方 ……………… 105
程氏腰痛方 ……………… 106
三、治周身痹痛类 ………… 107
行气止挛方 ……………… 107
治痹方 …………………… 108
大接经治偏瘫方 ………… 109
面瘫闭眼方 ……………… 111
面瘫抬眉方 ……………… 112
面瘫祛风方 ……………… 112
面瘫正嘴方 ……………… 113
肩凝症方 ………………… 114
祛风止痛方 ……………… 115

复丰祛风方 …………… 116
中环治瘘方 …………… 117
膝痛方 ………………… 119
脚弱方 ………………… 120
天井肘痛方 …………… 121

第十一章 止吐泻类方………125
一、止泻类 ……………… 126
吐泻方 ………………… 126
暑泻方 ………………… 127
四神止泻方 …………… 128
寒水泻方 ……………… 129
驻泻方 ………………… 129
滑泻方 ………………… 130
运脾止泻方 …………… 131
二、止痢类 ……………… 132
止痢方 ………………… 132
久痢方 ………………… 133
脏毒下血方 …………… 134
三、止呕逆类 …………… 135
呕吐方 ………………… 135
呃逆方 ………………… 136
下食方 ………………… 137

第十二章 消食化虫类方……140
一、消食类 ……………… 141
消食和胃方 …………… 141
消食导滞方 …………… 141
二、化虫类 ……………… 142
四缝安蛔方 …………… 142
日月蛔厥方 …………… 143
消食化虫方 …………… 144

第十三章 止咳平喘类方……147
一、止咳嗽类 …………… 147
天突泻肺方 …………… 147
魄户止咳方 …………… 148
寒嗽方 ………………… 149

热嗽方 ………………… 150
平逆方 ………………… 151
肺壅咳嗽方 …………… 152
止咳方 ………………… 153
二、止哮喘类 …………… 154
理肺化痰方 …………… 154
天突止喘方 …………… 155
养肺平喘方 …………… 156

第十四章 通利类方…………160
一、通便通乳类 ………… 160
通便方 ………………… 160
去瘤方 ………………… 161
气闭方 ………………… 162
通乳方 ………………… 163
二、去水肿类 …………… 164
石水方 ………………… 164
利水方 ………………… 165
水气方 ………………… 166
悬饮方 ………………… 168

第十五章 温里类方…………171
一、回阳救逆类 ………… 171
四逆方 ………………… 171
补火灸方 ……………… 172
温下方 ………………… 173
扶阳祛寒方 …………… 174
二、温中祛寒类 ………… 175
寒滞方 ………………… 175
寒厥方 ………………… 176
三、温宫类 ……………… 177
温宫方 ………………… 177
正胎方 ………………… 178

第十六章 补益类方…………181
一、补益气血阴阳类 …… 181
百会提肛方 …………… 181
补气益血方 …………… 182

虚劳方 ·············· 184

补气退热方 ·············· 185

诸虚劳热方 ·············· 187

二、补益脏腑虚损类 ·············· 188

复脉方 ·············· 188

补心肾方 ·············· 189

灸补脾胃方 ·············· 190

降浊补脾方 ·············· 191

补气提胃方 ·············· 192

补肾荣耳方 ·············· 193

强肾壮腰方 ·············· 194

第十七章　理气类方 ·············· 198

一、和气类 ·············· 198

宽心止痛方 ·············· 198

支沟开心方 ·············· 199

胃痛方 ·············· 200

二、升提类 ·············· 202

脱肛久痔方 ·············· 202

疝气方 ·············· 203

三、行气类 ·············· 204

腹痛方 ·············· 204

疝痛方 ·············· 205

气块方 ·············· 206

消痞方 ·············· 207

梅核气方 ·············· 208

痞块方 ·············· 210

胁痛方 ·············· 211

第十八章　理血类方 ·············· 214

一、活血化瘀类 ·············· 214

血滞腰痛方 ·············· 214

血臌方 ·············· 216

开经方 ·············· 217

行经方 ·············· 218

调经方 ·············· 219

二、止血类 ·············· 220

鼻衄方 ·············· 220

吐血方 ·············· 221

归经方 ·············· 222

尿血方 ·············· 223

止血方 ·············· 224

便血方 ·············· 225

泻热归经方 ·············· 226

第十九章　固涩类方 ·············· 230

一、固表敛汗类 ·············· 230

自汗方 ·············· 230

盗汗方 ·············· 231

复合多汗方 ·············· 233

二、涩精止遗类 ·············· 234

固精方 ·············· 234

去相火方 ·············· 235

合阴济阳方 ·············· 237

遗溺方 ·············· 238

治溲数方 ·············· 238

三、固摄止带类 ·············· 239

止带方 ·············· 239

第二十章　治疮疡类处方 ·············· 243

太阳疮疡方 ·············· 244

少阳疮疡方 ·············· 245

阳明疮疡方 ·············· 246

四穴解毒方 ·············· 248

马刀肿瘘方 ·············· 249

肺痈方 ·············· 250

胃痈方 ·············· 251

肠痈方 ·············· 252

乳痈方 ·············· 253

瘿瘤方 ·············· 254

针灸处方笔画索引 ·············· 257

针灸处方拼音索引 ·············· 260

绪 论

　　针灸处方,是在辨证论治思想指导下的最佳穴位组合。它有明确的组方法则、明确的刺灸方法和明确的使用范围。它是针灸理论与临床治疗之间的桥梁。针灸处方学,是研究和阐明针灸处方的组成法则、穴位的内在关系、穴位配伍的治疗意义、处方的价值和使用方法的一门学科。它是针灸基础学科在治疗方面的具体体现,又是临床治疗学科的基础。对它的学习和研究将有助于针灸学识的系统化和临床治疗的规范化。

　　针灸治疗从"以痛为输"发展到选取有名经与有名穴之时,由于穴位的功用较为明确,治疗的方法比较固定,治疗范围较为清楚,实际上就已经具备了处方的雏形。如《五十二病方·颓》中就有"又久(灸)其泰(太)阴、泰(太)阳"的记载。灸太阴经、太阳经,实际上是指其经上的某个穴位或几个穴位,并非指灸整个经脉的穴位,这就是最早治颓的针灸处方。随着针灸治疗范围的扩大,治疗思想的进步,历代医家所了解的穴位数目及其功用也在逐渐增多,多穴位的配合使用就有了可能性,而且实践证明,很多病只有用多穴位配合治疗才能取得满意的疗效。在针灸处方发展的过程中,逐渐出现很多配伍形式及治疗方法,如部位针灸法、以痛为输针灸法、经脉针灸法、双穴相配法、多穴相配法等,这些大多属于针灸处方的范畴。在《黄帝内经》一书中,这些处方方法基本都可见到,充分体现了针灸处方从开始形成到逐渐发展的概况。据统计,《黄帝内经》一书所载的针灸处方为 413 方,数量之多,反映了当时针灸处方发展的活跃状况。唐代孙思邈所著《备急千金要方》《千金翼方》中,绝大多数针灸处方都属于多穴相配的处方。可以说,这时是针灸处方基本成型的时代。这些针灸处方多为后世针灸著作所选载。在宋金时代,由于对穴位作用认识的提高,天人相应思想在针灸学术上得到进一步运用,逐渐形成了子午流注按时取穴的针刺方法,但临床上各承一技,秘而不传。当时颇有名气的针灸医家就有何若愚、王国瑞、窦杰等,著名的针灸著述有《子午流注针法》《针经指南》等。到了明代,徐凤的《针灸大全》、高武的《针灸聚英》对子午流注作了进一步阐述和完善,使子午流注、灵龟八法等时辰配穴方法显盛一时。这种配穴组方方法以时间为第一治疗要素,通过时间与体内外各种复杂环境因素的关系,找出刺灸的最佳疗效时间和最佳配合,从而显著提高了针灸治疗的效果;这些方法虽然在当时取得一定成功,但限于历史条件和自然科学的发展水平及人们的认识能力,使它变得神奇而又神秘,反过来又阻碍了它的推广与普及。这些方法虽经后世一些针灸著作引载,但却很少有人采用,唯有八脉交会穴配伍法在临床上使用。明代杨继洲著《针灸大成》,荟萃前人处方于一书,分22门、5类病、151症、8穴,对处方进行分类收集,仅以八脉交会穴为纲目的"八脉图并治症穴"一章就收集了245个针灸处方,其中有他自己创立的处方37个;这样条分缕析,十分便于学习。尤其可贵的是,他还在"治症总要"中提出原方不效继用何方的连续治症法,突破了一症一方的模式,对后代医家有启发思维、拓宽治疗方法的良好作用。可见针灸处方发展到《针灸大成》成书的时代,更强调辨证论治对处方的指导意义,从对症治疗为主逐渐转变为辨证论治为主。可以说,针灸处方这时变得更加完善和实用了。

近代,由于西医的传入和其影响不断扩大,使针灸处方出现了两大倾向:其一,为了与西医的病名相对应,在每一病名下列出不同的针灸处方,有时还将每一病分成数证列出针灸处方,试图将针灸处方与西医病名结合起来,这种方法,便于学过西医知识的医生掌握。其二,是将针灸处方与药物处方相对应,如三阴交配用膈俞或血海相当于四物汤,试图将针灸处方的功用与药物处方的功用等同起来,这种方法,便于学过中医知识的医生掌握,而且以功用论治疗,其治症范围更为宽广。这些方法不一定完美,但反映了近代针灸界希望发展针灸处方和建立针灸处方学的愿望,仍不愧为一次有意义的尝试。中华人民共和国成立以后,尤其是近些年,针灸工作者为针灸处方学的建立做了大量工作,在全国统编的《针灸学》教材中,开始总结出一系列配伍方法,诸如俞募配伍法、原络配伍法等,虽然这些内容出于古代著作中,但将其条理化、系统化、实用化却是近年来所做的工作。在中医药院校准备统编针灸专业教材时,就有不少人提出在时机、条件成熟时,应该编一本针灸处方配穴学,从而完善针灸理论体系,使临床治疗从经验选穴法或简单配穴法发展为处方加减法,以形成理、法、方、穴统一的有机结合体。有了规范的处方,既便于临床运用,又便于总结提高,对推动针灸教学、临床科研等工作的开展都有益处。

从以上论述可以看出,针灸处方学的基础是针灸处方,历代医家对针灸处方已有不少记载和认识,所以说针灸处方学是一门既古老又新兴的学科,它是历代医家临床治疗经验的总结,是中医学宝库中有待开发的瑰宝。它的推广和运用,是针灸事业发展不可缺少的一环,值得引起我们高度重视。

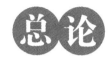

总　论

　　针灸处方由腧穴组成,但它不一定或不仅是几个穴位功能的集合,而是其升华。几个穴位在处方中组合后,通过相互配合、促进与制约,一是能使其某些治疗功能得到更大的发挥,二是能减轻或抵消其对人体不利的作用,所以多穴位处方的作用高于单穴位处方。虽然穴位一般都有双重作用,但配伍成处方以后,加以运用恰当的刺灸法,或补或泻,或温或消,它的治疗专一性就显得比较突出,从而达到预期的治疗目的。

　　古代医家,对于针灸处方虽然未能进行系统整理和专题研究,但他们利用针灸治病时,使用单穴者少,多穴者多;并且从零乱的穴位选用中,逐渐摸索出一些配穴方法和原则,从无意识地多穴组合逐渐过渡到有目的地固定穴位配伍,以专治某些疾病,可以说已经为针灸处方学的建立积累了丰富的经验和数据。但由于历史的原因,针灸处方学一直未能独立成为体系,直到目前为止,比较多的针灸大夫在临床治疗的时候,大多数是随手将穴位进行组合,治疗的得失很难得到确认或推广。鉴于此,针灸处方学的研究近年来逐渐得到针灸界的重视。

　　那么什么是针灸处方呢? 针灸处方的框架有什么特点和内涵呢? 这些内容就是我们现在很值得研究的问题。笔者认为,针灸处方的成立应该有以下几个要点:

　　1. 组成法则　针灸处方也是按君臣佐使的结构组成的。落实在穴位上,即分成主穴和配穴两大类。一般来说,主穴为君,配穴根据不同相配原则,可分为臣、佐、使。主穴可以是一个穴,如鱼际通汗方中的鱼际穴(针灸处方的名称来自本书,下同);也可以是几个穴,如解表清热方中的大椎、身柱共同组成主穴。臣、佐、使也可以是专穴、多穴,或无专穴。

　　2. 穴位的内在关系　主要是运用穴位的八大性中的整体性、特异性、双向性、全息性。

3. 穴位的配伍意义　主要是使穴位某方面的功能得到加强或集中。如中脘配百会能使升气的功能加强,中脘配足三里能使降气的功能加强;百会配膻中能使补肺气的功能加强,百会配中脘能使补脾胃之气的功能加强,百会配气海能使补原气的功能加强。

4. 处方的价值　处方能提高穴位的治疗作用及减少非治疗作用,从而使治疗作用更加专一。如三海(膻中、中脘、气海)配伍,补气既不上升太过,又不下降太过,而且能使三穴的补气作用得到明显加强。

5. 使用方法　即刺灸法。刺灸法的改变能使处方的适应性更宽,效果更好。如命门穴用扑火法治疗腰背部的寒,用温灸法治疗腰背部的湿。如腹泻用脐中,其中肾气虚型可隔盐灸,肾阳虚型用隔附子灸或隔菟丝子饼灸等;因于湿用隔姜灸。同样是命门穴、脐中穴,使用不同刺灸法后,穴位的某些专治作用可以得到更大发挥。

第一章　治疗大法

治疗大法即指治疗法则,是具体治疗方法的集中体现。针灸处方很多,所表现出来的治疗方法也很多,但通过对治法的归类和认识,就能明确针灸处方的治疗方向,避免寒热不分、补泻不明,从而在使用这些针灸处方时不犯原则性错误。虽然历代医书都没有明确提出制定针灸处方的法则,但研究这些处方,就可以发现它仍然受着各种法则的指导与约束,似无定法,却有法可循。针灸处方的治疗法则和中药方剂的法则大致相同,也可以分成8个方面,属于针灸特有的八法,即汗法、通法、消法、合法、温法、清法、补法、泻法。

一、汗法

汗法是针对外邪侵犯人体,邪停留在皮毛腠理及经络,出现经络不通,肺气壅遏诸症而设。《素问·阴阳应大论》说:"其在皮者,汗而发之。"王冰解释为:"在外故汗发泄也。"可见汗法是一种向外(包括向体外)祛除邪气的方法。在向外祛除的过程中,皮毛腠理松弛开张,正气向外抗邪,多采用微微汗出的办法,使抗邪的作用均匀而持久,切忌大汗。因为大汗容易伤津耗液,使正气受损,抗邪无力,邪反不出。有时邪气较轻浅,则只需毛孔开张,正气鼓浮,即可祛邪。此时机体可有热感,并不一定有明显汗出。所以使用汗法时,往往要求病人厚衣覆被,啜粥饮汤,其目的除扶正避风之外,也是为加快体热或汗出,这就成为使用汗法时的一个重要辅助方法。

汗法处方选主穴的特点主要有三:一是多在阳经上选穴,因为汗法多与邪气在表有关。而阳经主表,所以阳经上的穴位多有通阳行气的作用,利于表邪的解除。除三阳经外,重视在督脉上选穴,以壮达阳气,加强解表力量。二是根据风从上受、寒从背生的特点,多在头项部选穴,以发挥头项部穴位的散寒祛风作用,如太阳风寒选天柱,少阳风寒选风池,督脉上则选用风府、大椎、陶道等穴位。三是根据肺主皮毛的理论,在肺经上选穴,如发热等以经络症状为主、肺系症状为辅的时候,可选用鱼际;若以肺系症状为主,可选列缺。

汗法处方的配伍特点也有三:一是三阳经穴与督脉穴配伍,如二风方中(方名见本书,下同)风池配风府。这类处方多在外邪侵犯经络之时选用。二是选肺经上的穴位后配手厥阴经穴位,如鱼际通汗方中鱼际配用通里。这类配伍多在外邪侵犯肺系为主时选用。三是阳明经远道配伍,如伤寒余热不退方用曲池、合谷、足三里即是。这类配穴多为邪入里时使用,以充分发挥阳明经泻邪力强的作用。

使用针灸方法发汗时,还得注意配用以下两种方法:其一为热熨。常熨项及肩胛。因为项及肩胛为阳经循行之处,阳主外,故熨后能祛邪。其二是选用恰当的时间针灸。如《灵枢·刺节真邪》说:"凡刺寒邪日以温,徐往徐来致其神。"这种思想推而广之,就是在人体阳气旺盛的时候针灸,以求提高疗效,而人体阳气旺盛的时间是有规律可循的。

汗法只要使用得当,往往可以达到"逆流挽舟"、"宣肺平喘"、"发汗利水"、"通经活络"等治疗作用,所以不能认为汗法仅仅是具有发汗作用的一种治疗方法。

二、通法

通法多用于风寒湿邪侵犯人体,逐渐引起机体内部的病理改变,出现气血阻滞、经络闭塞、病理产物停留等病症。病症部位主要在皮、肉、筋、脉、骨。若病程较长,亦可引起内脏气血不通而形成内脏病变。通法与汗法有相同之处,但汗法所治多为外邪入侵表浅,正气抗邪尚强,主要作用是祛邪。而通法所治多为邪气羁留不去,以致气机运行不畅,经络不利,气机与经络的正常状态发生病理改变,所以除祛邪之外,还能疏通气血经络,使之恢复正常的生理状态。

通法处方所选主穴有三个主要特点:一是选用通达气机力强的开窍穴,其中又以井穴为主,如太阳疮疡方选足太阳经井穴至阴,尸厥方选用足太阴经井穴隐白和足厥阴经井穴大敦。二是选用与脏腑气机密切相关的俞募穴,如腰痛选肾俞,胃脘胀痛选章门。三是局部选穴,如鼻塞选迎香,膝痛选梁丘。

通法处方在配伍上有两个特点:一是同类穴配伍,如尸厥方隐白配大敦就是两个井穴配伍;血臌方中膈俞、脾俞、肾俞配伍,就是背俞穴之间的配伍。这类配伍的目的,就是通过连续运用同类穴位加强气机的通达力量,故对某些危急症或久、重症进行治疗的时候,可用此类处方。二是局部穴与远道穴配伍,如血滞腰痛方用肾俞配委中、昆仑,这类配伍能使气血运行通畅,时间较持久。在临床运用时若为经络病,可按缪刺法或巨刺法使用;若为脏腑病,则可在同侧选穴针灸。故适用于某些病程长的慢性病患者。

据上述可知,通法不仅仅可以通经活络,即打通阻滞这一方面的作用,还有调整气血功能另一方面的作用。因此,在刺法上往往注重补法,或阳中隐阴法、阴中隐阳法,一般不使用纯泻法。

通法所治病证,一般来说病程较长,因此疗程相对较长,在针灸过程中要注意配合以下两种方法:其一,鼓励病人做某些特殊的肢体活动和进行合理的锻炼。如肩凝症患者可做患侧上肢活动等。其二，在针刺留针期间，动员病人带针做医生要求的动作，如腰痛病人做站立、坐下等动作等。这样做有利于较快缓解病情。灸疗时多使用温和灸和回旋灸，使局部热力充足，以利于正气的来聚和气血的流畅。

三、消法

消法适用于气、血、痰、食、湿停滞体内，且形成有形的病理产物的一类病证。比如痞满、水肿、癥瘕、瘿瘤、饮食停滞、肠道阻隔、脚气湿肿等。这类病证往往患病时间较长，邪气搏结不散，正气相对较虚，处于泻之不去、补之不可的困难局面。只有取用消法，运用消滞散结的力量，才能达到祛邪不伤正的目的。

消法处方的特点主要有三：一是在阳明经或太阴经上选穴，以后天之本条达经络气血。这类处方所治之证一般不重，如消食化虫方选用足三里、大都、太白。二是选脾胃的俞募穴，以后天之本条达脏腑气血。这类处方所治之证一般较顽固，治疗时应该考虑治本之法。如消痞方中用中脘、章门，就属于俞募配伍，可以直接对脾胃等脏腑起作用。三是在病变的局部选穴，如乳痈方选膻中、俞府；马刀肿瘘方选渊腋，以加强局部气血的通达。这类处方所治病证往往是病情较急，因而有较明确的针对性。

消法是一种缓攻法，以祛邪为主，祛邪又以消散为主。针刺时多用平补平泻法，且多配用梅花针进行皮部敲击，使受针区域加大，气血运行能力加强，使消法的作用缓和而持久。由于肿块为有形之物，属阴寒凝滞者偏多，故灸疗法的使用，有利于病情的向愈。除在穴位上施灸外，尚可在病变局部施灸。但需注意根据病情变化而使用不同灸法。

四、合法

合法指阴阳相合之法。多在机体阴阳不相移、虚实不相倾的时候使用。合法的含义有二：其一指"合形与气"，形指形体，气指形机；形体貌似壮实而气虚，或形体虚弱而气盛，均属形气不合。《灵枢·寿夭刚柔》认为："形与气相任则寿，不相任则夭。"形气不相任时，病情也会变得复杂。在临床上需分析邪正(包括形气)斗争态势而灵活运用。如《灵枢·根结》说："形气不足，病气有余，是邪胜也，急泻之。形气有余，病气不足，急补之。"无论形气不足或有余，都应注意泻邪而救正、补正而祛邪这一总的指导思想。在防病保健上，"合形与气"的思想也很重要。如预防类处方，其关键是调整气机，诸如百会、关元、气海、足三里之间的配伍,都可补气、行气、升提等,均和气分不开。胖人多痰,与阳气虚有关;瘦人多火,与阴气虚有关。因此,"合形与气"与阴阳气机的调整密切相关。阴阳气机相对协调,才能不断充实旺盛,形体才能健壮。可见合法首先是合气。其二是指调阴与阳,包括机体的各种阴阳变化,主要指病理变化。在机体阴阳偏盛偏衰,阴阳格拒,甚至阴阳离决,表现为心肾不交、虚阳外越、气血不通、肝脾不调、经络阻滞,甚至出现关格等病证的时候,可使用合法,达到阴阳相合,疾病消失。故《灵枢·根结》说:"调阴与阳,精气乃光。"

合法处方的穴位配伍有两个特点:一是在相合的阴阳经或相合的阴阳脏腑或阴阳部位上同时选穴,以调整阴阳使之相合的目的。如气血不合,选足三里与三阴交相配(中暑神昏方);心肾不交,选心俞与肾俞相配(合阴济阳方)等。二是在身体的阴阳对称部位选穴。如治足内翻或足外翻选照海与申脉相配;肝脾不调选阳陵泉与阴陵泉相配。另外,人中配中冲(中风神闭方),百会配间使(阳狂方)等,因为穴位有上下之分,按上阳下阴之说,也可列入合法之内。大接经疗法,选用手足十二井穴配伍,依次刺灸,治疗中风后偏瘫,其目的是为了交通阴阳经经气,也可列为合法。

从广义上说,针灸治病总的方法是调整阴阳,但合法所说的调整阴阳是有所专指的,不可混为一谈。

五、温法

温法多用于寒湿阻滞、阳气虚弱,甚至阳气衰竭之证。《素问·至真要大论》曰:"寒者热之"、"劳者温之"、"损者温之",就是温法使用的理论基础。

其组方选穴的特点:一是多选用壮气补火的穴位,如温中祛寒类的寒厥方,其中就选用了关元,以加强中脘的理中作用;二是多选用与肾有关的穴位,如四逆方中用气海、肾俞,都是与肾气密切相关的穴位。

温法除了选用有温补作用的穴位之外,还需要能够加强温热效应的刺灸法。针刺时多进针比较深,并采用补火的手法,如使用烧山火或补法等。灸疗方法使用比较多,即使是针刺时,也多加用灸法,而且灸疗时壮数也比较多,施灸的范围比较宽,甚至可以使用扑火、被火、直接烧灼等方法。

需要说明的是,温法中的处方虽然以治疗虚寒证为主,但也可以治疗某些实热证,这二者不仅不矛盾,而且恰恰体现了针灸的长处。因为针灸处方中除了穴位有双向作用之外,灸疗本身也有两种效应。一方面有温养、温补的作用;另一方面也能温通、温散。使用得法,即可同样达到目的。可见针灸处方中所说的温法与方剂中所说的温法既有相同之处,也有不同之处,需要予以甄别。

六、清法

清法主要用于治疗实热证,也可治疗虚热证。气实生热,气虚亦生热。所以清法处方的作用与调理、布散气机有关。因此,清法处方的特点以选通达气机的穴位,尤其是阳明经的穴位较多,如曲池、气冲、合谷,以及十宣、列缺、中府等。需要直接泻火时,则配伍属火或属土(实则泻其子)的穴位,如鱼际、劳宫、太冲等;或选火气集聚的局部穴位,如火聚于上选百会、太阳、上星等,火停于脏腑选俞募穴等。使用清法时,刺灸法的配合也很紧要,针刺时多选用透天凉手法,灸疗时多用雀啄灸或配用吹火法,以达到散邪的目的。

若火热之邪来势凶猛,变化急剧,则还应配用如下方法:其一,用泻络放血法。可选足阳明经及大络点刺放血,放血量可适当多一些,以"血变而止"作为标准;有时为了促使刺破处出血,可在刺破处拔一火罐。放血后热势往往能较快消退。其二,用手法导引,如《灵枢·刺节真邪》所说。方法是以两手四指挟按颈动脉,久持之,卷而切推(一种近似于捏脊疗法的推拿手法),由上向下至缺盆中,反复多次,可以达到推而散之的效果,对清泻热邪能起到较强的辅助作用。假若属于内热或脏腑之热,还可使用脊柱推捏法,即从风府沿脊柱向下提捏皮肤,直至长强穴,反复多次,亦能达到很好的退热效果。其三,若大热有汗不止者,则可在足太阴经上选取适当穴位,并使用针刺补法,即可敛汗。

七、补法

补法是适用于气、血、津、液、脏、腑、阴、阳等虚弱甚至衰竭时的一种治法。《素问·三部九候论》所说:"虚则补之。"《素问·至真要大论》说:"衰者补之。"就是补法的理论依据。补法包括提升阳气,回纳阳气,振奋阳气,调动原气,养护阴气,化生阴血,行气活血,和调五脏,洒陈六腑,强壮筋骨,补益骨髓等。可见使用范围很广。补法处方中所选的穴位大多以补为主要功能,如百会、膻中、气海、足三里升补气机,三阴交、血海补养阴血等。除此之外,在刺灸方法上施用补法也很重要。这里要注意的是,在治疗实证的某些处方中,由于需要扶正祛邪,因而对某些穴位施用补法,这种补法仅限于刺灸手法,目的仍然是为了更好地祛邪,与治法中的补法不同,千万不可混淆。治疗虚实夹杂证时,仍可以补益处方为基本方,在针灸手法上予以调整即可。如对某些穴位使用泻法或平补平泻法,即可达到扶正祛邪的目的。

患者身体过分虚弱或反应能力极差时,针刺的效果一般来说较差。所以在阴阳气机俱不足时,不宜使用针刺法;需要使用补法时可用灸疗法。阳虚时可用,阴虚时也可用。只要处方正确,灸法使用得当,同样能取得预期效果,且无不良后果。

八、泻法

泻法适用于气机壅遏阻滞而变生的各种疾病,如气停湿阻、气郁化火、寒凝气滞、气逆而厥以及脏腑气机壅滞,诸如肺满气短、脾阻生痰、肝郁气滞、心火亢旺、相火妄动等。由于气机阻滞从阳而化,多成壮火;从阴而化,多成寒湿,虽表现不一样,但泻法是以泻邪为主,其治疗目的是一致的。泻法处方作用大多比较集中,针对性比较强,治疗方向比较明确。所选用的穴,有通、开、散、降等作用,如十二井、金津、玉液、长强、涌泉、期门等。如五井泻热方、舌强难言方等都具有这些特点。刺灸法的配合施用也很重要,针刺时用泻法,灸疗时用吹火法。邪甚之时也可用放血法,甚至可以大量放血达数盅之多。当邪实正虚时,为避免泻实而不伤正,在使用泻法时,可配合刺灸法的补法。如失眠经年,精神脆弱,属虚烦扰心的失眠,选用程氏安神方,用大陵泻心火,内关通心气,神门通神志,属于泻法为主的处方,但针刺之时则不能使用泻法,而应该使用补法。否则非但无效,反而会加重病情。只有对形气均较强的患者才能施用泻的手法。可见只有通过针灸方法的恰当配合,才能达到使用泻法的目的。

使用泻法时,还常配合如下方法:其一,拔火罐法。尤其是对寒湿之邪凝滞、气机阻遏甚者,加用拔罐法,即可加强泻邪的能力。拔罐时可在针上加罐,或直接在穴位上拔罐亦可。其二,刮痧疗法。这也是一种较有力的泻邪方法。多在病情急迫、邪气较甚的时候使用。此时多在两穴之间循经刮治,全身可刮多处。此法涉及的经络较浅,调整的穴位较多,往往能达到意想不到的泻邪效果。

上述 8 种治法,是将针灸处方的治疗作用从大的方面予以归类。如果细分,每一法又可分成许多小法。如补法还可分成峻补法、缓补法、直接补法、间接补法等;而一法中又常和他法配合使用,如通补法、温补法、补中有泻法、泻中有补法、补中有消法、消中有补法等。因此,八法又可演变成更多的治法,一个处方含有一法和多法,所以临证运用八法尚有变化无穷之妙。

由于针灸处方是由穴位组成,而刺灸法直接对穴位起作用,所以刺灸法对治疗有极大影响。穴位是固定的,刺灸法是灵活的,所以在不变之中还有变的因素。由于刺灸法的改变,可以部分改变处方的治疗性质,如补法的处方改变成补中有泻或泻中有补的处方。这些改变,并没有降低治法的价值,反而使针灸处方更能适应于千变万化的复杂病情。

　　八法示人以规矩,它指出针灸处方所具有的治疗趋势及特长;刺灸法的使用也宜与之相辅相成,以能发挥、加强处方的这些特长而不是减弱、破坏这些特长为准。如临证需要使用泻法,则除了选用泻法处方外,配合以泻为主的针刺手法,使方证对应即可获得疗效。若勉强选用补法处方,而强行使用针灸泻的方法,以求达到泻的效果,不但不会取得预期疗效,还会使所选处方失去应用价值。从这个角度来看,八法的原则性是很强的,虽然针灸处方的灵活变化性很大,但万变不离其宗,才能在临床治疗中充分发挥处方的作用,才能真正使针灸理论与临床实践统一起来。《黄帝内经》说:"知其要者,一言而终,不知其要,流散无穷。"值得我们认真思考。

第二章 选 穴 法

因为处方为一规范模式，教人选穴、配穴之大法，但书有固定之方，而病无一成不变之理，所以选方之后，往往需要根据病情变化加减穴位，才能达到用方不僵，灵活有据。由于处方与穴位的特殊关系和穴位在治疗上的特殊地位，历代医家曾制定运用过一些选穴法则，现可归纳为引、上、下、巨、缪、开六法。这些法则除了用于处方加减之外，还可作为选穴、配穴、组方的基本依据。恰当运用这些法则，既能使处方更切合病情，又能使方外有方，正如《素问·灵兰秘典论》所说"千之万之，可以益大，推之大之，其形乃制"。

一、引法

引法是在前后部（或阴阳经）引导气机时使用的选穴法。针对病程较长，病位多在脏腑，往往有阴阳不调、气血不畅等情况。虚证偏多，实证偏少，尚有部分虚实夹杂证。如《素问·阴阳应象大论》说："气虚宜掣引之。"通常所说的阳病治阴、阴病治阳、从阳引阴、从阴引阳，就属于这种选穴法。五脏六腑的气机通于背形成背俞穴，通于腹形成腹募穴，看来俞、募穴有同等治疗价值。但五脏病多选背部俞穴治疗，六腑病多选腹部募穴治疗，这是因为五脏属阴，六腑属阳，背属阳，腹属阴，故按引法的相应法则，俞穴治脏，更有利于恢复五脏的正气；募穴治腑，更有利于恢复六腑的正气。

另外，虽然局部选穴可以引导经气聚于局部病灶处，循经选穴可引导经气运行到病灶处，但这属于经络腧穴治病的一种机理，不一定属于引法。因为凡是在穴位上针灸治疗都能见到这种表现。而引法是指用前后部（或阴阳经）的不同选穴方法，调整脏腑阴阳气血。诸如肝病选胆经穴，脾病选胃经穴，都属于引法范围。

二、上法

上法是为了提升阳气所用的一种方法。人身的气机升降不息，才能使全身阴阳得以调节。凡是因升气无力，而造成降气不到位的病证，均可以采用此法以升促降。因上为阳，下为阴，阴气只有升提上行变化才能化生阳气，所以在阴气偏盛、阳气不足、气机不得升的时候，即可使用此法。所选穴位一般偏于上部,以头顶部穴位为主,因为头顶部的穴位都有不同程度的提升作用。正如《素问·气府论》所说"(头顶)其浮气在皮中者,凡五行,行五,五五二十五"穴,都可单独或配伍使用。这里要注意的是,阴寒太甚,龙雷之火上炎的时候,亦可据本法选用穴位,使正气上升,龙雷之火熄灭。故不要被一些表面症状所迷惑,把阳火上冲和阴火上炎混淆,而畏缩不前。如实火上炎时虽可选用头部穴位,但不属于上法,其或为泻火,或为祛风,总之以泻实为主,故应归于他法。

三、下法

下法是为引导气机下降的选穴法。在阳气上升太过,且升而不降之时,或降气无力,而导致升气不利之时,均可选用此法以降促升。多在下部选取穴位,尤其多在足踝以下选取穴位。有时也可选用手指末端的穴位。因肝主升,肺主降,故下法常在肝经上选穴以泻肝火,使升不至于太过;在肺经上选穴,以肃降肺气,使降气有力。下法常与上法配合使用,以使升降调和。当然,这与针刺手法上的补泻方法又不尽相同,需要予以区分。

另外,六腑有病而取下合穴治疗,一般来说属于下法。在邪实时多以降气为主,因为六腑以通为用,邪实不通,该降不降,而致该升不升。故下气降火,即可通腑而达到升降调和的目的。在腑气虚弱时,则以生气为主,而适当降气,所以亦可选用下法配合升法使用。可见同样选取某些穴位或某个穴位,亦要注意用法的灵变。还有,若因气虚胸闷,可从肃降的角度在肺经上选取远道穴,亦可从肾主纳气的角度在肾经上选取远道穴,一手经,一足经,经络不一,部位不一,但均属下法。可见,同一病情,同一下法,在选取穴位的时候也是不一样的,甚至区别很大,这些都需要在临证时灵活认识和对待。

四、巨法

巨法即巨刺法。以左病取右,右病取左,并在经脉上选取穴位为其特点。巨法所适用的病证,其病理原因,按《素问·缪刺论》的说法是"邪客于经,左盛则右病,右盛则左病",可以经脉切诊作为诊断依据。正常人为阴平阳秘,左右阴阳也应处于相对稳态。邪气侵犯经脉,可造成左右阴阳的偏盛,从而引起人体某侧发生病变。如果邪气侵于左,正邪相争于左,而气机虚弱于右,病情表现于右;反之,病在左则因在右。所以要在对侧取穴以消除病因,从而达到阴阳调和的目的。

运用巨法选穴时,一般可在病变部位的平行对侧部选取穴位,如左上肢病,可在右上肢选穴针灸;还可在病变部位的不平行对侧部选穴,如左头痛,可在右下肢选穴针灸,形成巨法与下法相结合的方法。

五、缪法

缪法即缪刺法。以左病取右,右病取左,并在络脉上选取穴位为其特点。缪法所适用的病证,其病理原因,按《素问·缪刺论》的说法是"今邪客于皮毛,入舍于孙络,留而不去,闭塞不通,不得入于经,流溢于大络,而生奇病也。夫邪客大络者,左注右,右注左"。由于络脉分布联络广泛,所以出现邪入于右而流于左,病情虽表现在右,而邪已进入左侧,反之亦然。故见左病而取右侧络脉穴针灸,见右侧病而取左侧络脉针灸,以达到泻邪以安正的目的。当邪停留在十五络,而未进入经脉或腧穴时,只需在络脉上针灸。在络脉上选穴有两点要求:其一是在肢体远道穴位上或穴位附近选取可灸刺的络脉;其二是仔细观察皮肤上的络脉,一般以络脉充盈较甚者为刺灸部位,只要充盈较盛,不论多少均可刺灸,或放血。总之,选择缪刺法刺灸络脉,仍然离不开经络循行与穴位位置。如《素问·缪刺论》说:"邪客于足太阴之络,令人腰痛,引少腹控䏚,不可以仰息,刺腰尻之解,两胛之上,是腰俞,以月死生为痏数,发针立已,左刺右,右刺左。"腰俞本身并无左右之分,但缪法刺络,则可分左侧络或右侧络。由此可见络脉与穴位的关系。

缪刺与巨刺法,虽都属于病在左取右、病在右取左的选穴法,但其病情机理、病邪概念、选经与选络的区别,以及针灸方法等均有不同,需区别对待。

六、开法

开法是为了开通阻闭而使用的选穴法,多在急症上临时对症选穴。病情如心窍闭塞、阴阳格拒等;病症如神志昏迷、牙关紧闭、厥逆、急性疼痛、昏仆、抽搐等。这类病症虽然只是病情发展过程中的一种表现,如不治疗,不但会延误病情,有时还会危及生命。所以及时应用本法的作用是不可小视的。常用的穴位有百会醒脑提神(升阳)、人中开窍醒神(通督脉)、支沟行水开窍(用于水湿阻塞)、间使行气化湿(用于湿邪蒙蔽清窍)、长强开通任督(气血阻滞)、八邪八风开关通络、十二井穴交通阴阳(气血阻滞)、十宣泻热醒神、十六郄开闭(突然闭塞)等。根据急则治其标的原则,可在治疗中首先使用这类穴位,待解除危急病情之后,再用适当处方针灸治疗。有时也可在处方中直接加用这类穴位。

选穴法是针对病情选用穴位的一种法则,是贯彻中医辨证论治思想的方法之一,是治法在选穴方面的补充与完善。由于本身具有临床使用价值,所以又具有相对的独立性。对于某些疾病,仅依据此法选用穴位,形成配穴或处方进行治疗,就可以取得疗效。但选穴法毕竟是一种较为具体的选穴法则,而治法才是处方选穴的指导思想,所以选穴法又受着治法的指导和约束。比如上法常归属于补法,下法常归属于泻法或清法,引法常归属于合法,巨法与缪法常归属于补法、泻法、合法等。治法与选穴法在对选穴、处方的指导上虽看来有些相似之处,但指导临床的价值不一样,也可以说是层次不一样。治法是指导选穴法运用的总则,选穴法是在治法指导下临床运用的体现。二者不可分割看待,运用得当,才有利于将针灸理论运用到临床实践,才有利于将针灸临床经验上升为理论。

第三章　组 方 大 法

　　针灸处方虽然早已记载于古代医籍之中,并早已运用于临床,但其发展并未结束。面对数以千计的处方,找出其组方大法,摸索出组方的各种基本要素,不仅有利于我们认识和理解处方,而且有利于创造新的处方和发展针灸处方学。

一、配穴方法

　　配穴方法,是指将 2 个或 2 个以上穴位,按一定规律、一定要求进行配伍组合的最基本方法。配穴,是处方主要的最小单位或最基本组成。配伍时可根据穴位所属经脉、所处位置、所具有的功用和特长,将穴位最有效地组合起来,以形成处方的主体。配伍后的穴位,其作用远比单个穴位的作用要强。因此,配穴方法在针灸处方中占有重要的位置。历来配穴方法很多,现将常用的6 种方法简介如下。

　　1. 前后配穴法　前指胸腹部,后指背腰部。前后配穴是指选用前后部的腧穴进行配伍。因为前属阴,后属阳,躯干部为脏腑所主,所以这种配穴方法有两大治疗特点:其一是以治疗脏腑病为主;其二是以调整阴阳气机为主。在治法中可归属于合法,在选穴法中可归属于引法,可称之为阴阳双引。常用的俞募配伍法即属于此法。但在使用时尚有主次之分,如治脏病使用此法,则以俞穴为主穴,以募穴为配穴;治腑病使用此法,则以募穴为主穴,以俞穴为配穴。取穴时还可不限于俞穴、募穴,其他经穴亦可选用。如胃痛泛酸者,在前可选梁门,在后可选胃仓。《灵枢·官针》所指"偶刺",亦属此法,但以治心痹为主。

　　2. 上下配穴法　指取上部穴位和下部穴位进行配伍的方法。因为上为阳,阳气集聚于上,下为阴,阴气集聚于下,阳降而为阴,阴升而为阳,所以此种配穴法具有调和气机升降的作用。在治法中归属于合法、补法、泻法,在选穴法中归属于上法、下法。八脉交会穴配穴法即属于本法。此法在使用时亦有主次之分,如选内关治疗疾病时,配用公孙就能加强内关的治疗作用;反之,选用公孙治疗疾病时,亦可配内关以加强公孙的治疗作用。上下配穴法也不仅限于八脉交会穴,其他穴位亦可采用。如肝风头痛可上取风池,下取太冲进行配伍治疗;牙痛可上取颊车,下取合谷进行配伍治疗;胃病可上取内关,下取足三里进行配伍治疗等。

3. 左右配伍法 指取左侧的穴位与右侧的穴位进行配伍的方法。因为左为阳,右为阴,左右阴阳的调节与协调,对全身气血的运行、气机的升降都有较大的影响。左右配穴的作用,就是为了使左右阴阳达到相对稳态,在治法中归属于合法、通法,在选穴法中归属于缪法、巨法。使用本法选用穴位时,也有主次之分。如病在左,取之右,当以右侧的穴位为主要穴位,以左侧的穴位为配穴;反之亦然。如治疗面瘫,常以患侧穴位为主要穴位,并适当配用健侧穴,往往能取得更好的疗效。这是因为患侧瘫痪时间较长之后,健侧容易处于一种紧张收缩状态,左右阴阳的偏盛偏衰就比较明显,使用本法后,能补虚泻实,使左右阴阳复归于协调,故能收到明显效果。

双侧取同名穴,也应归属于左右配穴法。如治疗腹痛常取双侧足三里。因为左右足三里虽为同名穴,总的功能主治相同,但因有左右之分,则阴阳升降之理不尽相同,故互相配合相得益彰。

4. 远近配穴法 近指距离病位较近的穴位,远指距离病位较远的穴位。二者经络相关或相互联系。因为经络运行气血,经络通畅则病情向愈,而且经络运行气血有趋病性,能主动向病变部位输送气血,故应用本法配穴之后,能更有目的地对病变部位进行治疗。本法在治法上归属于通法、补法、泻法、消法,在选穴法上归属于上法、下法、巨法。使用本法选穴时,也有主次之分。一般来说,四肢和头部的病变,选近部穴为主穴,远部穴为配穴;而胸腹部(尤其是内脏)病变往往有充血、积水、积液、肿大、内部蠕动等,先刺灸远部穴可适当改善病情,使靠近脏腑部的穴在刺灸中减少后顾之忧,针灸时较为主动。如腹部疾患选用足三里、天枢,可先刺灸足三里,待疼痛缓解后再刺天枢,以收全功。而四肢病变多在肌肉、筋膜等处,按《灵枢·经筋》所说"以痛为输"的原则,先取局部穴,对打通局部阻滞、解除局部症状有利。如肩关节痛选肩髃、养老,先刺肩髃,适当做带针活动后再刺养老,既便于针刺留针,又能取得较好疗效。

5. 表里配穴法 表指阳经,里指阴经。本法指在阴阳经上(以表里经为主)选穴进行配伍。这种配伍能调整阴阳经经气,进而对脏腑阴阳气机进行调整。本法在治法上归属于合法、通法,在选穴法上归属于引法、巨法。原络配穴法即属于此法。原络配穴又称主客配穴法,可见亦有主次之分。如肺经病选手太阴原穴太渊为主穴,选手阳明络穴偏历为配穴;大肠经病,选手阳明原穴合谷为主穴,选手太阴络穴列缺为配穴。但是表里配穴法又不仅限于原络配伍法,也可选用其他穴位配伍。如《灵枢·五邪》所说:"邪在肾,则病骨痛阴痹。阴痹者,按之而不得,腹胀腰痛,大便难,肩背颈项痛,时眩。取之涌泉、昆仑。"其中涌泉为足少阴井穴,昆仑为足太阳经穴,这就属于阴阳经的井、经配伍法。

6. 内外配穴法　内指内侧穴位,外指外侧穴位。因为外为阳,内为阴,所以本配穴法是以调整内外阴阳为主的方法。本法在治法上归属于合法、通法、补法、泻法,在选穴法上归属于引法、开法。使用本法时也有主次之分,若阳经病则选用外侧穴为主,以内侧穴为配穴;反之,阴经病选用内侧穴为主穴,以外侧穴为配穴。如足内翻主要为阴经痉挛引起,故选足少阴经照海为主穴,以足太阳经申脉为配穴;足外翻为阳经痉挛,则以足太阳经申脉为主穴,以足少阴经照海为配穴。另外,阴陵泉与阳陵泉、内关与外关、三阴交与足三里、间使与支沟、血海与梁丘等的配伍都可归属于内外配穴法。这样配伍后,比取单侧穴治疗效果明显。

二、组方原则

处方有了配穴这样的基本结构以后,已初具治疗规模。但为了适应复杂多变的病情,必然还要进行相应的变化,使之真正成为结构合理、主治明确的处方。针灸处方的组成,主要分两大部分:其一是穴位的组合;其二是刺灸法的组合。

针灸处方中的穴位,又由主穴与配穴两部分组成。穴位的组方原则,按《素问·至真要大论》所说为"主病之谓君,佐君之谓臣,应臣之谓使",提出了君、臣、佐、使4个概念。虽然这种原则在药物处方中使用时间较长,较为成熟,但这种思想仍可运用在针灸处方中,所以仍是穴位的组方原则。由于穴位及其配合治疗上的特殊性,可将针灸处方分解为主穴、主穴配穴、病机配穴、从症配穴、特殊配穴等五部分。

1. 主穴　是在处方中起主导作用的穴位,针对主证、主症或主病而选用,决定着处方的治疗方向、治疗目的及治疗手段,是处方中不可缺少的部分。如风寒犯表,选用大椎为主穴,则是以温通阳气、解除表邪为其主要治疗方向,以解除恶寒头痛、背强痛为其主要治疗目的,以刺灸的泻法为其主要治疗手段。若风寒犯表,选用风门为主穴,则是以祛风散寒、解除表邪为其主要治疗方向,以解除恶寒发热、身体疼痛为其主要治疗目的,以刺灸的泻法为其主要治疗手段。

2. 主穴配穴　是为了加强主穴的主要治疗作用而选用的穴位。它与主穴组成该处方中的主要配伍,形成处方中的基本结构。其内容已见于前面所述的"配穴方法"。但同一配穴仍有不同的配穴要求。以远近配穴为例:如腹痛选用足三里为主穴,则主穴的配穴在上腹部痛时选用中脘,脐周痛时选用脐中或天枢,下腹部痛时选用关元等。

3. 病机配穴　就是根据疾病的病机选用穴位。由于中医辨证特点,往往辨证与病机所述的内容相同,所以在以主证选主穴时,病机配穴与主穴相同。若以主病或主症选用主穴时,则应加用病机配穴。如头昏选用百会为主穴,若此头昏因气虚而致则可配用气海,若因肝火上冲则可配用太冲,若因痰阻则可配用丰隆,若因阴虚则可配用太溪。

4. 从症配穴　就是根据兼症和兼病而选用的穴位。包括两方面:其一是循经选穴,如外感风寒兼有头痛可选用大椎为主穴,属太阳头痛的可选配太阳,属阳明头痛可选配印堂,属少阳头痛可选配率谷;在外感兼有咳喘时,若属肺气不宣的可选太渊,属腑气不通的可选配合谷,属肾不纳气的可选配太溪。其二是对症选穴,如外感风寒兼有腹泻的可选配天枢,兼有呕吐的可配用内关等。

5. 特殊配穴　就是根据穴位的特殊属性和功能而选用的穴位。包括两方面:其一是使用特定穴,可以根据五输穴的五行属性选用穴位,如咳喘可在手太阴肺经上选穴,若属肺经有寒者,可选水穴尺泽;若属肺经有热者,可选火穴鱼际;若属肺经有湿者,可选土穴太渊。还可以根据八会穴的特点,若气虚者选气会膻中,筋弱者选筋会阳陵泉等。其二是使用特殊穴位,如阑尾炎穴治肠痛、间使穴治疟疾等。

以上五类穴,其中就包含有君、臣、佐、使的规律,但除了主穴属君之外,其他各类的臣、佐、使关系,须根据穴位之间的关系进行分析。由于处方穴位多少不一,所以不一定是每职一穴,或每穴一职,很可能出现多穴一职,或一穴多职。另外,也不是每个处方都一定有全部五类穴,除主穴不可少之外,凡是配穴则可多可少。虽然如此,穴位在处方中君、臣、佐、使的地位则不容颠倒,否则就会改变处方的主治方向和治疗能力。

第四章 刺灸大法

针灸处方除了穴位组成之外,还有一个很重要的组成部分就是刺灸大法。刺灸大法是使处方最终达到治疗目的的重要手段,它能把看起来静止不动的穴位变得生气勃勃,从而具有不同的治疗能力。临床只选定正确的穴位,不一定能达到预期的治疗目的,只有同时恰当地使用刺灸法,才能获得满意的疗效。但历来刺灸法很多,尤其是针刺法,众说纷纭,手法复杂,且意见不统一。现仅将临床常用方法介绍如下。

一、刺法

刺法包括针法与手法两方面。针法主要指针刺的进针、出针、留针、深度、方向、刺数等内容;手法主要指手动方法、手动频率、捻转次数、手动力度等与操作者手的变化有关的内容。二者之间有某些一致性,故需强调其协同性,才会获得满意效果。

(一)针法

1. 进针　进针的方法,古籍上多记载为"令病人咳嗽一声",今人认为其目的是分散病人对针刺的恐惧感和减轻进针时的疼痛,还有人在此基础上进行了革新,如在进针时用押手拍击穴位外的皮肤以分散精力,或将押手的几个指头分开押在不同部位,先后用力下压以分散精力等。今人进针的方法很多,如压入法、突入法、管针法、子弹法等。所谓压入法,即用食拇指捻住针,用中指压在穴位附近,准备好以后食拇指加力,向皮肤内压入,一般适宜于短针刺;突入法即用食拇指捻住针体(注意消毒),针尖距皮肤约半尺,照准穴位突然发力刺入;管针法即将针放在两头不封口的钢管或其他细管内,管与针尖同时放在穴位上,针尾露出管外,用另一手指突然向下弹击下压针尾,使针尖刺入穴位;子弹法即用食拇指捻住针,针尖距穴位皮肤约5分,突然发力捻转针体,同时向皮肤方向刺入,使针向子弹一样在旋转中刺入皮肤。此类方法和手法虽然很多,但可统称为快速进针法。目的基本上都是为了减轻进针时皮肤的疼痛。这些方法,不同的医生可根据自己的习惯和病人的情况分别使用,其方法本身并没有优劣之分。

但是还有一种很重要的方法过去没有得到更多人的重视,就是慢进针法。古代由于所使用的针大都比较粗,慢进针必然增加疼痛,所以不被病人接受,不为医生重视,古籍中没有明确记载。现代所使用的针都比较细,尤其是30号针,使用慢进针法很合适,为慢进针法提供了工具,为重新认识和提高经络的作用创造了有利条件。慢进针从皮部开始接受针刺的感觉,逐渐从络到经,所有经络层次都能感受到针刺,因此能充分整体调动经络的能力。但唯一的缺陷是当医生手法不纯熟的时候,容易产生明显疼痛。也就是说,进针法从目前来说可分为快进针和慢进针两种方法,这在临床上都经常使用,而且各有所长,使用得当对提高疗效很有好处。

2. 出针　主要有两种方法,即快出针和慢出针,与进针法共同组成徐疾补泻法。慢出针是指将针慢慢向体外拉出,由于得气的原因,针在体内有一定的滞针表现,慢慢向外拉的时候,整个皮肤、肌肉随着针体向外凸起,体内形成空虚的感觉,故一般在泻法时使用;快出针是指用手将皮肤、肌肉内的针,迅速拔出,皮肤、肌肉由于针体迅速外出而没有明显的凸起,不形成体内的空虚感,随着用另一手将针孔压迫,以免泄气,一般用在补法上。

无论是快出针还是慢出针,在出针前一定要先轻轻将留在体内的针捻转数次,主要是使滞针感减轻或消失,否则在出针的时候一是由于牵拉强烈而产生疼痛,二是可能由于滞针较重而不能顺利出针。

3. 留针　包括留针时间和留针期间的再捻转两方面。就留针时间而言,一般为半小时,或者半小时的倍数,如1小时、1.5小时、2小时等。根据《灵枢·五十营》的理论,认为气血在人体内运行1周为半小时左右,故留针半小时,就是让气血在已经针刺调理后的环境中保持运行1周,有利于人体阴阳的平复。有些疾病需要较长时间留针,如胆道蛔虫病、急性腹泻、剧烈疼痛等,都按半小时的倍数增加,直至病情明显好转再出针。

由于经络传导有回流性,故需要经络传导继续向前时,往往需要在留针的过程中每隔5~10分钟加强捻转1次,以激发经络的传导能力。

4. 针刺深度变化　针刺每个穴位时,都要有一定的深度。这个相对深度,除了由穴位所在的部位条件决定之外,还应由疾病的各种因素所决定,其中又主要以邪正虚实及邪的性质所决定。

(1)邪正虚实:《灵枢·终始》说:"脉实者,深刺之,以泄其气;脉虚者,浅刺之,使精气无得出,以养其脉,独出其邪气。"脉实说明邪正斗争较剧烈而邪气偏里,针刺时要使针达到一定深度,也就是说要直达病所,才有助于祛除邪气。脉虚说明正气不足而邪亦不盛,此时只宜祛邪而不宜伤正,故应采用浅刺法。

(2)邪的性质:《灵枢·官针》说:"所谓三刺则谷气出者,先浅刺绝皮,以出阳邪;再刺则阴邪出者,少益深,绝皮致肌肉,未入分肉间也;已入分肉之间,则谷气出。"说明阳邪表浅,浅刺即可祛邪;阴邪较深,需较深刺才能祛邪;若正气虚为主,则更应深刺,以使谷气来聚。根据邪的性质而形成浅、稍深、深3种针刺深度。

5. 针刺方向变化　针刺方向除了与穴位所在的部位条件有关之外,还与病情有关。如刺肩髃治疗肩凝症,则针刺方向可沿肱骨而下;若治肩关节炎,则针直刺入关节腔。《灵枢·官针》所说合谷刺就是"左右鸡足",也就是针刺入后,可先向左刺,然后提针向右刺,再提针向其他方向刺,不停地改变方向,有助于疏通气血,临床治疗肩凝症用这种方法常常能取得满意疗效。看起来只刺了1个穴位,实际上作用面很宽,这比一穴一刺所起的作用要大得多。另外,关刺以取筋痹也是通过针刺方向的改变以提高疗效的。

6. 针刺用针变化　一般来说,1个穴位只刺1根针,但根据病情需要,也可以在1个穴位及其附近同时刺入几根针。如《灵枢·官针》所说的恢刺、齐刺、扬刺、傍针刺都属于这种情况。"恢刺者,直刺傍之,举之前后,恢筋急,以治筋痹也。"就是在1个穴位针刺后,在这个穴位的附近再刺入1根针,然后做适量肢体活动。治疗肩凝症时,即可用这种方法。

(二)手法

1. 手动方法　是用手使针移动、旋转,从而产生不同的刺激感觉,给穴位一个不同的信息,或不同的信息量。这里主要将常用的手法介绍如下。

(1)提插:就是将针上下移动。由于穴位分天、人、地3层,故一般在这3层中移动,移动的依据主要是病情补泻需要。如病邪比较表浅,主要在天、人部进行上下移动。如上提时速度较快,下插时速度较慢,使病人穴位处有一个向上提拉的感觉,属于泻法。反之,穴位处有一个向下压迫的感觉,则属于补法。

(2)捻转:就是将针左右旋转。旋转的角度一般为1~1.5圈左右。若是病人非常敏感,则可适当减小旋转角度;若是病人不敏感,则可适当增大旋转角度。如顺时针捻转速度较快,逆时针捻转速度较慢,属于补法;反之,则为泻法。

(3)复合手法:就是将提插、捻转手法同时进行操作。若使用在补法上,顺时针捻转针体的同时,将针用较大、较快的力量向下压(但不要完全离开原得气点),逆时针捻转的同时,用较小、较慢的力量向上恢复到原得气点,总体上使病人产生一种向下压迫的感觉。若使用在泻法上,则与上法相反,以病人有提拉感为主。

2. 手动频率　指捻转频率与人体内环境频率的相关性。人的心跳和呼吸频率很自然地影响着运行中的气血,也就是说气血在运行过程中必然带有一定的频率。而脏腑由于形状和结构不一样,所形成的共鸣腔也就不一样。结合二者来看,气血中含有某一种频率的部分由于共鸣腔的原因可能更容易进入到某一脏腑,而含有另一频率的部分更容易进入到另一脏腑,当某一经络或某一脏腑发生疾病的时候,由于或充血肿胀或痉挛萎缩,使脏腑经络的形状发生改变,共鸣腔发生变化,正常气血不容易进入脏腑或经络,抗邪和修复不能正常进行,因而疾病得不到控制。因此,我们可以在捻针的时候,根据不同脏腑的不同共鸣腔,给予不同的频率,使经络中的气血包含这种频率,以提高气血进入该脏腑的能力,无疑加强了经络气血治疗疾病的能力。这时的频率主要从捻转速度表现出来。所谓呼吸补泻,实际上就是运用呼吸的频率来调整捻转的频率,以提高治疗效果的方法。除了按呼吸的频率之外,还可以按心跳的频率捻针,也就是一呼一吸捻转5次。通常习惯的用法是:与血关系密切的疾病按心跳频率捻转,与气关系密切的疾病按呼吸频率进行捻转;与阴相关的疾病按心跳频率捻转,与阳相关的疾病按呼吸频率捻转。

3. 捻转次数　过去在针麻时要求持续性捻转,其目的也就是使刺激能够延续,麻醉效果延续。在治疗过程中,捻转次数的多少是由需要治疗的疾病所决定的。病在五脏,以五脏的"生数"和"成数"作为捻转次数的依据;急性病时,心、肝、脾、肺、肾的捻转次数分别为2次、3次、5次、4次、1次,慢性病时分别加上5次,如心在急性病时捻转2次,在慢性病时捻转(2＋5)次,即7次。腑则与脏相配来决定捻转次数。若是经络病则捻转次数以气至病所而定,比如牙痛,针合谷,合谷与牙齿之间有一个距离,这个距离用3.2去除,所得的结果就是捻转次数。若牙齿到合谷之间的距离是80cm(大约距离即可),则80÷3.2≈25(秒),即得气后捻转25秒就能达到气至病所(若按心跳频率大约为心跳30~35下,若按呼吸频率大约为呼吸7~8次)。

4. 手动力度　针灸效应的取得,应该靠经络和腧穴的活力,故临床常常将针对穴位的刺激称为第一推动力,而将经络和腧穴对疾病的作用称为第二推动力,只有最强的第二推动力才是治疗的主要动力。第一推动力的主要作用是为了取得最佳第二推动力,因此恰当的针刺刺激才是最有效的刺激,过强或过弱的刺激都是不恰当的,因为它不利于第二推动力的获得。

针刺治疗要将针刺入皮肤内,对皮肤有很微小的破损,给予患者有一定的酸麻胀痛重的感觉,所以有人以为针灸就是靠刺激的强弱来治疗疾病的,因此刺激越强越好。实际上不是这样的,因为经络或腧穴都是人体的组成部分,是具有生命力的组织,对外界刺激也有一定的接收范围,过强或过弱的刺激不仅不会引起经络或腧穴的共鸣,甚至会产生排斥作用。腧穴八大性中,就有一个是放大性,所谓放大性就是经络或腧穴能接收恰当刺激并将其放大,若刺激过强或过弱,经络或腧穴处于排斥状态,根本就不能对外界刺激产生反应,也就不能达到满意的经络或腧穴效应。

进针或捻针的力度过去在临床上是很难确定的,主要依靠病人的感觉,也就是说病人在接受针灸的时候不能有难受或不能忍受的感觉。针灸虽然有一定的疼痛,但这种疼痛不是很强,不会造成病人的痛苦,有些病人还因为有恰当的得气感或针感而有一种到位的舒适感(有针到预定部位的感觉,就好像搔痒搔到部位一样)。另外就是看针灸的治疗效应,针灸治疗疗效越好说明刺激度掌握得越好。但是有些医生过分强调刺激量,往往"以病人能忍耐为度",似乎只要病人不出现休克或虚脱就是正常的刺激量,而对病人的自我感觉注意不够。即使有些水平较高的医生,也只能靠自己的感觉来决定刺激量。由于放大性具有一定的模糊性,掌握起来不容易,看法的差异很大,因此对穴位放大性的掌握好坏往往决定治疗水平的高低,也就成了一个水平高的针灸医生与一个水平低的针灸医生的重要区别。

就针刺的力度而言,目前较认同的观点是以 0.5kg 左右为宜,也就是说无论提插、捻转、进针、出针所使用的力量控制在 0.5kg 左右,对经络或腧穴效应的发挥能有较好的促进作用。比如出针,有时由于得气感比较强,针在肌肉内黏滞较明显,出针的阻力较大,这时不能强制性地用力向外拔针,而要使用 0.5kg 以内的力量向外出针,若是感到力量超过了 0.5kg,则要将力度减小或暂停出针,稍停 1~2 秒再出针。0.5kg 只是一个约数,不是绝对数,不同的人感受力不一样,不同的病感受力也不一样,这就要求医生在临证时细心体会、逐渐掌握。

从上述可以看出,即使是同一个穴位,由于针刺的各种变化,所起到的作用也是不一样的。通过针刺的这些变化,可以充分发挥穴位、经络、皮部、经筋等各部分的作用,其治疗效果远比单一针刺要好。

二、灸法

灸法最常用的是艾灸,这是由艾的温热持久、燃烧缓慢等特点所决定的。但除了艾灸之外,凡能对穴位、皮肤起到温热刺激的方法,都可以属于灸法,如熏、熨、被火等。

1. 直接艾灸　艾灸的具体方法,在《刺法灸法学》中已作详细介绍。这里只介绍艾灸为主的各种方法所起的作用。

（1）艾条灸

1）温和灸:对穴位和皮部所起的作用持续而温和,作用皮肤的范围较大,能较强地持续运行局部或经络的气血,适宜于局部病灶和经络阻滞较为明显的疾病。如胃寒痛可在中脘及其附近施用温和灸,下肢酸痛可在风市或阳陵泉施用温和灸等。

2）回旋灸:对穴位和皮部所起的作用是渐温渐凉,低温持续和间歇加强,能加强局部或经络气血的运行能力,并能通过经络传导到较远的病灶。适宜于在局部病灶而兼有经络阻滞者的远道穴施灸。如肩凝症伴有上肢麻木酸胀者,可在养老施用回旋灸。

3）雀啄灸:对穴位和局部所起的作用时温时凉,刺激时有时无,对局部的温热作用不明显,但对经络的传导影响明显,所以在取远端穴治疗疾病时,往往用雀啄灸。如胃痛选足三里、牙痛选合谷,都应使用雀啄灸,对解除急性症状效果较为明显。

（2）艾炷灸:对穴位和皮部所起的作用持续而较强。它具有温和灸和雀啄灸的长处,既能使局部病灶得到治疗,又能使远端病灶得到治疗。如灸脐中治腹泻、灸至阴矫正胎位,而且作用较强,效果较好。由于艾炷需直接放置在穴位上,有烧灼皮肤的可能性,所以也不是每一次治疗或全身每一个穴都能使用艾炷灸。

2. 隔物灸　隔物灸除了有温热刺激作用之外,还因为有药物的参与,即药物通过温热进入皮肤内,借助腧穴与经络的功能,也发挥着较为重要的作用。不同的疾病可以选用不同的药物作为隔物灸的垫板,这样效果会更好。如腹泻一般选用隔姜灸或隔盐灸,长期腹泻可以选用隔附子饼灸等。

3. 天灸　主要依靠药物的局部刺激,对穴位或皮部起到灸疗作用。既有药物通过皮肤渗透到体内,也有因药物在湿热环境中产生的热量进入体内。所以天灸一般选用鲜药,或先将干药用水浸泡后,再施天灸法。若产生热量不够,可以借用太阳光照射,以增强热量。如使用白芥子天灸,先将白芥子研末,针对不同疾病,使用不同液体调和成饼状,或成浓水溶液状,敷涂于穴位或患处,待皮肤泛红或起小疱后将白芥子饼（液）去掉;若有小疱,则用消毒针将小疱挑开,让其中之水液流出,消毒后外用清洁敷料包裹,以防感染。

4. 熏灸　有烧烟熏和蒸气熏两种。主要对皮肤或局部病灶起作用,或通过鼻的吸入起到治疗作用。烧烟熏常用当归或韭菜子,蒸气熏常用中药复方或醋进行。如韭菜子烧烟治牙虫,当归烧烟治大乳,醋蒸气熏治关节炎等。《重楼玉钥》载火刺仙方的用法:“法用巴豆油涂纸上,燃作条子,火上点着,烟起即吹灭,令病人张口,急刺于喉间,俄然吐出紫血,实时气宽能言。”即使喉痹缠喉,胀满气塞不通,命在顷刻者也可获得痊愈,这也属于一种熏法。

5. 热熨　一般采用药熨,但也可用盐炒或直接用热水包熨灸。这种方法热熨的面积比较大,时间比较长,对虚寒较甚、病程较长的患者效果较好。如虚寒型腹泻,炒盐熨脐就是常用的一种方法。《灵枢·寿夭刚柔》载药熨治寒痹的方法是:“用淳酒二十升,蜀椒一升,干姜一斤,桂心一斤,凡四种,皆㕮咀,渍酒中。用绵絮一斤,细白布四丈,并内酒中。置酒马矢煴中,盖封涂,勿使泄。五日五夜,出布绵絮,曝干之,干复渍,以尽其汁。每渍必晬其日,乃出干。干,并用滓与绵絮,复布为复巾,长六七尺,为六七巾,则用之生桑炭炙巾,以熨寒痹所刺之处,令热入至于病所,寒复炙巾以熨之,三十遍而止。”药熨的长处是能借助药物的作用而加强治疗作用。

6. 被火　属于直接用火烤灸的方法。《伤寒论》多处记载用此法取汗以散表邪,但由于火力较猛和取汗的程度不易掌握,容易汗出过多而成误治。这种方法现代已经很少使用,而改用扑火法,适宜于寒湿阻滞的患者,如寒湿腰痛常可用此种方法。扑火法可将点着火的酒精棉球放在湿毛巾上,并立即快速扑向患处,火接触患处后即被扑灭,随后取下再点再扑,直至患处热感十分明显时即可停止治疗。由于扑火的范围比较大,故只适宜病变部位较大者,如被扑部位太小,火扑不熄,可能烧伤肌肤。

灸法除对一个穴位起作用外,常常可对几个穴位或某一范围的皮部起作用,应用范围比较宽,所以处方中虽然只写了一个穴位,但作用往往超过一个穴位所起的作用。如寒湿腰痛用扑火法,虽然可以针对肾俞而用,但在实际使用时也包括命门、腰阳关等穴。可见灸法对治疗结果的影响也是很大的。

三、针灸混合法

针灸混合法指针灸同用的方法。常用的有如下两种:

1. 燔针　一般是在将针刺入穴位后再将针烧热,如针上加灸或烧针等。灸热除对皮部有刺激作用外,还通过针体传入穴位之中,故可增加针刺温补和祛寒的作用。如寒湿型关节痛,在关节局部穴位上用燔针治疗,可取得较好效果。《灵枢·经筋》多次在治法中提到"燔针劫刺",说明燔针对经筋病变的治疗效果较好。

2. 焠刺　一般指将烧热或烧红的针突然刺入穴位之中的方法。现代所用的焠刺方法,除了使用现称的"火针"之外,还可使用大号缝衣针。先用胶布缠住针体,留出 1~1.6cm 长的针尖,将针烧热后刺入穴位及其附近,不留针,随即拔出。在治疗阳虚寒湿腰痛时,可先在针尖上沾上鹅油和硫黄粉末,烧着后突然刺入腰部夹脊穴或其附近穴位,每次 3~5 针即可收到疗效。焠刺对皮肤及穴位有轻度烧灼,形成小的持续性刺激,但一般因刺入较浅,所以刺激大多比较表浅。这种刺激的保留时间比燔针长,但影响的部位较浅,也大多运用在痹证的治疗上。

───── 复　习　题 ─────

1. 针灸治疗大法与选穴法有什么区别?
2. 治疗大法对处方有什么指导意义?
3. 配穴法与配穴有什么关系和区别?
4. 何谓主穴与配穴? 5 种配穴之间的关系如何?
5. 刺灸法在处方中的地位如何?
6. 何谓针灸处方? 它与穴位、配穴有何关系和区别?

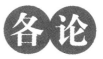

第五章　预防类方

预防类方由具有补益正气功效的穴位为主组成,具有预防疾病发生与防止疾病发展的作用。

中医学对于预防疾病的重要性早就有了清楚的认识,如《黄帝内经》中就有治未病的思想,强调"防患于未然"。正如《素问·四气调神大论》所说:"圣人不治已病治未病,不治已乱治未乱……夫病已成而后药之,乱已成而后治之,譬犹渴而穿井,斗而铸锥,不亦晚乎?"

所谓治未病,包括未病先防和既病防变两种含义,这是预防类处方的立法依据。

在未病先防方面,针灸主要从增强正气和阻止邪气侵入两方面着手。临床可用保健灸来防病保健和延年益寿,多选用有强壮作用的穴位。如《备急千金要方》说:"凡入吴蜀地游宦,体上常须两三处灸之,勿令疮暂差,则瘴疠温疟毒气不能着人也。"《扁鹊心书》指出:"人于无病时,常灸关元、气海、命门、中脘……虽未得长生,亦可保百余年寿矣。"

在既病防变方面,应从早期诊断及早期治疗着手。因患者在早期阶段病情较轻,正气易于恢复,稍加治疗疗效即可卓著;病至晚期邪气已盛,正气衰微,难起沉疴。如《黄帝内经》所谓:"上工救其萌芽……下工救其已成,救其已败。"同时,疾病是一个"动"的过程,不同的疾病有不同的传变途径和传变规律,临床给予针灸治疗前应掌握疾病的传变关系,将疾病消灭在早期阶段以防其传变。如《难经·七十七难》所说:"见肝之病,知肝传脾,当先实脾。"这就是既病防变法则的具体应用。临床上要求医生能了解疾病的传变,防微杜渐,选用适当的穴位,施行正确的手法。

预防类处方在实施的时候,除了选用补益类穴位之外,针灸方法也十分重要。针灸法均以补法为主,而灸法使用的更多。预防类处方除了医生应用于病人之外,很多时候一些亚健康人群可以按图索骥、自我施灸。

保命延寿方(《扁鹊心书》)

【组成】关元　气海　命关　中脘

【用法】依次灸气海、关元、中脘,每穴温和灸 10～15 分钟,或艾炷灸 5～10 壮;命关(原指食窦穴)使用雀啄灸 15 分钟左右,亦可用针,或针上加灸。命关斜刺,余穴直刺,针刺均刺 5～8 分左右,用补法,留针均为 30 分钟以上。

【功用】培补元气,益精固肾。

【主治】本方主要治疗年老气血虚弱之证。如少气、懒言、心悸、怔忡、头晕、眼花、耳鸣、怠倦乏力、食少、畏寒,舌质淡,苔薄白,脉弱。亦可用于亚健康人群的调理。

【方解】年老体弱,多为肾精亏虚,所以治疗重点:一是培补元气,二是有效加大元气的活动能力,比如通过后天之气来强化先天之气等。其中选用气海为方中主穴,《铜人腧穴针灸图经》谓:"气海者,是男子生气之海也。"《针灸资生经》说:"……以元气为气海,则气海者,盖人元气所生也。"常灸此穴有培补元气、益精固肾的作用。配以关元,为足三阴经与任脉之会,除培补元气之外,还能清利下焦湿热,灸之能加强气海培补元气、益精固肾的能力。佐使以中脘,其为后天所在,灸之能温运脾土,鼓舞中焦之气,从气的另一角度支持气海以壮气。命关与脾之大络相通,可将元气迅速传遍全身,灸之有助于气海之气迅速补充整个机体,以消除身体的虚弱状态。以上诸穴合而用之,以壮先天为主,强后天以济先天,使元气充足,气血调和,健康恢复。人至晚年,阳气衰微,下元不足之时,经常灸之,能益寿延年。人体处于亚健康的时候,常灸之,能使人体阴阳协调,恢复到阴平阳秘的状态。

【加减】心悸、怔忡,加内关直刺5~8分,神门直刺2分左右,以益心气、安心神,多用补法。头晕、耳鸣,加百会、膻中,均斜刺或平刺5分左右,以益精填髓,补气行气,多用补法。食少,加足三里,直刺1.2寸左右,多用补法;或温和灸20分钟左右。食滞,加上巨虚,直刺8分~1寸,多用泻法。便溏,加天枢,直刺5~8分,以健运脾胃之气,针刺多用平补平泻法。以上穴位留针时间可较长,一般为60分钟左右。

【文献】《扁鹊心书》:"人至晚年,阳气衰,故手足不暖,下元虚惫,动作艰难。盖人有一息气在则不死。气者阳所生也,故阳气尽必死。人于无病时,常灸关元、气海、命关、中脘,更服保元丹、保命延寿丹,虽未得长生,亦可保百年寿矣。""保命之法,灼艾第一,丹药第二,附子第三。人至三十,可三年一灸脐下三百壮;五十,可二年一灸脐下三百壮;六十,可一年一灸脐下三百壮,令人长生不老。"

《诸病源候论》:"河洛间土地多寒,儿喜病痉,其俗生儿三日,喜逆灸以防之,又灸颊以防噤。"

《备急千金要方》:"凡入吴蜀地游宦,体上常须两三处灸之,勿令疮暂差,则瘴疠温疟毒气不能着人也。"

《医说》:"若要安,丹田、三里常不干。"

《针灸资生经》:"吾养生无它术,但不使元气佐喜怒,使气海常温尔。今人既不能以元气佐喜怒矣,若能时灸气海使温,亦其次也。予旧多病,常苦气短。医者教灸气海,气遂不促。自是每岁须一二次灸之,则以气怯故也。"

《医学入门》:"夫人之脐也,受生之初,父精母血相受,凝结胞胎混沌,从太极未分之时,一气分得二穴。穴中如产四穴,外通二肾,内长赤白二脉。四穴之中,分为表里,在母腹中,母呼儿呼,母吸儿吸,是一身脐蒂,如花果在枝而通蒂也。一月一周,真气渐足,既产胎衣未脱,脐带且缓断,倘脐门未闭,感风伤寒,即损婴儿真气。遂以艾火熏蒸数次,则真气无患矣……凡一年四季各熏一次,元气坚固,百病不生,及久嗽久喘,吐血寒劳,遗精白浊,阳事不举,下元极弱,精神失常,痰膈等疾,妇人赤白带下,久无生育,子宫极冷,凡用此灸,则百病顿除,益气延年。"

预防中腑方(《卫生宝鉴》)

【组成】 百会　肩髃　曲池　风市　足三里　绝骨　发际

【用法】 依次灸百会、肩髃、曲池、足三里、风市、绝骨、发际,每次每穴灸3～5壮,或足三里、绝骨各温和灸15分钟,其余每穴温和灸5分钟左右。若暂无病,可左右交替灸。若已病,则病在左灸右,病在右灸左。针上加灸也有较好效果,也可以使用针刺疗法,多用补法,但效果较灸法稍差。若留针,一般在30分钟以上。

【功用】 益气补血,祛瘀通经,调理肠胃,化痰活络。

【主治】 本方主要适宜于中风有先兆症状之时,或中风初期。凡年高气虚、痰多,或有眩晕、心悸等肝阳上亢症状者均可施灸。若出现舌强、语言不利、指端麻木、足腿酸胀、心中溃乱、心腹大热等先兆症状的时候,即可施灸。发病后出现半身不遂、口眼㖞斜、语言不利,舌质黯红有瘀斑,舌苔白厚,脉滑等症状时,亦可施灸。

【方解】 本病多由年高气虚,长期失养;或正气不足,络脉空虚,卫外不固,风邪乘虚入中经络,气血痹阻,运行不畅,筋脉失于濡养所致。用百会补气升提,健脑醒脑,通督行气,是为主穴。阳明经为多气多血之经,补益气血,扶助正气,故配用肩髃、曲池、足三里以助百会补气而能通经络,过关节。佐以风市、绝骨引少阳经气下行,配合百会,使升降有致,气机顺畅,且能补益骨髓,充里而益外。发际有祛风能力,使头面之风得以消除,合百会则使正气足,风邪消,故灸之为使。

【加减】 肝阳上亢者,加太冲,直刺3～5分,用泻法;合谷直刺8分左右,以平肝潜阳。气虚痰多者,加气海、丰隆,均直刺5～8分,以化痰降气。大便秘结,口苦咽干者,加内庭、太溪,均直刺5分左右,以养阴清热。

【文献】 《卫生宝鉴》:"百会一穴,在顶中央旋毛中陷可容豆许。发际,是髃两耳前两穴。肩髃二穴,在肩端两骨间陷者宛宛中,举臂取之。曲池二穴,在肘外辅屈肘曲骨中,以手拱胸取之,横纹头陷中是。风市二穴,在膝外两筋间,平立舒下手着腿当中,指头尽陷者宛宛中。足三里二穴,在膝下三寸胻外廉两筋间。绝骨二穴,一名悬钟,在足外踝上三寸动脉中。凡觉手足麻痹或疼痛,良久乃已,此将中腑之候,宜灸此七穴。病在左则灸右,病在右则灸左。如因循失灸,手足以差者,秋觉有此候春灸,春觉有此候者秋灸。以取风气尽,轻安为度。"

《神灸经纶》:"预防中风,风池、百会、曲池、合谷、肩髃、足三里、绝骨、环跳。""手足挛痹,心神昏乱,将有中风之候,不论是风与气,可依次灸此则愈:合谷、风市、昆仑、手三里、关元、丹田。"

《针灸大成》:"但未中风时,一两月前,或三四个月前,不时足胫上发酸重麻,良久乃解,此将中风之候也。便宜急灸三里、绝骨四处,各三壮。后用生姜、薄荷、桃、柳叶、四味煎汤淋洗,灸令祛逐风气自疮口出。如春交夏时,夏交秋时,俱宜灸,常令二足有灸疮为妙。"

预防中脏方（《卫生宝鉴》）

【**组成**】百会　大椎　风池　肩井　曲池　足三里　间使

【**用法**】依次灸百会、大椎、风池、肩井、曲池、足三里、间使,每次每穴灸5～7壮;或曲池、足三里温和灸15分钟左右,其余穴位温和灸8分钟左右。针上加灸也有较好的效果,也可以使用针刺疗法,但效果较灸法稍差。若留针,一般在30分钟以上。

【**功用**】平肝息风,泻火豁痰,宁心安神。

【**主治**】本方主要用于预防中风之中脏证。如患者有明显头目眩晕,心中愦乱,神思不怡,胸中热蒸,四肢麻木震颤,下肢酸胀,行走困难,时有恶心之时,应立即进行预防工作。同时主治中风轻证,如半身不遂,健侧手指震颤、麻木,言语謇涩,喉间痰鸣,面红目赤,口干舌燥,口气臊臭,大便秘结,小便黄赤,舌质红,有瘀斑,舌苔黄厚,根部可有焦黑,脉弦滑或实。若经西医救治,症状表现可有所减轻,但治疗方法不变。

【**方解**】中风之中脏证,多因元气亏虚,肝火亢旺,痰阻经络,上盛下虚引起。发病前多有自觉症状,此时进行预防,多能取得较好效果,即使发病,症状相对也要轻得多,以后的治疗也相对要容易一些。发病后多经西医抢救,症情平稳后,即可开始针灸治疗。此时血压较稳定,中医认为,肝火上亢有所缓解,阳火稍减,阴火仍旺,故取百会、大椎为主,通督脉,强正气,散阴火。正如"壮火之气衰,少火之气壮",进而平抑阴火,使主要症状得到进一步缓解。配以风池、肩井可散风熄火,助主穴以解除风火之患。佐以曲池、足三里,调补脾胃,壮后天,生少火,运水湿,化痰饮,并可引热下行,助主穴健脾益气以涤痰。使以间使,宁心化痰,助上穴安神定志。诸穴合用,补元气,散邪火,去痰湿,并有引火下行之功效,故能使中风之中脏证得到较好控制。

【加减】火象较重,加太冲,直刺3~5分,用泻法。火象很重,加十宣放血。火象十分亢旺,可使用捏脊疗法,从风府向腰俞方向提捏多次,即有明显泻火效果。瘀血阻滞者,加地机、中都,均直刺5~8分,多用泻法。

【文献】《卫生宝鉴》:“灸风中脏,气塞涎上,不语昏危者,下火立效。百会一穴如前。大椎一穴,在顶后第一椎上陷中。风池二穴,在颞后发际陷中。肩井二穴,在肩上陷解中,缺盆上大骨前一寸半,以三指按取之,当其中指下陷中者是。曲池二穴如前。足三里二穴如前。间使二穴,在掌后三寸两筋间陷中。凡觉心中愦乱,神思不怡,或手足麻痹,此中脏之候也。不问是风与气,可连灸此七穴,但依次第自急灸之。可灸各五七壮,日后别灸之,至随年壮止。”

《黄帝明堂灸经》:“黄帝问岐伯曰:凡人中风,半身不遂,如何灸之? 岐伯答曰:凡人未中风时,一两月前,或三五个月前,非时,足胫上忽发酸重顽痹,良久方解,此乃将中风之候也。便须急灸三里穴与绝骨穴,四处各三壮。后用葱、薄荷、桃、柳叶四味煎汤,淋洗灸疮,令驱逐风气于疮口中出也。灸疮:若春较,秋更灸;秋较,春更灸。常令两脚上有灸疮为妙。凡人不信此法,或饮食不节,酒色过度,忽中此风,言语謇涩,半身不遂,宜于七处一齐下火,各灸三壮。如风在左灸右,在右灸左。一百会穴,二耳前发际,三肩井穴,四风市穴,五三里穴,六绝骨穴,七曲池穴。上件七穴,神效极多,不能具录,根据法灸之,万无一失也。”

《千金翼方》:“圣人以风是百病之长,深为可忧,故避风如避矢,是以防御风邪,以汤药针灸蒸熨,随用一法皆能愈疾。至于火艾,特有奇能,虽曰针汤散皆所不及,灸为其最要……其灸法:先灸百会,次灸风池,次灸大椎,次灸肩井,次灸曲池,次灸间使,各三壮;次灸三里五壮。其炷如苍耳子大,必须大实作之,其艾又须大熟,从此以后,日别灸之,至随年壮止。凡人稍觉心神不快,即须灸此诸穴各三壮,不得轻之。”

《针灸大成》:“中风跌倒,卒暴昏沉,痰涎壅滞,不省人事,牙关紧闭,药水不下,急以三棱针,刺手十指十二井穴,当去恶血。又治一切暴死恶候,不省人事,及绞肠痧,乃起死回生妙诀。少商二穴,商阳二穴,中冲二穴,关冲二穴,少冲二穴,少泽二穴。”

《神灸经纶》:“预防中风:风池、百会、曲池、合谷、肩髃、风市、足三里、绝骨、环跳。”

──────────── 小　　结 ────────────

　　本章共选三则处方,其目的在于说明针灸不仅能治疗疾病,而且能预防疾病和益寿延年。

　　保命延寿方具有培补正气、益肾固精的作用,主治年老气血虚弱证,亦可以作为保健灸以益寿延年,强体抗病。预防中腑方主治中风之先兆症状或中风初期病变。预防中脏方则用于治疗中风轻证及预防中脏发生和减轻症状。后两方的选入,主要是体现针灸既可未病先防,也可既病防变。

──────────── 预防类处方针灸歌诀 ────────────

　　1. 保命延寿方
　　保命延寿入关元,主用气海壮先天,命关中脘同施灸,接通后天定延年。
　　2. 预防中腑方
　　预防中腑不轻松,百会肩髃曲池通,三里绝骨发际入,祛风更把风市攻。
　　3. 预防中脏方
　　预防中脏用百会,风曲二池助大椎,三里间井不可少,依次施灸邪自退。

──────────── 复　习　题 ────────────

　　1. 针灸在临床上应如何体现中医"治未病"的指导思想?
　　2. 比较预防中腑方和预防中脏方的功效、处方组成及主治。
　　3. 预防中脏方中百会和大椎均为主穴,二者的关系如何?
　　4. 发际与间使均为方中的使穴,二者在各自的处方中所起作用有何不同?

第六章 解表类方

解表类处方适用于风、寒、湿、热等外邪侵犯人体时所导致的表证。

体表的腠理、毫毛、肌肤为人之藩篱。六淫伤人，一般都先出现表证，此时邪气尚轻，当用解表法祛邪外达而出。《素问·阴阳应象大论》说："因其轻而扬之"，"其在皮者，汗而发之"。表邪若失时不治，或治不得法，邪气必将向体内传变深入，故《素问·阴阳应象大论》说："善治者治皮毛，其次治肌肤，其次治筋脉，其次治六腑，其次治五脏，治五脏者，半死半生也。"所以八法中将汗法列为首法。

外邪犯人有两条途径，一是从毫毛腠理而入，一是从口鼻而入。如寒邪犯人，首先是侵犯皮肤毫毛，当是之时，毫毛皮肤紧缩，腠理闭塞，拒邪内传，同时气血涌向体表，与邪气相争，可见发热、恶寒、无汗等表实证。从口鼻而入者，直接侵犯肺系，引起以咳嗽、咯痰为主的表证。

由于肺合皮毛，所以无论邪气是从皮毛而入，或是从口鼻而入，都有皮肤经络抗邪与肺气抗邪的表现，但其侧重点不同。临床中的表证常有皮肤经络症状，如发热恶寒、有汗或无汗、头痛身痛等；又可见咳嗽、咯痰、气促、胸闷等肺部症状。

解表之时，通经与宣肺是两个主要方法，通经的恰当与否可以从发汗的多少看出，宣肺的恰当与否可以从咳喘的变化看出。此外，据《黄帝内经》"邪之所凑，其气必虚"的理论，还应结合病人的体质及新病、久病而适当扶正祛邪，以加速表邪的祛散。

临床中运用解表法，应从实际情况出发，选用恰当的穴位和手法。如伤寒表实证，需要重汗者，可用风池、天柱等穴，用重泻手法方可取效。若需微汗者，则可取风池、合谷，以泻法取效。若发热汗出的表虚证，则可取风池、风府，用平补平泻法，调和营卫以解肌退热。发热恶风、口渴咽痛的表热证，可用大椎、陶道、风池、少商等穴，用泻法以疏风清热。若发热重者，均可加大椎、曲池、合谷，用泻法。咳嗽咯痰或有喘者，均可加鱼际、经渠、肺俞等穴，用泻法。伤寒余热不退，或体弱患者，又可在解表退热的同时加足三里，用补法以扶正祛邪。至于邪在半表半里的疟疾，应用大椎、间使等经验穴，并在疟疾发作前针刺方能取效。风湿之邪犯表的风水证，又当用风池、上星等穴，祛风通络而利水。

用针灸解表应注意以下三点：一是要重视具有解表退热作用的一些特殊

穴位,如大椎、风池、曲池等穴。二是要重视适当的针刺手法,如临床中可用补法、泻法、平补平泻法,以及烧山火、透天凉等法,根据辨证论治理论采用适当手法,方能取得相应效果。三是要重视灸法的运用,实践证明,灸法不仅可以治疗风寒引起的表证,还可治疗风热引起的表证。"热证可灸"是确实的,灸法还有预防表证发生的作用,故不可偏废。

一、解表实类

伤寒无汗方《针灸甲乙经》

【组成】　风池　天柱　商阳　关冲　液门

【用法】　先刺风池、天柱,均直刺5分左右,用泻法。再刺商阳、关冲、液门,若病情较重,体温高,商阳可放血,关冲刺入1分左右、液门直刺3～5分,均用泻法。均留针30分钟。灸法也可以使用,但效果没有针刺好,只有在伤寒直中的时候使用灸法效果较好。

【功用】　发汗解表。

【主治】　本方主要治疗风寒感冒初起的病证。症见恶寒较重,发热较轻,头身疼痛,鼻塞流涕,或有喷嚏,舌质淡,舌苔薄白,脉浮紧。

【方解】　本病为风寒湿外邪犯表而致。故治疗以祛除在表的风寒湿等外邪为要。外邪多从太阳经和少阳经而入,故选用少阳经穴风池,太阳经穴天柱,二穴合为主穴,取其风从上受,治宜从上,寒从背生,治宜取后。若风重则先刺风池,寒重则先刺天柱。配以井穴关冲,调理少阳经气,以加强主穴驱散外邪的能力。佐以井穴商阳,放血以泻邪,取其红汗之意以配合主穴泻热。使以液门,既是少阳经穴,可助上穴调理气机,又为荥穴,还可助上穴清热。诸穴合用,具有解表、清热、行气之力,故能达到发汗解表的功效。

【加减】　感冒较重者,加大椎,刺入骨缝中3分左右,用泻法或针上加灸;并去液门,加后溪,直刺5分左右,用补法。鼻塞较重者,加迎香,向鼻根部刺入3分左右,并在鼻骨部轻轻摩擦骨膜数次以加强刺激。咽喉疼痛者,加合谷,直刺8分左右,用泻法。以上穴位留针均为15～30分钟。

【文献】　《针灸甲乙经》:"热病汗不出,天柱及风池、商阳、关冲、液门主之。"

《针灸大成》:"伤寒无汗,内庭、合谷、复溜、百劳。""汗不出,凄凄恶寒:玉枕、大杼、肝俞、膈俞、陶道。"

《针灸聚英》:"伤寒汗不出,取合谷、后溪、阳池、厉兑、解溪、风池。"

《神灸经纶》:"伤寒汗不出,目红、耳聋、胸痛、颔肿、口噤,灸侠溪、复溜。"

《长桑君天星秘诀歌》："伤寒过经不出汗,期门三里先后看。"

《玉龙歌》："伤寒无汗泻复溜,汗出多时合谷收。"

鱼际通汗方(《类经图翼》)

【组成】鱼际　经渠　通里　三间　三里

【用法】先刺鱼际2分左右,用泻法;若发热甚者,可用放血法。再依次刺经渠、通里,直刺3分左右,用平补平泻法。三间直刺2～3分,用泻法。若无汗,三里可用手三里,直刺5分左右,用平补平泻法;若正气较虚,可用足三里,直刺8分～1.2寸,灸刺均可,用补法。以上穴位留针均为15～30分钟。

【功用】解表清热。

【主治】本方主要治疗表寒化热之感冒或感受风热之邪的表证。症见发热重,恶寒轻,咽喉疼痛,咳嗽,舌尖红,舌苔薄白,脉浮。

【方解】本病主要为外邪较重,正气不足,或正气来不及抗邪之时,邪气向内侵犯势头较甚而致,需要立即阻止疾病的发展,故治疗时主要针对祛邪而设。鱼际为手太阴荥穴,属火,有清泻肺热、通利咽喉之功,可宣肺解表止咳,为本方之主穴。若热象较重,使用放血法,为取红汗之意。配以经渠和通里,其中手太阴经穴经渠,属金,为肺之本穴,可宣肺气之郁遏,具有宣透能力,故可助鱼际解表;通里为心经之络穴,心肺同居上焦,可调心气而助肺气之宣散。佐以手阳明大肠经之输穴三间,因大肠与肺相表里,行大肠之气,即可降肺气,故可助主穴以获解热之功。使以手三里,可行气通经,助主穴宣肺解表;足三里补气行气,以扶正祛邪,亦可助主穴解表。诸穴合用,即可达到解表清热的目的。

风寒袭表之时,因肺合皮毛,故表气滞则肺气闭,寒邪阻滞于肌表,发汗是治疗大法。《素问·玉机真脏论》说:"风寒客于人,使人毫毛毕直,皮肤闭而为热,当时之时,可汗而发也。"若欲发汗,则需具备两个条件:一是气血旺盛,正能胜邪,正气强则气血充盛,汗之有源,邪可随汗液外达而解;二是肺气得宣,上焦如雾,可蒸动汗液外达,又肺合皮毛,肺气宣,则腠理开,表邪才有出路。故伤寒发热无汗咳嗽证,当以宣散肺气、发汗解表、扶助正气为治疗大法。

【加减】恶寒较重者,加大椎,刺入骨缝中3分左右,用泻法;或针上加灸。发热重者,加曲池,直刺8分左右,用泻法。汗出不畅者,加复溜,直刺5分左右,用补法。头痛较重者,加太阳,直刺3分左右,刺入即留针;病情较重者,可使用放血疗法。头晕较重者,加风池,直刺5分左右,注意针刺方向,均用平补平泻法。咳嗽咽痛者,加列缺,向上斜刺3～5分,用平补平泻法。以上穴位留针均为15～30分钟。

【文献】《类经图翼》:"一传此穴(编者注:指鱼际)兼经渠、通里可治汗不出者,便得淋漓,更兼三间、三里,使得汗至遍身。"

《灵枢·寒热病》:"振寒洒洒,鼓颔不得汗出,腹胀烦悗,取手太阴。"

《针灸甲乙经》:"风感则为寒热。皮寒热,皮不可附席,毛发焦,鼻槁腊,不得汗,取三阳之络,补手太阳。肌寒热,病肌痛,毛发焦,唇槁腊,不得汗,取三阳于下以去其血者,补太阴以去其汗。"

《备急千金要方》:"玉枕、大杼、肝俞、心俞、陶道,主汗不出,凄厥恶寒。"

《针灸资生经》:"至阴、鱼际、曲泉、侠溪、中膂俞,治汗不出。偏历,治风汗不出。"

解表清热方(《针灸集锦》)

【组成】 风池 大椎 陶道 身柱 合谷 少商

【用法】 风池直刺5~8分,注意针刺方向,一般针尖刺向鼻尖方向,用泻法。大椎刺入骨缝中2分左右,可针上加灸15分钟,陶道、身柱直刺5~8分,刺入骨缝中,用泻法。合谷直刺8分左右,用平补平泻法。少商略斜刺1分左右,一般不使用手法,刺入即留针;若热象较重,可用泻血法。以上穴位留针均为15~30分钟。

【功用】 解表清热。

【主治】 本方主要治疗风寒感冒。症见恶寒发热均重,头身疼痛,项背强直不舒,咳嗽,咽喉疼痛,胸闷气急,痰黄,舌质红,舌苔黄白相间,脉浮紧或浮数。

【方解】 本病主要为风寒外邪侵犯肌表而致,由于邪气甚,正气相对较弱,正气奋起抗邪,正邪斗争剧烈,为阻止邪气向里发展,故治疗以祛除外邪为要务。故选用督脉上的穴位大椎、陶道、身柱,三穴联用,通督之力强,是解除感冒重症的一个重要方法,是为本方之主穴。若感冒症状稍轻,则可逐次减去身柱,再减去陶道。风池为少阳经在头部的主要祛风穴,配合主穴,以加强祛除风寒的能力。佐以太阴经的井穴少商以宣肺气,解表邪,热象较重时使用泻血法,意为红汗之作,可助上穴宽胸清热。使以合谷主治咽喉不适,对上呼吸道之邪热有较好的清热能力,解热以助解表。诸穴合用,即可达到解表清热的目的。

风从上受,寒从背生,热从口鼻而入,是外邪侵犯人体的主要途径,正邪交争于肺与体表,必有发热恶寒,而此时在表的正气相对不足,故快速通达督脉,是获得和充实正气的一种主要治疗手段。若治疗不及时,发热症状会逐渐加重,从而出现热逼汗出的表现,这时清热重于止汗,故本方配用清热的穴位,能迅速解除表证。

【加减】发热较重,加商阳,可用泻血法。咽喉疼痛明显,加天窗、翳风,均直刺5分左右,用泻法。咳嗽较重,加中府,向外斜刺5分左右;肺俞,向脊椎方向斜刺5分左右,用平补平泻法。胸闷较重者,加膻中,向上斜刺5分左右;天突,沿胸骨柄向下斜刺5分左右,用平补平泻法。以上向外留针均为15~30分钟。

【文献】《针灸集锦》:"感冒,风热型,针风池、大椎、陶道、身柱、合谷,用透天凉法,少商点刺出血,使其出汗,以发散风热。"

《针灸聚英》:"风寒客于皮肤,阳气怫郁所致,此表热也。阳气下陷入阴分蒸熏。此里热也。汗不出,凄凄恶寒。取玉枕、大杼、肝俞、鬲俞、陶道。"

《针灸大成》:"伤寒大热不退,曲池、绝骨、三里、大椎、涌泉、合谷(俱宜泻)。"

《针灸逢源》:"伤寒以病因而为病名者也。温病、热病以天时与病形而为病名者也。由三者皆起于感寒,或者通以伤寒称之。夫伤寒即发于天令寒冷之时,而寒邪在表,闭其腠理,有恶风恶寒之症者,因风寒在表、表气受伤也。温病、热病,后发于天令,暄热之时怫热自内达外,郁其腠理,无寒在表,故无恶风恶寒之症。其有恶风恶寒之症者,重有风寒新中,而表气亦受伤故也。伤寒汗下不愈而经者,亦温病也。温病之脉,行在诸经随其经之所在而取之。"

灸寒热方(《针灸甲乙经》)

【组成】大椎 长强 肩髃 京门 阳辅 侠溪 承山 昆仑 天突 大陵 关元 气冲 三里 冲阳 百会

【用法】先灸大椎,一般用雀啄灸15~20分钟,或针上加灸;然后灸百会10分钟;再依次从上到下灸其他穴位,除关元温和灸10分钟左右外,其他每穴温和灸5分钟左右。

【功用】祛风散寒,止咳平喘。

【主治】本方主要治疗风寒湿感冒,症状较重,缠绵不愈。症见恶寒发热并重,头身疼痛,全身重滞无力,颈项不舒,腰背强直,骨节酸痛,鼻塞流涕,咳喘胸闷,痰白或黄白相间,舌质稍红,舌苔白厚,或兼夹黄腻,舌边有齿印,脉浮紧或浮濡数。

【方解】本病病机主要为风寒湿外邪较重,正气奋起抗邪,正邪斗争十分剧烈,故外感症状明显。治疗时除祛邪外,还需要迅速调动全身正气,故本方选用穴位较多。颈部大椎处为风寒外邪侵犯人体的主要部位,也是祛除外邪的重要穴位;百会提升气机,灸之能助正扶阳而发散风寒;关元壮元气而利水湿;长强(若针刺不便,可改为腰俞)为督脉之起点,可调理任督之气,四穴合用,共奏解除风寒湿邪之功,是为本方之主穴。配以承山、昆仑,同为足太阳经之穴,可行太阳之气,助主穴以壮气行气而解除表邪。佐以气冲、三里、冲阳可强壮中气,振奋卫气,阳辅、侠溪、肩髃调理气机,以使气机升降有序,天突散肺气之壅遏,共助上穴解表平喘之力。使以大陵、京门调心肾,益下焦而和上焦,使气行顺畅而表里兼顾。诸穴合用,共奏祛风散寒、止咳平喘之功。

感冒或流行性感冒是人体感受外邪或外来的疫疠之气而生。邪从外入,多有营卫之气不调,故解表之时,还得调动或强壮营卫,方可取得明显效果。故强阳明,调少阳,打通任督,则元气得以强壮,气机得以顺畅,祛除外邪有力,故能获得痊愈。

【加减】 咳喘重者,加肺俞,雀啄灸10分钟左右;发热较明显者,加曲池,灸5分钟左右;颈项强痛者,加大杼,温和灸5分钟左右。以上均用泻法。

【文献】《针灸甲乙经》:"灸寒热之法:先取项大椎以年为壮数,次灸橛骨以年为壮数,视背俞陷者灸之,举臂肩上陷者灸之,两季胁之间灸之,外踝上绝骨之端灸之,足小指、次指之间灸之,上陷脉灸之,外踝后灸之,缺盆骨上切之坚动如筋者灸之,膺中陷骨间灸之,掌束骨下灸之,脐下关元三寸灸之,毛际动脉灸之,脐下二寸分间灸之,足阳明跗上动脉灸之,巅上一灸之……"

《素问·骨空论》:"灸寒热之法,先灸项大椎,以年为壮数,次灸橛骨。"

《类经图翼》:"若灸寒热之法,先大椎,次长强,以年为壮数。"

《古今医统大全》:"灸寒热之法,先灸大椎以年为壮数,次灸橛骨以年为壮数。视背俞陷者灸之,臂肩上陷者灸之,两季胁之间灸之,外踝上绝骨之端灸之,足小指、次指间灸之,下陷脉灸之,外踝后灸之,缺盆骨上切之坚动如筋者灸之,膺中陷骨间灸之,脐下关元三寸灸之,毛际动脉灸之,膝下三寸分间灸之,足阳明跗上动脉灸之,巅上一穴灸之。"

二、解表虚类

二风方(《伤寒论》)

【组成】 风池　风府

【用法】 风池斜刺5～8分,注意针刺方向,用泻法。风府直刺5分左右,注意针刺方向和病人反应,尽量不要深刺,用平补平泻法,留针15～30分钟。本方以针刺为主,灸法效果较缓。若用灸法,多使用雀啄灸,每穴灸疗时间不要超过10分钟,且随时注意病人感受,以防过灸。

【功用】 祛风解表。

【主治】 本方主要治疗风寒感冒,以恶风为主的病证。症见恶风发热,头昏头痛,汗出不畅或无汗,心烦恶心,舌质淡,舌苔白,脉浮缓或数。

【方解】若以恶风为主,风池是为主穴;若恶寒较重,风府是为主穴。二穴均在头部,针对风从上受而设。二穴相配,太、少协力,可解风寒之邪。

《伤寒论》中为风邪犯表,服桂枝汤后内热加重,而表邪尚未解除,故需加强解表之力,因此选用风池、风府,以助桂枝汤祛风解表而获效。

【加减】若发热较重,可加太阳,斜刺2分左右,用泻法;热盛者,可点刺出血。若头昏晕,加率谷,斜刺3分左右,用平补平泻法。烦躁不安,加少商,点刺出血。咳嗽有痰,加肺俞、中府,均斜刺3～5分,用平补平泻法。若有胸闷喘息,加天突,沿胸骨柄向下斜刺5分左右,用平补平泻法。以上穴位留针均为15～30分钟。

【文献】《伤寒论》:"太阳病,初服桂枝汤,反烦不解者,先刺风池、风府,却与桂枝汤则愈。"

《针灸甲乙经》:"风眩引颔痛,上星主之,取上星,亦如上法。风眩目瞑,恶风寒,面赤肿,前顶主之。顶上痛,风头重,目如脱,不可左右顾,百会主之。风眩目眩,颠上痛,后顶主之。头重顶痛,目不明,风到脑中寒,重衣不热,汗出,头中恶风,刺脑户主之。头痛项急,不得倾倒,目眩,鼻不得喘息,舌急难言,刺风府主之。头眩目痛,头半寒(《千金》下有痛字),玉枕主之。脑风目瞑,头痛,风眩目痛,脑空主之。"

《扁鹊神应针灸玉龙经》:"外关,通阳维,少阳络。在腕后二寸,前踝骨尖后,两筋中,覆手取。治伤寒,自汗盗汗,发热恶风,百节酸疼,胸满,拘急,中风半身不遂,腰脚拘挛,手足顽麻冷痛,偏正头风,眼中冷痛冷泪,鼻衄,耳聋,眼风。"

《针灸聚英》:"东垣曰:少阳头痛,风寒伤上,邪从外入,令人振寒,头痛身痛恶寒,治在风池、风府。"

《针灸易学》:"项强恶风:束骨、天柱。"

风水方(《针灸甲乙经》)

【组成】上星　譩譆　天牖　风池

【用法】上星向后斜刺5分左右,用泻法;若病情较重,或热邪较重,可点刺出血。譩譆向肩胛骨下斜刺5分左右,用泻法,可加灸10分钟;若浮肿较重,可单用灸法,灸10～20分钟。天牖直刺5分左右,用泻法。风池斜刺5～8分,注意针刺方向,用泻法。以上穴位留针均为30分钟以上。

【功用】解表利水。

【主治】本方主要治疗风水病以面部水肿为主的病证。症见发热恶寒较轻,面目浮肿,继则全身浮肿,小便不利,肢节酸痛,舌质淡,舌苔白,脉浮数或浮濡。

【方解】本病主要为脾肾之气虚弱所为。肾劳则虚,虚则汗出,汗出逢风,风邪内入,还客于肾,脾虚又不能制于水,故水溢皮肤,又与风湿相搏,故云风水。治疗上,从上肿者,多外感风邪,故强调发汗;从下肿者,多因内湿引起,则重视利水法。风池为少阳经居头之祛风要穴,风寒湿外邪从表而入,故首当解表,是为主穴。噫嘻归属太阳经,穴处背部督俞之旁,上中二焦之间,既可行太阳之气以协助解表,又可助督脉振奋阳气,使解表有力,还有清理肺气之功,故可助风池宣肺利水解表。天牖为三焦经居头部之穴,以助风池行气解表。上星通督脉,助阳气。诸穴合用,可达到解表利水的目的。

【加减】面目浮肿明显者,加百会,向后斜刺3~5分,或温和灸10分钟左右;气海,温和灸15~30分钟。足踝水肿者,加冲阳、解溪,温和灸10分钟左右。全身浮肿者,加命门,温和灸15~30分钟。咽喉红肿疼痛者,加翳风,直刺5~8分,用泻法;鱼际,直刺3分左右,均留针15~30分钟;用泻法外,也可使用点刺出血法。

【文献】《针灸甲乙经》:"面目肿,上星主之。先取噫嘻,后取天牖、风池。"

《针灸全书》:"头面气浮肿,取完骨、巨髎、上星、噫嘻、天牖、风池。头面虚肿,取人中、上星、风池、合谷。"

《针灸大全》:"四肢面目浮肿,大热不退,取照海、人中、合谷、足三里、临泣、曲池、三阴交。"

《针灸聚英》:"皮水、正水、石水、风水,因气湿食,刺胃仓、合谷、石门、水沟、三里、复溜、曲泉、四满。"

《针灸逢源》:"风水,灸肝井(大敦);赤水,灸心荥(少府);黄汗,灸脾俞(太白);皮水,灸肺经(经渠);石水,灸肾合(阴谷)。"

三、解痉类

项强方（《医学纲目》）

【组成】风府　后溪　承浆

【用法】风府直刺5分左右,注意掌握针刺深度,用泻法;或加温和灸10分钟。后溪直刺3分左右,用轻泻法,此穴针刺较痛,注意不要手法太重。承浆向咽喉部刺入3~5分,用泻法。以上穴位留针均为15~30分钟。或可每天针灸2次,2次之间相隔8小时以上。

【功用】解表,除痉,通督。

【主治】本方主要治疗感冒之后头项或背脊强硬不舒为主的病证。症见发热恶寒不明显,或以恶风为主,舌淡苔白稍厚,脉浮紧或濡。

【方解】本病项强主要指感受风寒后,颈椎部僵硬,甚至腰脊强直,肌肉紧张,活动不便。主要表现为外感症状,因督脉气机阻滞所致。通督、祛风、散寒是其主要的治疗方法。主穴风府为祛风的主要穴位,位于督脉上,又正处在颈椎部位,故能通督解表祛风;配以后溪通太阳经,织藩篱而固表,助风府以祛在表之寒;再佐使承浆,打通小周天以助风府解表。三穴合用,达到解表、除痉、通督的目的。

这里要注意的是,该证多缘于风寒之邪较重,经脉阻滞,与高热神昏而出现的颈项强直、角弓反张完全不同,不可等同对待。

【加减】发热恶寒较明显者,加大椎,刺入骨缝中3分左右,用泻法。头项强硬明显者,加颈项部夹脊,向脊椎方向斜刺3~5分;落枕穴直刺3~5分,均用泻法。背部强硬较明显者,加脊中,直刺入骨缝1分左右,以平补平泻法。头眩晕者,加囟会,向后斜刺3~5分,用平补平泻法。以上穴位留针均为15~30分钟。

【文献】《医学纲目》:"项强,取承浆、风府、后溪。"

《玉龙歌》:"头项强痛难回顾,牙痛并作一般看;先向承浆明补泻,后针风府即时安。"

《流注通玄指要赋》:"头项强承浆可保。"

《针灸神书》:"头项强痛回顾难,百会加搓承浆单;后用气下使吕细,风府搓热头时安。"

《针灸资生经》:"京骨、大杼治颈项强,不可俯仰;魄户、肩井治颈项不得顾;天牖、后溪治颈项不得顾;天柱治项筋急不得顾;天井疗颈项及肩背痛。"

《针灸集成》:"项强:风门、肩井、风池、昆仑、天柱、风府、绝骨,详其经络治之兼针阿是穴,随痛随针之,法详在于手臂,酸痛之部能行则无不神效。"

伤寒发痉方(《针灸大成》)

【组成】曲池 合谷 人中 复溜

【用法】曲池、合谷,直刺8分~1寸,用泻法。人中针刺3分左右,一般不使用手法,刺入即留针。复溜直刺5分左右,用补法。以上穴位留针均为15~20分钟,或留针至痉挛停止。若仅仅筋肉强直而没有抽搐,则合谷、复溜可以使用灸法,温和灸15~30分钟。

【功用】清热开窍,息风止痉。

【主治】本方主要治疗由伤寒而致的发热恶寒,热重寒轻,肌肉紧张,颈项强直,甚至烦躁不安,双目直视,咬牙切齿,继而高热昏迷,引起壮热面赤,烦躁不宁,角弓反张,全身抽搐,牙关禁闭,脉弦数。也可用于因温病发作,高热不退导致的神志昏迷,痉挛抽搐。

【方解】本病主要因为寒邪较重,突然袭表,经络奋起抗邪,因而闭塞不通,邪正斗争剧烈,引起高热,故此时清热止痉是其主要治疗方法。曲池为手阳明经合穴,可清阳明经之热,故为本方之主穴。合谷为手阳明经原穴,即可调动阳明经抗邪,又能补充原气外出以抗邪,故可增强曲池抗邪能力。复溜为足少阴肾经上的经穴,肾气较足,有滋水涵木,息风止痉的作用,能有效地协助曲池祛邪退热。人中开窍醒神,故在高热昏迷时,可首先针刺人中,急则治其标,若无神志昏迷,本穴可以不用。

伤寒发热传里,或温病逆传心包都可以引起心神不宁,甚至神志昏迷。发病之初,在表尚有寒邪未曾化热,故可使用合谷、复溜以灸法之泻法治之,以在清热之中助祛寒之力。

【加减】若寒邪较重,可以加大椎,刺入骨缝中 3 分左右,用泻法。若热邪较重,可加用十二井刺热放血。若神志昏迷较重,可加用十宣放血,泻热醒神。若有肌肉强直,甚至角弓反张,可加用大杼,直刺 5 分左右,用泻法;悬钟,稍斜刺 5 分左右,用平补平泻法;筋缩,直刺 5 分左右,用泻法,用以解痉。若因寒而致,可以使用灸法,严重者可以使用多壮灸,直接在穴位上施灸,但仍要注意避免烧伤。

【文献】《针灸大成》:"伤寒发痉,不省人事,曲池、合谷、人中、复溜。"

《针灸资生经》:"京骨、大杼,治颈项强,不可俯仰。魄户、肩井,治颈项不得顾。天牖、后溪,治项强不得顾。完骨、颔厌,治颈项痛。本神,治颈项强痛。"

《针灸大全》:"颈项强痛,不能回顾:承浆一穴,风池二穴,风府一穴。"

《针灸逢源》:"风痉(强直也)身反折(反张向后,此风症在膀胱经也),先取足太阳及腘中(京骨及委中)及血络出血(又刺浮浅之络,皆出其血)。中有寒,取三里(若中气有寒,当取足阳明之三里温补胃气而风寒可除也)。"

四、其他类

伤寒余热不退方(《针灸聚英》)

【组成】 曲池　合谷　足三里

【用法】 曲池直刺 8 分 ~1.2 寸;或针上加灸,用泻法。合谷直刺 8 分 ~1

寸左右,用泻法,或温和灸 15 分钟左右。足三里直刺 1.2 寸左右;或针上加灸,用补法。以上穴位留针均为 30 分钟左右。

【功用】扶正祛邪,行气退热。

【主治】本方主要治疗伤寒病基本解除,但余热未退之证。尤其以早上或下午有轻度发热,疲倦,饮食不佳,舌橘红,苔薄黄或黄白相间,脉数细。

【方解】余热之证,可在外感后期,主要症状基本解除,但正气已虚,而外邪不能被完全祛除,症状表现可因实火也可因虚火,总因气虚在内,故当正气得到补充或相对旺盛之时,则发热较为明显。治疗一是要通过行气而达到散热的目的;二是要养益脾胃之气,扶正以祛邪。曲池为手阳明经合穴,能与腑气相通,行气清热能力较强,还有调动阳明气机的作用,故为该方之主穴。合谷为手阳明经原穴,有补充该经原气的能力,原、合相配,使曲池行气清热而不伤正气,故为本方之主要配穴。足三里为足阳明经合穴,补气能力较强,穴在小腿部,还可引热下行,利于降阴火,与曲池相配,为同名经相配,使本方既可充实气机,又可通行气机;既可泻阳火,也可敛阴火。故有扶正祛邪,行气退热的作用。

【加减】若早上发热明显,加百会,向后斜刺 3～5 分,用补法。下午发热明显,加气海,直刺 5～8 分,用补法;或用温和灸 20 分钟左右。若晚上发热,加肾俞,直刺 5～8 分,用补法。若气虚较甚,可根据情况加脏腑的背俞穴。若病程较长,可选用肾经穴位。肺俞向脊椎方向斜刺 5 分左右,用泻法;胃俞向脊椎方向斜刺 5～8 分左右,用补法。复溜直刺 5～8 分,用补法。若有头昏,加风池,略斜刺 5～8 分,注意针刺方向,用平补平泻法。轻微咳喘,加中府,向外斜刺 5 分左右,注意不要伤及肺脏,用泻法。若热象较重,可加太冲,直刺 5 分左右,用泻法。以上穴位留针均为 30 分钟左右。

【文献】《针灸聚英》:"余热不尽先曲池,次及三里与合谷,二穴治之余热除。""汗后多余热,宜针手曲池。"

《针灸甲乙经》:"伤寒邪热不尽,曲池主之。"

《针灸大成》:"伤寒热退后余热,风门、合谷、行间、绝骨。"

《针灸集成》:"余热未尽:曲池、合谷、太冲、下三里、内庭。"

大椎截疟方(《疟疾专辑》)

【组成】大椎　间使

【用法】于疟疾发作前 2 小时进行针刺,针刺用泻法,每 5～10 分钟行针 1 次,留针至上次疟疾发作时间,如不再发则可出针。先针大椎,针尖进入骨缝中约 3 分,也可在针体上加灸约 10 分钟,注意不要烫伤皮肤。间使直刺 5～8 分,针刺较深,可向支沟进行透刺。以上穴位留针均为 30 分钟以上,直至疟疾发作以前。

【功用】通阳截疟。

【主治】本方主要治疗疟疾,或如疟样外感表证。发作有时,寒热往来交争,寒则覆被不暖,热则高热昏沉,肢体酸痛,甚至寒战鼓颌,头痛如劈。终则通身汗出,热退身凉,发作间隙如无病之状。

【方解】疟疾为风邪侵犯所致,每每由风府部位而入,沿督脉而下,故大椎首当其冲;大椎又是督脉与手足三阳之会,对阳气的调理起着关键作用。因此,大椎可通阳祛风,行气截疟。间使为手厥阴经经穴,化痰能力较强,疟疾还因痰阻,故以间使配用大椎,以加强大椎截疟能力。间使又是十三鬼穴之一,疟疾发作有时,又来去无踪,有如鬼神差使,故在疟疾中常常使用。

西医所说疟疾,为经疟蚊叮咬或输入带疟原虫者的血液而感染疟原虫所引起的虫媒传染病。临床以周期性寒战、发热、头痛、出汗和贫血、脾肿大为特征。儿童发病率高,大都于夏秋季节流行。不同的疟原虫分别引起间日疟、三日疟、恶性疟及卵圆疟。

中医所说疟疾除包括西医所说疟疾之外,还包括无疟原虫而致寒热往来,症状较重的一类疾病。可因外感而致,也可因内因不调而发。只要寒热症状表现为半表半里,久而不去,痰湿交结,阳气阻滞,均可以使用本方。

【加减】寒热症状较重时,可加陶道、至阳,直刺5分左右,用泻法。颈项强硬,加后溪,直刺3~5分,用泻法。胸闷异常,加内关,直刺5~8分,用泻法。久疟气虚,加合谷,直刺8分左右,用补法;足三里,直刺1.2寸左右,用补法。久疟有疟母者,可加章门、脾俞,各温和灸15分钟左右;或艾炷灸5~7壮。以上穴位留针均为30分钟以上,直至疟疾发作前。

【文献】《疟疾专辑》:"必用穴:大椎、间使。备用穴:后溪、合谷、内关、三里、章门。"

《类经图翼》:"疟疾:大椎、三椎、谚譆、章门、间使、后溪、环跳、承山、飞扬、昆仑、太溪、公孙、至阴、合谷。久疟不愈,黄瘦无力者,灸脾俞七壮即止。"

《针灸聚英》:"针合谷、曲池、公孙,灸不拘男女,于大椎中第一节处,先针后灸三七壮,立效。或灸第三节亦可。"

《针灸大成》:"疟,先寒后热:绝骨、百会、膏肓、合谷。疟,先热后寒:曲池、绝骨、膏肓、百劳。热多寒少:后溪、间使、百劳、曲池。寒多热少:后溪、百劳、曲池。"

《实用针灸学》:"疟疾,大椎、间使、后溪、至阳,于疟疾发作两小时内针刺。或从大椎穴往下,每日针一椎节,针到至阳为止。久病反复发作者,至阳穴可浅刺出血,或在背部脊椎找敏感点,针刺或用皮内针埋针。"

小 结

解表类方主要治疗外邪犯表所引起的病证。根据处方的特点,又可分为解表实类、解表虚类、解痉类和其他类。

解表实类处方,一般解表能力强,除了选用祛风寒能力较强的穴位外,还多配用开、通能力强的穴位。其中伤寒无汗方以疏通太、少二经气机为主,并配用井穴以开经气,所以加强了祛邪外出力量,具有发汗解表之功,主治表实证(恶寒发热,头身疼痛,无汗)。鱼际通汗方以宣通肺气为主,故选用手太阴经穴行气宣肺以达到外去表邪、内清肺热之功,主治肺系症状为重的外感病证。解表清热方以通达督脉阳气而壮表阳,配用开泄的穴位以清肺热,故可治疗表实里热的病证。灸寒热方通督脉之力强,且配用三阳经穴,所以具有解表能力,同时加用大陵、关元壮里气兼清热,用百会升提而祛风,故本方可治一切外感表实证,临证时可以根据病情加减变化。

解表虚类处方,以调理表气为主,通过通达调和表气而解除表邪。二风方以祛风为主,临证可配用桂枝汤,可见立方之意在于解肌的基础上以祛邪,所以主治表气较虚、表邪不甚的病证。风水方以疏通少阳经气为主而祛风散水,故治风湿犯表、头面水肿为主的表证。

解痉类处方,以解除项背强痛为主。其中项强方主要治疗寒滞头项部而引起的颈项活动不利的病证。伤寒发痉方则治疗表邪入里、热极生风而致的项背强直,故此方除祛邪之外,还多配合开窍通关之穴。

其他类处方中,伤寒余热不退方扶正祛邪,清除余热,主治伤寒后期余热不退以及各种原因引起的低热。大椎截疟方主治疟疾,有通阳化痰湿的作用。

表证发病较急,变化较快,所以针刺或灸疗多以泻邪为主。若变症叠生,病情危急,则应配用多种方法,开展综合治疗。

解表类针灸处方歌诀

一、解表实类

1. 伤寒无汗方

伤寒无汗风池攻,商阳液门与关冲,项强更加天柱穴,发汗解表此方宗。

2. 鱼际通汗方

鱼际通汗用经渠,通里三间与三里,宣肺解表多良效,寒多加灸功最奇。

3. 解表清热方

解表清热用大椎,风池陶道身柱随,更用合谷与少商,表实里热此方推。

4. 灸寒热方

感冒寒热大椎灸,百会长强天突有,肩髃承山昆仑配,阳辅侠溪大陵走,气冲冲阳与京门,关元三里病能收。

二、解表虚类

1. 二风方

发热有汗名中风,风池风府二穴攻。

2. 风水方

风水方中上星用,谚语风池天牖逢,临证之时需加减,祛风利水此方通。

三、解痉类

1. 项强方

项强难转用承浆,风府后溪二穴藏,针后按摩加热敷,落枕立即转安康。

2. 伤寒发痉方

伤寒发痉用人中,曲池合谷复溜攻,若加十宣与大椎,清热开窍建奇功。

四、其他类

1. 伤寒余热不退方

余热不退曲池先,合谷三里二穴添,扶正祛邪有深意,诸般发热此方痊。

2. 大椎截疟方

疟疾寒热最可畏,大椎间使二穴配,或加后溪与至阳,发作之前用针对。

复 习 题

1. 试比较伤寒无汗方、鱼际通汗方、解表清热方三方主治病证的异同。

2. 试述伤寒余热不退方的组方原则和加减方法。

3. 试述大椎截疟方的针刺手法和注意事项。

第七章　清热泻火类方

凡是以具有行气、散气、补气、调气、养阴、保液功效的腧穴为主组成,具有行气清热、泻火解毒等作用的处方,统归为清热泻火类处方。

热与火,一般有热极似火、热多游散、火性上炎等表现。实际上只是程度的不同,其性质则一,均为阳邪。此处所说的火与热多属里热证,至于外感风热所致的表热证已在解表类方中述及,不再在本章论述。若外感风、寒、湿、热诸邪而入里化热者,则在此章讨论。根据《素问·至真要大论》"热者寒之"的治疗原则,此类处方对热与火所致的里热证及表里俱热者均可适用。由于里热证有在经络、在脏腑等不同,故治疗里热证的处方又分为清脏腑热、清四肢热、清经络热、清周身热,清虚热及清热凉血解毒等不同。

清热泻火类处方的应用原则,一般是在表证已解、里热亢盛,或表证未尽、里热已盛的情况下应用。表已解,里热盛,只宜清热;若表邪未解,里热亢盛,则应表里双解;热在脏腑,宜清泻脏腑之热;热在经络,宜通经泻热。总之,应根据病邪所在部位之轻重,选用不同的腧穴,施以不同的针灸手法。

应用清热泻火类处方的注意事项:一是分辨热证的虚实,二是注意热邪究竟集中于人体的哪些部位;三是注意掌握不同的刺灸方法,根据病证的虚实及病变部位來选用。

一、清脏腑热类

泻胃热方(《素问·水热穴论》)

【组成】　气街　三里　上巨虚　下巨虚

【用法】　气街直刺 3～5 分,用泻法,注意避开血管。足三里相对较深,可刺入地部,约 1.2 寸,针刺用平补平泻。上、下巨虚直刺 8 分左右,用泻法。以上穴位留针均为 30 分钟左右。

【功用】　清胃泻热。

【主治】　本方主要治疗胃中热痛。症见胃中烧灼感,食前为甚,有局部压痛,饮食不化,呕逆、嗳腐,牙龈肿痛,牙痛,甚至烂舌,口臭,舌红苔黄腻,脉滑数。

【方解】　本病主要为阳明气机阻滞,久而化热而致。治疗一是要行气散热,使气散而热消;二是要降气,阳明之气以降为顺,降气有助于散气去热。方中气街即气冲穴,是足阳明胃经气机上升会聚之处,具有行散气机而能起到泻热的作用,故为本方之主穴。足三里为足阳明胃经之合穴,也是下合穴,调理气机能力较强,如其虚弱之时,补足三里以补脾胃之气;胃气壅滞而成热象之时,又可以平补平泻以散气清热,穴在气街之下,还可以引热下行,故与气街配合,有助于降气清热。上巨虚和下巨虚为大、小肠腑的下合穴,胃为六腑之长,统领大、小肠,故胃热之时,泻大、小肠之下合穴,能使胃热消散。

因足阳明经为多气多血之经,容易产生热象,胃以通降为顺,故泻热之时,多引热下行,故多与下肢穴位配合。

【加减】腹胀食不化,加太白,直刺5分左右,用补法;章门,直刺5分左右,注意不要伤及内脏,用补法。呕逆频频,加内关,直刺5～8分,用平补平泻法;公孙,直刺5～8分,用补法。胃中停食,加璇玑,向下斜刺5分左右,用平补平泻法。若胃热较重,加内庭,直刺5分左右,用泻法,以加强本方降气泻热的能力。热象过重,宜泻肝胆之气,加用阳陵泉,直刺沿腓骨前缘,在骨膜上轻轻敲击数下,然后针尖向前刺入8分～1.2寸,用泻法;太冲直刺5分左右,用泻法。以上穴位留针均为30分钟左右。

【文献】《素问·水热穴论》:"气街、三里、巨虚上下廉,此八者,以泻胃中之热也。"

《灵枢·五邪》:"邪在脾胃,则病肌肉痛;阳气有余,阴气不足,则热中善饥;阳气不足,阴气有余,则寒中肠鸣腹痛;阴阳俱有余,若俱不足,则有寒有热,皆调于三里。"

《灵枢·邪气脏腑病形》:"胃病者,腹膜胀,胃脘当心而痛,上支两胁,膈咽不通,食饮不下,取之三里也。"、

《针灸甲乙经》:"热病先头重额痛,烦闷,热争则腰痛不可俯仰,腹胀食不化,饥不欲食,先取三里,后取太白、章门。"

《备急千金要方》:"气冲主腹中满热,淋闭不得尿。"

《天星秘诀》:"若是胃中停宿食,后寻三里起璇玑。"

《杂病穴法歌》:"泄泻肚腹诸般疾,三里内庭功无比。"

清胸热方(《素问·水热穴论》)

【组成】大杼　膺俞　缺盆　背俞

【用法】背俞这里指肺俞,先直刺3～5分左右,注意不要伤及肺脏,用泻法,然后提针转向脊椎方向斜刺5～8分,用泻法;膺俞这里指中府,向外斜刺5分左右,用泻法,以上二穴不可深刺,以免刺入胸膜内。缺盆用梅花针扣刺,扣刺范围可以在整个缺盆区,若热象较重,也可用三棱针点刺出血。大杼直刺5

分左右,如壮肾精时,可用补法;如解表为主时,则用泻法;还可以视情况使用苍龟探穴法。以上穴位留针均为 15 ~ 30 分钟。

【功用】清肺泻热。

【主治】本方主要治疗肺热咳嗽证。症见高热,咳嗽气急,痰多,严重者呈铁锈色;胸痛胸闷,咽喉肿痛,严重者可能化脓而出现脓点;心烦口渴,甚者痰黄带血,舌红苔黄腻,脉洪数。

【方解】本病病机主要为胸肺积热,多由外感引起,患者素体较壮。若此时外感尚在,仍有发热恶寒,则以大杼为主穴,用泻法以解表邪,配缺盆调动阳明之气以助大杼抗邪,以肺俞配合中府,前后俞募配伍,以调动肺气,宣散肺气,清除里热,以助大杼祛邪外出。

若外邪已入里,则以肺俞为主穴,用泻法以清肺热,与中府俞募相配,鼓舞肺气抗邪,配足阳明经之缺盆,行散气机,散热祛邪,再用大杼以壮肾精,壮里以加强祛邪能力。

若病情很重,最好配合其他医疗手段一同救治。

【加减】发热重,加少商或商阳,可点刺出血。咳嗽重,加列缺,向上斜刺 5 分左右,用泻法。痰多,加支沟,直刺 5 ~ 8 分,用泻法。痰黄,加鱼际,可点刺出血。胸闷胸痛,加膻中,向下斜刺 5 ~ 8 分,用平补平泻。痰中带血,加孔最,直刺 5 分左右,用泻法。以上穴位留针均为 30 分钟左右。

【处方比较】

	解表清热方	清胸热方
病邪所在位置	邪在表,表邪较重	邪在肺,表邪较轻
证候表现	表实热证,病情较重,属火	里实热证,病情较轻,属热
正气表现	正气虚,以气滞为主,无伏邪	正气不虚,以气遏为主,多有伏邪

【文献】《素问·水热穴论》:"大杼、膺俞、缺盆、背俞,此八者,以泻胸中之热也。"

《类经图翼》:"(缺盆)主泻胸中之热,与大杼、中府、风府同。"

《针灸资生经》:"阴陵泉、隐白,主胸中热。""期门、缺盆,主胸中热。"

《针灸大成》:"邪客于手阳明之络,令人气满胸中,喘息而支,胸中热,刺手大指次指爪甲上,去端如韭叶,各一,左取右,右取左,如食顷已(商阳,一云次指内侧)。"

清上焦方(《备急千金要方》)

【组成】列缺　曲池

【用法】列缺沿桡骨向上斜刺5分左右,并在骨膜上轻轻摩擦数次,以加强刺激感,然后使用泻法后留针。曲池直刺8分~1寸,用泻法;也可以使用雀啄灸15分钟左右。二穴留针均为15~30分钟。

【功用】泻心火,宣肺热,清上焦。

【主治】本方主要针对外感发热而引起的上焦及心肺热邪停留。发热心烦,心胸憋闷,肌肉不自主紧张、抽搐。口干唇裂、烂舌,尤其是舌尖部出现轻微肿胀,明显红色。热证开始减退之时,可见咽喉糜烂,精神萎靡,疲倦昏睡,大便不通,舌红苔厚腻,脉洪数。若不因外感而致,则主要表现为心烦意乱,呼吸不畅,咽喉梗塞,舌尖红肿,大便干燥,睡寐不安,舌红苔薄,脉细数,也可以以此方化裁后进行治疗。

【方解】本病主要为外邪入里化热,或温邪直入心肺,导致热邪停留,上焦之气抗邪,邪正纷争而出现的上焦热证。因此,取手太阴肺经的络穴列缺,行肺经之气,散肺经之热,并与手阳明经接通,以引火下行,从而泻心火,清上焦。配以手阳明经合穴曲池,以贯通上下,清火泻热。曲池又是泻外热的主要专治穴,所以二穴配合能起到清理上焦、散气祛邪的效果。

【加减】若心火较重,可加心俞,向脊椎方向斜刺5分左右,用泻法;巨阙,直刺或略向下斜刺5~8分,用泻法。若肺火较重,可加肺俞,向脊椎方向斜刺5分左右,用平补平泻法;少商,可点刺出血。若上焦热象较重,除加上述穴位之外,还可加支沟透间使,均用泻法。以上穴位留针均为15~30分钟左右。

【文献】《备急千金要方》:"列缺、曲池主热病心烦,心闷,先手臂身热,瘛疭,唇口聚,鼻张目下,汗出如珠。"

《普济方》:"治热病烦心:足寒清,多汗,先取然谷,后取太溪,大指间动脉皆先补之。"

《针灸聚英》:"火主肿胀,故热客上焦而咽嗌肿胀也……砭刺出血,则病已。尝治一妇人,木舌胀,其舌满口,令以针锐而小者砭之五七度,三日方平,计所出血几盈斗……上是火热喉痹,急用吹药点,刺少商、合谷、丰隆、涌泉、关冲等穴。"

《玉龙歌》:"三焦热气壅上焦,口苦舌干岂易调;针刺关冲出毒血,口生津液病俱消。"

《针灸大成》:"火主肿胀,故热客上焦而咽嗌肿胀也……喉痹急用吹药,宜少商、合谷、丰隆、涌泉、关冲。"

泻心方(《针灸集成》)

【组成】间使　神门　鱼际

【用法】间使直刺5分左右,可向支沟方向深刺,用泻法。神门直刺3分左右,补法或轻刺留针。鱼际直刺 3 分左右,用泻法;若热象较重可点刺出血。以上穴位针刺留针均为 30 分钟左右。

【功用】　清心泻热。

【主治】　本方主治脏腑有热,痰湿阻滞,神志不清等病证。有心烦意乱,两胁闷胀,睡眠不安,小便黄赤,大便秘结,舌尖红或肿,甚至烂口,脉弦数。有时相火妄动,虚火上炎,则夜梦纷纭,甚至遗精,手心发热,甚至五心烦热,口咽干涩,舌红瘦,脉细数。

【方解】　由于心之功能失调主要表现为神志、火热、痰湿三类,故治疗时主要针对这三者进行。但大多数情况下,三者兼有。本方用间使化痰,神门安神,鱼际清热。故使用本方时,根据辨证结果,若以痰湿为主者,见痰多怪症,如心胸烦闷、神志蒙昧,则以间使为主穴;间使为十三鬼穴之一,使用恰当,多能有奇效。若以神志恍惚、睡眠不安为主,则以神门为主穴,安神定志。若以火热之象为主,则以鱼际为主穴,或可选用少府穴,但少府穴针刺容易刺中动脉,故使用较难。鱼际浅刺出血较易,可泻肺热,而清上焦之热,范围较宽,从而达到清泻心热和心胸之热。

以上三穴的君臣佐使关系依据病情而定,针刺效果更佳。

一般主穴,在治疗时是首先针刺的,也就是第一针针刺的穴位,使患者的第一感觉在该处,全身气机首先集于该处,然后再依次针主要配穴和次要配穴。

【加减】　若受综合因素影响而致心火偏亢,则可加曲泽,直刺 5~8 分,用泻法,以直接清泻心火,调理气机,针刺时注意避免伤及血管,除特殊情况外,一般不用放血疗法。心气不畅,可加心俞,向脊椎方向斜刺 5 分左右,用平补平泻法。心气虚弱,可加绝骨,向腓骨前缘略斜刺 5~8 分,用补法。心血阻滞,可加通里,直刺 3 分左右,用平补平泻法。若病情较重,可刺极泉,慢慢向里进针,轻轻点刺,使针感放散至心胸附近,注意不要刺中动脉。心血虚,可加脾俞,直刺 5 分左右,然后向脊椎斜刺 5~8 分,用补法;或温和灸 15 分钟左右。以上穴位留针均为 30 分钟左右。

【文献】　《针灸集成》:"烦心:间使、神门、鱼际。"

《针灸甲乙经》:"心热病者,先不乐,数日乃热,热争则心烦闷善呕,头痛面赤,无汗。壬癸甚,丙丁大汗,气逆则壬癸死。刺手少阴、太阳。"

《杂病歌》:"烦渴心热与曲泽,心烦怔忡鱼际穴。"

《针灸聚英》:"假令得浮洪脉,病患烦心,心痛,掌中热而哕,脐上有动气,此心病也。若心下满刺少冲(井),身热刺少府(荥),体重节痛刺神门(俞),喘嗽寒热刺灵道(经),逆气而泄刺少海(合)。"

《针灸逢源》:"心经病也,故当用针以刺五十九穴之脉分……如刺此而不得效则当求之于水,水旺足以制火,而心热自退矣。"

消渴嗜饮方(《备急千金要方》)

【组成】 承浆 意舍 关冲 然谷

【用法】 承浆直刺2分左右,用平补平泻法。意舍向外斜刺5分左右,用泻法。然谷直刺3分左右,用补法。关冲斜刺1分左右,刺入即留针,一般不使用手法;或用放血疗法。以上穴位留针均为30分钟左右。

【功用】 清热养阴。

【主治】 消渴。

【方解】 消渴以多饮、多食、多尿为主症。消渴发病有三:一是饮食不节致脾胃运化失职,积热内蕴,化燥耗津,发为消渴;二是情志失调,气机郁结,进而化火,消烁肺胃阴液,亦可产生消渴;三是素体阴虚,劳欲过度,损耗阴精,导致阴虚火旺,上蒸肺胃成为消渴。本病虽有上消属肺、中消属胃、下消属肾之分,但其基本病机都是阴虚燥热。阴虚为本,燥热为标。两者往往互为因果,燥热甚则阴愈虚,阴愈虚则燥热愈甚。迁延日久,还可造成气阴两伤、阴阳俱虚。故选用承浆立足于任脉,并督脉,养阴生津,以此打通小周天,达到阴阳互济、协调阴阳的目的。若热象为主时,可用甘温除大热的方法,配用意舍健脾以助承浆除阴火;若阴虚为主时,可益水之源,以制阳光,配肾经的然谷以助承浆养阴。最后选用少阳经之井穴关冲,引热下行,还可直接泻热,另一方面因三焦为水道,故也可以打通水道,调节水液代谢,所以四穴配合,能够发挥有效的清热养阴能力,使消渴病得到最恰当的治疗。

西医所说的糖尿病、尿崩症可运用本方随症加减,进行治疗。

【加减】 上消为主,加太渊,直刺2分左右,注意避开动脉;肺俞,向脊椎方向斜刺3~5分,注意不要伤及肺脏,用补法;鱼际,直刺2分左右,用泻法。中消为主,加脾俞、胃俞,向脊椎方向斜刺3~5分,用补法;中庭,斜刺向下3~5分,用泻法。下消为主,加肾俞、复溜,均直刺5分左右,用补法;太冲,直刺5分左右,用泻法;症状较重者,加太溪,直刺5分左右,用补法。尿多腰痛,加食窦斜刺3分左右、命门刺入骨缝中2分左右、关元直刺5分左右,均用补法;或用温和灸法。以上穴位中的背俞可使用灸法,胸背部的穴位灸疗时间一般在10分钟以内即可。上消较重,还可加水沟,直刺2分左右,刺入即留针,一般不使用手法;劳宫浅刺放血。中消较重者,还可加胃俞,向脊椎方向斜刺5分左右、中脘直刺5分左右,用平补平泻法;照海、复溜均直刺5分左右,用补法。下消较重,还可加肾俞,直刺5分左右,用补法;关元,直刺5分左右,用针加灸。以上穴位留针均为30分钟左右。

【文献】 《备急千金要方》:"承浆、意舍、关冲、然谷,主消渴嗜饮。"

《针灸资生经》:"商丘,主烦中渴。意舍,主消渴,身热面目黄。承浆、意舍、关冲、然谷,主消渴嗜饮。隐白,主饮渴。劳宫,主苦渴食不下。曲池,主寒热渴。行间、太冲,主嗌干善渴。意舍、中膂俞,治肾虚消渴,汗不出,腰脊不得俯仰,腹胀胁痛。兑端,治小便黄,舌干消渴。然谷,治舌纵烦满消渴。水沟,治消渴饮水无度。阳纲,疗消渴。"

《针灸大全》:"消渴:列缺、脾俞、中脘、照海、三里、关冲。"

《玉龙歌》:"三焦热气壅上焦,口苦舌干岂易调;针刺关冲出毒血,口生津液病俱消。"

《神灸经纶》:"消渴:承浆、太溪、支正、阳池、照海、肾俞、小肠俞,手足小指穴,即手足小指尖头。"

《中国针灸》1983 年第 1 期发表谌剑飞《针刺治疗糖尿病的初步观察》:"主穴:脾俞、膈俞、足三里。多饮烦渴口干,加意舍、肺俞、承浆;多饮易饥便结,加胃俞、丰隆;多尿腰痛,耳鸣心烦,潮热盗汗,加肾俞、关元、复溜;神倦乏力,少气懒言,腹泻头胀,肢体困重,加脾俞、三阴交、阳陵泉。"

泻白方(《神灸经纶》)

【组成】肺俞　列缺　百劳　中脘

【用法】肺俞向脊椎方向斜刺 5 分左右,用补法。百劳向外斜刺 5 分左右,用泻法。列缺向上斜刺 5 分左右,用平补平泻法。中脘直刺 5~8 分,用补法;或针上加灸 20 分钟。以上穴位留针均为 30 分钟左右。

【功用】清热理肺。

【主治】本方主要治疗肺热咳嗽。症见咳嗽频频,咳血或咯血,发热以午后为甚,胸刺痛或闷痛,疲乏消瘦,舌橘红,苔薄黄,脉细数或涩。

【方解】本病肺中有热,可与外感有关。外感袭表,邪从口鼻而入,久而化热,致肺失宣肃。肺主气,气机壅遏,化生为热,故调理肺气极为重要。用肺俞从阳引阴,协调阴阳,运行肺气,是为本方主穴。列缺为手太阴络穴,通阴阳,解表邪,配合肺俞调气而清热止咳。百劳既能清实热,又能清虚热,退骨蒸,故无论新病、久病所致肺热,均能有效加强肺俞清热能力。中脘为八会穴中的腑会,又是胃之募穴,能通腑气,又能行气,既能解阳明经热,又能加强人体抗邪能力,从而达到从里透外、扶正祛邪的目的。四穴合用,发挥清热理肺的作用,有效治疗因肺热而引起的诸多疾病。

久咳肺热成慢性病者,也可参照此方运用。

【加减】发热较重,加曲池,直刺 8 分左右,用泻法。咳血,加孔最,直刺 3~5 分,用泻法。咳嗽较重,加中府,向外斜刺 5 分左右,用泻法。痰多,加支沟,直刺 5 分左右,用泻法。痰少而稠,加照海,直刺 3 分左右,用平补平泻法。

胸闷,加膻中,向上斜刺 5 分左右,用平补平泻法。便血,加胃俞,向脊椎方向斜刺 3 分左右,用泻法;冲阳,斜刺 2 分左右,用泻法。疲乏消瘦,加中脘,直刺 5 ~ 8 分;大包,斜刺 3 分左右,均用补法。以上穴位留针均为 30 分钟左右。

【文献】《神灸经纶》:"咳嗽红痰,列缺、百劳、肺俞、中脘。"

《针灸资生经》:"初发咳嗽,渐吐脓血,肌瘦面黄,减食少力。令身正直,用草子(注:细草绳),男左女右,自脚中指尖量过脚心下,向上至曲䐐(注:膝关节后纹)大纹处截断。却将此草自鼻尖量,从头正中(须分开头心发贴肉量)至脊,以草尽处用墨点记。别用草一条,令病患自然合口量阔狭截断,却将此草于墨点上平折两头尽处量穴。灸时随年多灸一壮(如年三十,灸三十一)。累效。"

《针灸神书》:"红痰咳嗽病传深,提补百劳灸共针,肺俞提从按刮弹,补从列缺艾加临,仍将三里取气下,脾俞补来提用心,中脘盘盘膏肓灸,四花提补妙中寻。"

泻赤方(《审视瑶函》)

【组成】睛明　合谷　三里　太阳

【用法】睛明针刺用浅刺法,一般不要超过 3 分,并要注意避开血管。太阳浅刺,在热象较重之时用点刺放血法,一般出 1 ~ 2 滴血即可。合谷直刺 5 ~ 8 分,用泻法。足三里直刺 8 分 ~ 1.2 寸,用平补平泻法。以上穴位留针均为 30 分钟左右。

【功用】疏风泄热。

【主治】目睛红赤,畏光流泪。

【方解】目睛红赤为外邪侵犯或外物刺激所致,此时多为实火,目睛疼痛较为明显,主要表现为眼目干涩,甚至有头额疼痛。偶尔也有因熬夜、疲倦、用睛过度出现红赤,此时多为虚火,主要表现为身体疲倦,白睛血丝充盈。二者均有睁眼困难、流泪。睛明为足太阳经首穴,既疏通气机,解散表邪,又能行气散热,平熄内热,故为本方之主穴。太阳为奇穴,专治太阳气机阻滞,行气散热能力较强,其中点刺放血之法,还有较强泻热能力,故能加强睛明的行气泻热作用,是为方中主要配穴。三里穴,既可使用手三里,也可使用足三里,若属于急性发作,目睛红赤,气机阻滞,头目疼痛,多配用手三里;若属于慢性表现,有气虚或虚火,则可配用足三里,调理气机,仿甘温除大热,以平熄内火。足三里位置在下,故还能导热下行。

【加减】目睛红赤甚者,加关冲、耳尖,可点刺放血。头痛,加头维,向后斜刺 5 分左右,用泻法;风池,略斜刺 8 分左右,注意针刺方向,用泻法。以上穴位留针均为 30 分钟左右。

【文献】《审视瑶函》:"暴赤肿痛眼,宜先刺合谷、三里、太阳、睛明;不效,后再刺攒竹、太阳、丝竹空。"

《针灸大成》:"玉龙歌(杨氏注解):两睛红肿痛难熬,怕日羞明心自焦,只刺睛明鱼尾穴,太阳出血自然消。(睛明针五分,后略向鼻中,鱼尾针透鱼腰,即童子髎,俱禁灸。如虚肿不宜去血。)眼痛忽然血贯睛,羞明更涩最难睁,须得太阳针血出,不用金刀疾自平。心血炎上两眼红,迎香穴内刺为通,若将毒血搐出后,目内清凉始见功。(内迎香二穴,在鼻孔中,用芦叶或竹叶,搐入鼻内,出血为妙,不愈再针合谷。)"

《通玄指要赋》:"眼痛则合谷以推之。"

《针灸神书》:"忽然眼痛血贯睛,提刮加弹真穴难,搓得太阳出毒血,不取气上即自安。"

泻黄方(《神灸经纶》)

【组成】至阳　公孙　脾俞　胃俞

【用法】至阳直刺5分左右,用泻法。公孙直刺5分左右,用补法。脾俞、胃俞均向脊椎方向斜刺5~8分,注意避免伤及内脏,用平补平泻法。以上穴位留针均为30分钟左右。

【功用】清利湿热退黄。

【主治】黄疸,湿热聚于中焦之症。

【方解】急性发黄多与湿热蕴蒸有关。湿气阻滞,造成气机瘀阻,久而化热,终成湿热。急性湿热交蒸,多出现阳黄;慢性湿热蕴遏,则多出现阴黄。所以清利湿热和调理气机是治疗湿热蕴蒸的两大主要方法。本方以至阳为主穴,至阳属足太阳膀胱经,具有行气散热之力,又居上中二焦之间,调理上中二焦能力较强,能清利湿热,为治黄疸之要穴。脾俞、胃俞调理脾胃,二者合用,具有协调升降、纳化、燥湿的作用,故对培补气机、清热利湿有较好的协助作用,能有效地帮助主穴发挥功能。公孙为足太阴经之络穴,调理脾胃之气。故四穴合用,能达到清热利湿退黄的作用。

【加减】热象偏重,加冲阳,向上斜刺3分左右,用平补平泻法;行间,直刺5分左右,用泻法。湿象偏重,加太白,直刺3分左右,用平补平泻法;水分,直刺5~8分,用平补平泻法。若有寒象,可加三阴交,直刺5~8分,用补法,多使用灸法。饮食不佳,加中脘,直刺8分左右,用补法;足三里,直刺1寸左右,用补法。疲乏无力,加大包,沿肋骨上缘刺入5分左右,用补法;百会,向后斜刺5分左右,用补法。若湿邪甚时,公孙改丰隆,以行气化湿为主,用泻法。

【文献】《神灸经纶》:"黄疸:公孙、至阳、脾俞、胃俞。"

《针灸大全》:"黄疸四肢俱肿,汗出染衣,取公孙、至阳、百劳、腕骨、中脘、三里。"

《玉龙歌》:"至阳亦治黄疸病,先补后泻效分明。"

《针灸大成》:"黄疸,遍身皮肤、面目、小便俱黄:脾俞、隐白、百劳、至阳、三里、腕骨;谷疸,食毕则心眩,心中拂郁,遍体发黄:胃俞、内庭、至阳、三里、腕骨、阴谷;酒疸,身目俱黄,心中痛,面发赤斑,小便赤黄:胆俞、至阳、委中、腕骨;女痨疸,身目俱黄,发热恶寒,小便不利:关元、肾俞、至阳、然谷。"

《针灸集成》:"酒胆,身目俱黄,心痛,面赤斑,小便不利,取公孙、胆俞、至阳、委中、腕骨、神门、小肠俞。"

《针灸逢源》:"脾胆口干病,取脾俞、阳陵泉。急黄,灸巨阙五七壮。"

发热有汗方（《灵枢·热病》）

【组成】　鱼际　太渊　大都　太白

【用法】　鱼际直刺3分左右,用泻法;病情较重时点刺放血,一般出血1～2滴即可。太渊斜刺3～5分,用平补平泻法,注意不要刺中动脉。大都直刺3分左右,用平补平泻法。太白直刺3～5分,用补法。以上穴位留针均为15～30分钟。

【功用】　泻热止汗。

【主治】　发热,或有恶风,汗出,口干或渴,咽喉红,或咳嗽,舌稍红苔薄黄,脉细数。

【方解】　发热有汗多因外感引起。若从皮毛而入,则多有化热入里的趋势,肺主皮毛,此时亦与肺气郁遏有关;若从口鼻而入,多为温热之邪犯肺。无论何种情况,都有肺气虚的表现,清理肺气、培补肺气是治疗重点。故选用手太阴经的荥穴鱼际,荥主身热,故可治肺热证,若热象甚,则可用点刺出血的方法直接泻热。配以手太阴经的原穴太渊,既可调理肺之气机,也可补肺气,故有助于鱼际泻肺热的能力。再配以足太阴经的荥穴大都、输(原)穴太白培土生金,以壮肺气,肺主皮毛功能得到恢复,以调气散热,强肺止汗。故肺中实火、虚火均可使用本方。

【加减】　汗出较多,伴肺气虚者,加合谷,直刺5～8分,用补法。表邪未尽,时有恶寒,加风池,略斜刺5～8分,注意针刺方向和角度,用泻法。发热较重,加曲池,直刺8分左右,用泻法。汗出较重者,加三阴交,直刺5～8分,用泻法。咳嗽较重,加中府、肺俞,均斜刺3～5分,用平补平泻法。胸闷气急,加天突,向下贴胸骨柄刺5分左右,注意进针要缓慢,不要太深,尤其不能刺中主动脉弓,刺后要注意观察该穴处的变化,进针一定深度即止,无需使用补泻手法。以上穴位留针均为15～30分钟。若汗出不止,可加气海,使用灸法15分钟。

【处方比较】

	鱼际通汗方	发热有汗方
邪正情况	以外邪引起为主	以正气虚弱为主
虚实情况	以实火为主,鱼际配经渠(经穴)行气散气	虚火、实火同时存在,鱼际配太渊(输穴、原穴)调气补气为主

【文献】《灵枢·热病》:"热病而汗且出,及脉顺可汗者,取之鱼际、太渊、大都、太白,泻之则热去,补之则汗出。汗出太甚,取内踝上横脉以止之。"

《针灸问对》:"故取阴而汗出甚者,止之于阳。取阳而汗出甚者,止之于阴。""伤寒温病,善摇头颜清,汗出不过肩,曲泽主之。"

《针灸资生经》:"胃管、鱼际,疗膈虚食饮呕,身热汗出,唾呕。"

《针灸大成》:"一掐心经,二掐劳宫,推上三关,发热出汗用之。"

二、清四肢热

泻四肢热方(《素问·水热穴论》)

【组成】　云门　髃骨　委中　髓空

【用法】　云门古称"举臂取之",即向上举手时,在肩胸锁骨之间出现一个明显凹陷处即穴,或降手臂向后展,肱骨头与锁骨之间的凹陷即穴。针刺时注意不要太深,尤其不要刺伤肺,针尖略向外刺入 3~5 分,刺入即可,一般不使用手法。髃骨这里指肩髃,一般刺入肩关节骨缝中约 5 分~1 寸,也可以使用合谷刺。委中直刺 5 分~1 寸,用泻法;若热象较重也可点刺出血,但出血量不宜太多。髓空指腰俞,刺入椎骨骨缝中 2~3 分即可,用补法;也可用温和灸 15 分钟左右。以上穴位留针均为 30 分钟左右。若将髓空理解为髓会(绝骨),那么以灸法为主,用泻法;或温和灸 30 分钟左右即可。

【功用】　通关过节,清理四肢。

【主治】　四肢发热,五心烦热,甚至骨蒸发热;肢体怠倦,关节活动受限,甚至肌肉萎缩;关节疼痛难忍,痉挛,畏冷,舌淡红,脉沉数。

【方解】　何谓四肢热?历来没有明确解释,从穴位组成看,应该指阴虚发热,或阴火发热。病机为肾虚有湿,相火妄动。所以本方选用关节所在的穴位,以通关过节,通行经络之气。云门既在肩关节附近,又归属于手太阴,是十二经循行的开始处,能充分发挥宗气的功用,以壮全身之气,故为本方之主穴。肩髃在肩关节处又归属于手阳明经,多气多血,既能助云门通关过节,又相承于手太阴经,使气血流通顺畅,故为主要配穴,对上肢之热有较好的清理作用。委中是足太阳膀胱经的合穴,也是膀胱腑的下合穴,能行膀胱之气,协调肾气,祛除湿邪,收纳阴火,对下肢之热有较好的清理作用;腰俞位于督脉上,居督脉之下端,既能强腰健肾,又通行督脉,使内热得以消散。此二穴都有清热去火的作用,故能助主穴行气清热。四穴均在关节上,故通关过节能力较强。若将髓空理解为髓会(绝骨),则在病程较长,病情较重,肾虚较明显的时候可以考虑使用。

若因外感发热而致的四肢热,多伴有全身发热和肺系症状,此时一般不使用本方,应另选它方。若需用,则应加解表清热的穴位,如大椎、风池、曲池等。

【加减】四肢热甚,加气海,温和灸30分钟左右;或隔物灸(隔附子或食盐或菟丝子等)21壮左右。上肢热为主,加大杼,直刺5分左右,用泻法;或温和灸或针上加灸15~20分钟。下肢热为主,加绝骨,略向前斜刺5~8分,用补法;或阳陵泉,沿腓骨前缘直刺8分~1.2寸,用平补平泻法;或温和灸15~30分钟。以上穴位留针均为30分钟左右。

【文献】《素问·水热穴论》:"云门、髃骨、委中、髓空,此八者,以泻四肢之热也。"

《类经图翼》:"云门……主治伤寒四肢热不已,咳逆短气,上冲心胸,胁肋烦满彻痛,喉痹瘿气,臂不得举。此穴主泻四肢之热,其治与肩髃、委中、腰俞大同……委中者,血也,凡热病汗不出,小便难,衄血不止,脊强反折,瘛疭癫疾,足热厥逆不得屈伸,取其经血立愈。"

《针灸大成》所说:"伤风,四肢烦热,头痛:经渠、曲池、合谷、委中。"

《针灸逢源》:"热胜者筋脉蜷缩,枯细不肿,四肢俱热,有时上冲。治以清火降热,其湿热分争,湿胜则憎寒,热胜则壮热,有兼头疼身痛状,类伤寒者,但初起于脚膝热肿或屈弱,不能动移为异耳。"

三、清热祛湿类

喉风痰热方(《针灸聚英》)

【组成】天突　合谷　涌泉　丰隆

【用法】天突沿胸骨柄向下斜刺3~5分,用泻法,注意针刺角度和深度。合谷直刺8分左右,用平补平泻法。丰隆直刺抵达腓骨后,轻轻敲击骨膜,然后略向上提针,再沿腓骨前缘刺入1寸左右,用泻法;或温和灸15分钟左右。涌泉针刺较痛,进针2~5分后即留针,一般不使用手法,或用温和灸10分钟左右。以上穴位留针均为30分钟左右。

【功用】行气,清热,化痰。

【主治】发热,咽喉肿痛,咳嗽喘息,痰黄,吞咽不利,或有失音,舌红苔黄厚腻,脉数滑。

【方解】外邪袭表入里或温邪入肺,均需经过咽喉部位,可见咽喉部位易遭温热之邪侵犯,咽喉部位又是阻挡外邪入侵之地,邪正交争之处,一旦化热,热象容易迅速增长、蔓延,所以及时和针对性的治疗至关重要。天突为肺之上口,是外邪从咽喉入肺的一处重要关卡,也是肺气宣散的一处重要出发地。因此,本方选用天突为主穴,宣散肺气以抗邪外出,解除表邪,清咽止咳。配用涌泉以开肾之井穴养阴清热,助天突清热之力,并以水克火,上下二穴配用,使气机升降得调。再佐以丰隆清热化痰,使痰去热退,助天突之止咳之力。合谷为手阳明经的原穴,清泄表里之热。所以本方对外邪刚刚入里之咽喉肿痛,咳嗽痰多有较好的效果。

【加减】咽喉肿痛,加天容,直刺5分左右,泻法。咽喉痰涎较多,可加翳风,直刺5~8分,泻法。发热较重,加商阳,刺1分,或点刺出血。烂舌,加大陵,刺入2分左右,入针即留针,一般不使用其他手法;严重者,加劳宫,刺入3分左右,入针即留针,不使用其他手法。一般留针30分钟左右。

【处方比较】解表清热方主外寒内热;清胸热方主热在肺部;泻白方主虚火加实火;本方多有肺气壅遏(肺气肿的表现),故类似中药方剂的白果定喘汤,有热象,但比较上述处方,热象较轻,咳喘较为明显。

【文献】《针灸聚英》:"喉痹,针合谷、涌泉、天突、丰隆。灸初起傍灸之,盖亦凿窍使外泄也。头肿,针曲池穴。"

《备急千金要方》:"涌泉、然谷,主喉痹。"

《针灸素难要旨》:"喉痹不能言,取足阳明;能言,取手阳明。厥气走喉而不能言,手足清,大便不利,取足少阴。嗌干,口中热如胶,取足少阴。喉痹舌卷,口中干,烦心心痛,臂内廉痛,不可及头,取手小指次指爪甲下,去端如韭叶。"

冲丰湿热方(《备急千金要方》)

【组成】冲阳　丰隆

【用法】冲阳向上(逆经)刺入3分左右,注意不要伤及动脉,刺入即留针,一般不使用手法。丰隆直刺8分左右,针尖点击腓骨数下,而后抽针向外出一点,使用泻法后留针。一般留针30分钟左右。

【功用】清热利湿。

【主治】湿温或暑温夹湿证,见有蕴蕴发热,无汗或汗出不爽,头身重痛,目矇神糊,胸闷气短,时有恶心,兀兀欲吐,腹满便溏,口淡不饥,舌苔白厚,或淡紫、或淡黄,舌质淡或黯,脉濡或数。

【方解】湿温为病,湿邪多从口鼻而入,治疗重点在于外祛湿邪,内理脾胃,行气以清热,化水以祛湿。故选用足阳明经上的原穴冲阳,行阳明之气,清脾胃湿热。配用足阳明经络穴丰隆,交通脾胃之气,既助冲阳清热,也助太阴祛湿。故本方有较好的清热利湿作用。

【加减】本方是清热利湿的一个基本方,实际运用时,若热象较重,可加曲池,直刺8分左右,用泻法;加阳陵泉,直刺8分左右,用泻法。若湿象较重,加水分,直刺5分左右,用泻法;加阴陵泉,直刺5~8分,用泻法。若湿热均重,可加关元或曲骨,均直刺5分左右,用泻法;加公孙,直刺3~5分,用平补平泻法。胸闷腹满,口淡不饥,可加足三里,直刺1~1.2寸,用补法。腹胀便溏,可加中脘,直刺8分左右,用平补平泻法。以上穴位留针均为30分钟左右。

【文献】《备急千金要方》:"冲阳、丰隆主狂妄行,登高而歌,弃衣而走。"

《针灸大全》:"足低下发热,名曰湿热。涌泉二穴,京骨二穴,合谷二穴。"

《针灸聚英》:"有主血热、胃口有热、风寒、湿热、虫蚀:合谷、内庭、浮白、阳白、三间。"

四、泻火解毒类

伤寒大热方(《针灸大成》)

【组成】曲池　绝骨　三里　大椎　涌泉　合谷

【用法】曲池直刺8分左右,用泻法。绝骨略斜刺5~8分,用补法。三里若选手三里,则直刺5分左右,用平补平泻法;若选足三里则直刺5~8分,用补法。大椎刺入骨缝中3分左右,用泻法。涌泉直刺3分左右,刺入即留针,不使用手法,也可使用温和灸或雀啄灸15分钟左右。合谷直刺8分左右,用平补平泻法。以上穴位留针均为15~30分钟。

【功用】解表祛邪,清热祛火。

【主治】外感发热,本原不足之时,化热迅速,大有直中征象。症见发热恶寒,头身强痛,颈项活动不舒或强直,腰背酸痛,恶心欲吐,甚或喷射状呕吐;咽喉肿痛,胸闷气急,面红目赤,甚者神昏谵语,四肢抽搐;舌质红,舌苔黄或焦,脉数。

【方解】本病外邪虽然入侵不久,但由于邪盛,或正气亏虚,以致病情发展迅速,变症迭起,症情相对危急。选用大椎乃宗"从何而来,从何而去"的解表要法,且大椎为督脉与阳经交汇之穴,壮阳以祛除外邪,故在本方为主穴。配用阳明经合穴曲池、原穴合谷以通行经气,助大椎解除热邪之力。若恶寒明显,可选用手三里以助大椎解表祛邪;若发热明显,可选用足三里壮阳明里气,以助大椎清热祛邪。髓会绝骨,以强肾固原;涌泉以开肾水之门,均有固本之意,从里而出外,共助大椎祛邪清热之举。

【加减】　发热重,可点刺商阳出血,严重者可刺十宣出血。恶寒重,可加风池,直刺5分左右,用泻法。头重痛,可点刺太阳出血。神昏谵语,可刺人中,刺入即留针,待清醒时出针,若不能清醒,则留针可以延长。

【文献】　《针灸大成》:"伤寒大热不退:曲池、绝骨、三里、大椎、涌泉、合谷。"

《灵枢》:"大热在上,推而下之……大热遍身,狂而妄见、妄闻、妄言,视足阳明及大络取之,虚者补之,血而实者泻之,因其偃卧,居其头前,以两手四指挟按颈动脉,久持之,卷而切推,下至缺盆中,而复止如前,热去乃止,此所谓推而散之者也。"

《针灸神书》:"伤寒发热要汗法,四关出内定吉凶,热多不解要出血,四六多弹取血功。取血停呼真奇妙,后用关中要升阳,升阳多取按提法,伤寒热病自消凉。"

泻阳热方(《针灸聚英》)

【组成】　商阳　厉兑　合谷　阳谷　侠溪　劳宫　腕骨

【用法】　商阳点刺出血。厉兑、劳宫刺入1~3分,刺入即留针,一般不使用手法。其中厉兑在高热不退之时,也可以进行放血疗法。合谷直刺1寸左右,用泻法。阳谷、侠溪、腕骨均刺入骨缝中,一般不使用手法,刺入即留针。以上穴位留针均为30分钟左右。

【功用】　泻火解毒。

【主治】　本方治疗一切实火。症见发(高)热,烦躁,有汗或汗不出,渴饮,口臭,甚至神昏谵语,袒胸露背,弃衣而走,舌红,苔黄燥或焦黑,脉数有力。主要兼症:黄疸,下痢,便秘,发斑。

【方解】　本病主要为邪已入里(气分)之时,症情较重,故需尽早治疗,泻火为第一要务。故选用手阳明经井穴商阳,足阳明经井穴厉兑,以急泻阳明气分之热,是为主穴。配用劳宫以泻心包之火;合谷以行阳明之气;腕骨以行太阳之气,共助主穴泻火祛邪。佐使以荥水穴侠溪以行气养阴;经穴阳谷以行气散热,行气散热之力以助主穴祛邪。故本方能清泻阳明之热,行散郁结之气,对于恶寒已去而高热不退,外邪入里的热证,有较好的治疗作用。

【加减】　若热邪开始深入营分,可加太冲,直刺3~5分,用泻法;大陵,刺入2分左右,入针即留针;或点刺出血。若神昏谵语,烦躁不安,可加用中冲,点刺出血。若湿邪较重,可加用大都,直刺3~5分,用泻法;水分,直刺5分左右,用泻法。以上穴位留针均为 15～30 分钟。

【文献】《针灸聚英》:"热病汗不出:商阳、合谷、阳谷、侠溪、厉兑、劳宫、腕骨以导气。"

《备急千金要方》:"劳宫、少泽、三间,主口热,口干,口中烂。"

《普济方·针灸》:"治热病汗不出:穴经渠、阳池、阳谷、合谷、前谷、内庭、后溪、腕骨、支沟、厉兑、冲阳、解溪。"

《针灸大成》:"伤寒发狂:期门、气海、曲池……脸黑嗜卧不欲粮,目不明兮发热狂,腰痛足疼步难履,若人捕获难躲藏,心胆战兢气不足,更兼胸结与身黄,若欲除之无更法,太溪飞扬取最良。"

喉风经阻方(《重楼玉钥》)

【组成】颊车　承浆　合谷　鱼际　足三里

【用法】颊车直刺 5 分左右,用泻法,手法较轻。承浆,针尖刺向咽喉部,进针 8 分左右,手法较轻,用泻法。合谷直刺 5 分左右,用泻法。鱼际直刺 3 分左右,用泻法;热象较重者,可以点刺出血。足三里直刺 8 分左右,用平补平泻法。以上穴位留针均为 15～30 分钟。

【功用】通经活络,清利咽喉。

【主治】本方主要治疗外感引起的喉痹症。症见外感寒热,咽喉疼痛,甚至肿痛,吞咽不舒,发热恶风,面部肌肉紧张,甚至有口㖞,小便黄赤,舌苔薄白或黄,舌质略红,脉弦紧数。

【方解】本病以咽喉局部病变为主。此时外邪刚刚向内发展,咽喉开始红痛,主要表现为咽喉部气血阻滞,正邪交争不止,故选用任脉上的承浆,既是一个咽喉局部穴,可以通行局部气机,又能影响咽喉部的肺、胃、大肠等经络的气机运行。故有较明显的通经活络作用,能解除咽喉部的气滞血阻,为本方主穴。配以手太阴经的鱼际泻肺系之热,以加强承浆的清热能力;足阳明经上的颊车,行头面部之气,以助承浆行气散邪。合谷之"面口合谷收"使本方清热行气能力更为强大;足三里行气补气,以壮阳明经气,加强本方的抗邪能力。无论对外感急性咽喉疼痛或某些慢性咽喉疼痛都有较好的治疗作用。

【加减】外感症状较为明显,可加大椎,刺入骨缝中约 3 分,用泻法。咽喉部痰涎较多,可加翳风,直刺 5～8 分,用泻法。热象较重,可点刺商阳出血。以上穴位留针均为 15～30 分钟。

【文献】《重楼玉钥》:"喉痹,又喉缠喉斗底:天突、泉、后顶、风府、风池、合谷、商阳、中冲、少泽、少商、然谷、照海、三阴交、足三里。双单乳蛾燕口:后溪、少冲、少商、合谷、风池。牙关紧闭,口眼歪斜,搜牙悬:颊车、承浆、合谷、鱼际、足三里。枢扶氏曰:以上诸穴,皆急治喉风等症之要穴法也。"

《杂病歌》："凡人喉痹治颊车,合谷少商与经渠,大陵二间与尺泽,再兼前谷与阳溪。假如鼓颔治少商,咽中闭者治合谷。"

喉风针诀方(《重楼玉钥》)

【组成】少商　少冲　合谷　囟会　前顶　百会　后顶　风府　颊车　风池

【用法】少商、少冲刺入1分左右,入针即留针,热重者,可点刺出血。合谷直刺8分左右,用泻法。风府、风池注意针刺方向,风府刺入5分左右,风池刺入8分左右,均用泻法,并随时观察病人反应。颊车直刺3~5分,用泻法。囟会、前顶、后顶、百会,均用斜刺,刺入3分左右,刺入即留针,特殊情况时,也可以使用灸法,四穴一起进行回旋灸,10分钟左右。以上穴位留针均为15~30分钟。

【功用】疏风清热,通督醒神。

【主治】咽喉红肿,甚至化脓;高热神疲,甚至神昏;口烂舌糜,口干舌燥,渴欲引饮,大便秘结,小便黄赤,舌红,苔黄燥,脉浮洪。

【方解】风热或湿热之邪犯肺,沿肺系向里发展,在咽喉部受到阻拦,邪正斗争剧烈,热象十分明显,以致口鼻出现红肿糜烂。此时泻火清热是治疗的重点,故选用手太阴井穴少商、手少阴井穴少冲,泻心肺之火,以清火之源,并配以"面口合谷收"的合谷,三穴是为本方主穴。若外邪入侵时间较短,则配以风府、风池以疏风祛邪;若外邪深入导致口舌糜烂,则加颊车,既清阳明之热,又为局部穴以治口舌局部之病;若高热持久,神昏神疲,大有气虚之势,则加用囟会、前顶、百会、后顶以壮督脉之阳,具有醒神祛邪之力。除主穴之外,以上穴位,可以根据临证之时的病情变化,进行加减,不一定每次选用所有穴位。

【加减】若外邪入侵初期,可加天容,刺入5分左右,用泻法;肩井,刺入5分左右,用泻法。若咽喉化脓较为明显,可加翳风,刺入8分左右,用泻法。若高热持续不退,可加用商阳、中冲,点刺出血。若咽喉红肿持续不退,可加用少海、小海,直刺5分左右,用泻法;若咽喉疼痛明显,可加用尺泽、曲泽,刺入5分左右,用泻法。以上穴位留针均为15~30分钟。若热退向愈,可加用照海,直刺3分左右,用补法;隐白,刺入即留针;足三里,直刺1寸左右,用补法。以上穴位留针均为30分钟左右。

【文献】《重楼玉钥》："喉风针诀……凡临诸症先从少商、少冲、合谷。以男左女右,各根据针法刺之。若病重者,再从囟会、前顶、后顶、百会、风府、颊车、风池诸穴针之。留肩井、尺泽、曲泽、小海、少海、商阳、中冲、照海、足三里、隐白诸穴,看病势轻重用之,不可一时针尽。"

《针灸聚英》:"喉痹……急用吹药点。刺少商、合谷、丰隆、涌泉、关冲等穴。"

上星通窍方(《神灸经纶》)

【组成】上星　曲差　风门　合谷

【用法】上星向后斜刺 3 分左右,用泻法;若热象较重,可以点刺出血。曲差斜刺 3 分左右,用泻法。风门直刺 5 分左右,用泻法。合谷略向上斜刺 5 ~ 8 分,用泻法,可连续行针 30 秒左右。以上穴位留针均为 30 ~ 60 分钟。

【功用】清热开窍。

【主治】鼻塞不通,或流浓鼻涕,色黄,头额疼痛,头晕,记忆力减退,或有恶寒发热,舌红苔黄厚,脉数。

【方解】本病为患者平素感冒频繁,正气受损,一旦外感后,祛邪无力,导致邪滞而不去,久而化热,出现一系列鼻腔内的症状。故选上星以宣壅热、开鼻窍,为本方之主穴。曲差位于头顶部,又是太阳经脉在头部转弯处,气机于此容易阻塞,故针曲差能行太阳之气,以此加强上星清热开窍的能力。风门为足太阳经上驱散表邪的主要穴位,能协助上星祛除表邪。合谷既为远端穴,又是手阳明经的原穴,与上穴远近配合,能加强本方行气清热的能力。

【加减】不闻香臭,嗅觉失常者,加囟门,斜刺 3 分左右,用平补平泻法;天柱,直刺 3 ~ 5 分,注意针刺方向,用泻法。病程较长或年龄较小者,可以施用温和灸 5 ~ 10 分钟。鼻塞较重,加迎香,刺向鼻根部 2 ~ 5 分,用泻法。头额重痛者,加印堂,向下斜刺 5 分左右,用泻法。以上穴位留针均为 30 ~ 60 分钟。

【文献】《神灸经纶》:"鼻渊:上星、曲差、风门、合谷。"

《针灸资生经》:"上星、百会、囟会、承光,治鼻塞不嗅香。"

《针灸大成》:"脑泻,鼻中流涕出:曲差、上星。"

《针灸易学》:"鼻渊眼痛,不闻香臭,头风:迎香补,泻上星。"

清热毒方(《针灸集成》)

【组成】曲池　曲泽　合谷　列缺　肺俞　鱼际　神门　内关

【用法】曲池直刺 1 寸左右,用泻法。曲泽直刺 8 分左右,用泻法。合谷直刺 8 分左右,用泻法。列缺沿桡骨向上斜刺或平刺 5 分左右,用泻法。肺俞直刺 3 分左右,或向脊椎方向斜刺 5 分左右,注意不要伤及肺,一般不施用手法,入针即留针。鱼际直刺 3 分左右,入针即留针,一般不使用手法;若热毒较甚,可以点刺出血。神门直刺 2 分左右,刺入即留针。内关直刺 5 ~ 8 分,用平补平泻法。以上穴位留针均为 30 分钟左右。本方若施用灸法,则以泻法为主。

【功用】清解热毒,行气透疹。

【主治】皮肤风疹,疹块高起,颜色较红,甚至红疹连成一片,多为局部发作,偶有全身发疹,瘙痒难忍,越抓越痒,甚至一天数次发作,影响正常生活;有时兼有发热,口渴,小便黄赤,心烦意乱,睡眠不安等;舌苔白,舌质较红,脉弦或滑数。

【方解】本病多为血热所致,病变部位在皮肤。既可因风热外袭,也可因肝热内动,其病因是气郁血热,邪毒侵扰,郁热不散。故选曲池清气分之热,曲泽清血中之热,是为本方主穴。配以鱼际、合谷,以增强主穴的清热之力。再用肺经的络穴列缺、心包经的络穴内关,以交通内外,协调阴阳,使气行而热去。以肺俞、神门行心肺之气,清肃上焦,安定神气。

若风疹主因风热外邪引起,或风热外邪袭表初期,则可以肺俞为主,加列缺、鱼际组成主穴,再配以曲池、合谷以增强清气分之热,曲泽、内关清血分之热。最后以神门安神定志,故热毒能去,瘙痒能除。

【加减】瘙痒较甚者,可加血海,直刺8分左右,用泻法。气分热较甚,可点刺少商出血;血分热较甚,可点刺中冲出血。若有发热可加大椎,刺入骨缝中3分左右,用泻法。

【文献】《针灸集成》:"风毒隐疹:曲池、曲泽、合谷、列缺、肺俞、鱼际、神门、内关。"

《千金翼方》:"主风热赤疹痒,搔之逐手作疮方……灸法:以一条艾蒿长者,以两手极意寻之着壁,立两手并蒿竿拓着壁伸十指,当中指头,以大艾炷灸蒿竿上,令蒿竿断,即上灸十指,瘥,于后重发,更依法灸,永瘥。"

《扁鹊神应针灸玉龙经》:"风毒瘾疹,遍身搔痒,抓破成疮:曲池(灸,针泻)、绝骨(灸,针泻)、委中(出血)。"

刺血泻火方(《儒门事亲》)

【组成】神庭　上星　囟会　前顶　百会

【用法】本方穴位均用点刺出血,按穴位排列顺序进行。若症状不严重,可向后斜刺或平刺3~5分,用泻法。针刺留针15~30分钟。若是小儿头面部有热,则囟会可以施用灸法。若有气虚征象,则百会、囟会可以施用灸法,温和灸5~10分钟;或针刺补法。

【功用】泻火清热,行气散郁。

【主治】本方主要治疗头面部热邪炽赤。症见面肿目赤,鼻塞鼻渊,头胀头痛,口苦烦热,舌红苔黄,脉弦数。

【方解】本病多为阳气壅遏不散而致。可因外感热邪,也可因内火升腾(多为实火)。督脉总督一身之阳,而头顶部又是阳气积聚之处,故泻头顶部之督脉穴,可以迅速达到泻火清热的目的。本方穴位由前向后逐一针刺,也有顺经连续刺,顺气行气的作用。故郁热得解,壅滞得散,气郁得行。

【加减】 发热者,加曲池,直刺8分左右,用泻法。目赤甚者,加太阳,可点刺出血。两目干涩者,加大、小骨空,均直刺3~5分,用平补平泻法。实火上冲导致头眩晕者,加太冲,直刺3~5分,用泻法。牙龈红肿,口舌糜烂者,加内庭,直刺5分左右,用泻法。以上穴位留针均为30分钟左右。

【文献】 《儒门事亲》:"治火之法,在药则咸寒,吐之下之;在针则神庭、上星、囟会、前顶、百会。血之壅者,可使立退;痛者,可使立已;昧者,可使立明;肿者,可使立消。惟小儿不可刺囟会。为肉分浅薄,恐伤其骨……夫目暴赤肿痛,不能开者,以清金散鼻内搐之,鼻内出血更捷。"

《备急千金要方》:"攒竹、龈交、玉枕,主面赤,颊中痛。上星、囟会、前顶、脑户、风池,主面赤肿。巨髎,主面恶风寒,颊肿痛。天突、天窗,主面皮热。(又云:天窗,主颊肿痛。)肾俞、内关,主面赤热。"

五井泻热方(《重楼玉钥》)

【组成】 少商 商阳 中冲 关冲 少泽

【用法】 以上五穴均斜刺1分左右,刺入即留针,不使用手法,留针15~30分钟。若病情较重,或热象很重,则可点刺出血。根据"泻井者泻其荥"之说,此时还可以同时针刺以上五经的荥穴鱼际、二间、劳宫、液门、前庭,均用泻法,并留针15~30分钟。

【功用】 清热泻火,开窍醒神。

【主治】 壮热不已,神疲志乱,甚至神昏谵语。口渴引饮,烦躁动乱,甚至袒胸露背,弃衣而走。面红目赤,甚至肌肉灼热,红斑隐隐。小便短少黄赤,甚至血尿、无尿。或中风闭证,痰热壅盛,喉间作响,甚至鼾声高亢。大便秘结,口臭。舌苔黄燥或焦黑,舌质红或紫,脉洪数或弦数。

【方解】 本病多为外邪入侵,邪已化热,气营两燔,热象炽盛,邪正相争剧烈,随时都有变证的可能,此时即刻泻邪以救危亡是第一要务。故选用肺经、大肠经、心包经、三焦经、小肠经之井穴以泻热,气营两治。退热的效果明显,但不宜反复、长期使用,故仍属于治标之法,在热退及症状减轻之后,还需辨证治疗,以求治本。本方根据实际病情以决定何穴为主穴,如刚刚化热入里之时,则以少商为主穴;若化热已较明显,则以商阳为主穴;若化热较久,有神疲志乱,则以少泽为主穴;若神昏谵语较为明显,则以中冲为主穴。若使用在中风闭证、痰热较盛之时,则多以关冲为主穴。

【加减】 若气虚,可加气海,直刺1寸左右,针上加灸,或使用隔物灸(隔盐或姜)7~14壮。若神昏谵语,可加百会,向后斜刺或平刺5分左右,用泻法;症情较重,可用放血疗法。若痰热较重,可加膻中,向上斜刺 8 分左右,用泻法。大小便不通,可加上、下巨虚,均直刺 8 分左右,用泻法。另外,可加太溪直刺 5 分左右;筑宾直刺 5~8 分,均用补法,养护并通达肾气,以加强本方的治疗效果。以上穴位留针均为 30 分钟左右。

若属于中风闭证,后续治疗还可参用大接经疗法。

【文献】《重楼玉钥》:"少泽……《乾坤生意》云,此为十井穴。凡初中风,痰密盛,咽喉闭塞,急以三棱针刺少商、商阳、中冲、少冲及此穴,使气血流通,乃起死回生之妙穴。"

《乾坤生意》:"凡初中风跌倒,卒暴昏沉,痰涎壅滞,不省人事,牙关紧闭,药水不下,急以三棱针,刺手十指十二井穴,当去恶血。又治一切暴死恶候,不省人事,及绞肠痧,乃起死回生妙诀。少商二穴,商阳二穴,中冲二穴,关冲二穴,少冲二穴,少泽二穴。"

《针灸集成》:"大都二穴在手大指次指间,虎口赤白肉际,屈掌取之,主治头风及牙疼痛,针一分,灸七壮;上都二穴在食指中指本节岐骨间,治手臂红肿针一分,灸七壮;中都二穴在手中指无名指之间,本节前岐骨间,治手臂红肿针一分,灸三分;下都二穴在手小指无名指之间,本节前岐骨间,针一分,灸三壮。以上四穴,一名八邪,又名八关。治大热,眼痛睛欲出,针出血,立止……伤寒大热不止取曲池、泻绝骨、补陷谷(出血),八关大刺(十指间出血《易老》)。"

五、清虚热类

清余热方(《针灸大成》)

【组成】 风门 合谷 行间 绝骨

【用法】 风门斜向脊柱刺 5 分左右,用泻法。合谷直刺 8 分~1 寸,用补法。行间直刺 3~5 分,用泻法。绝骨沿骨略斜刺 8 分左右,用补法;也可用温和灸 20 分钟左右。以上穴位留针均为 30 分钟左右。

【功用】 清泻余热。

【主治】 本方主要治疗热病后期,余热不退之证。症见午后热甚,或小儿夏季热,早起发热,下午热退,热象不高,身体疲乏,四肢无力,食欲不振,胸闷心烦,时有汗出恶风,舌质略红,舌苔薄白,脉细数。

【方解】 本病由于热邪渐退,但正气未复,邪正交织,治疗不当,可有死灰复燃之虑。此时以合谷为主穴,扶正以祛邪。再配以肝经的荥穴行间以行气清热;髓会绝骨以强肾养阴。使以风门,行气以散热。四穴合用,有祛风解表、补气行气、养阴清热之功,能有效清除余热。

若属小儿夏季热,多因气阴两虚,故补气的同时,养阴是为关键。

若属于伤寒余热不退,则以风门为主穴,祛邪以扶正。

【加减】气虚较重,疲乏无力,可加百会,用温和灸 10 分钟左右。胸闷气短,可加膻中,温和灸 5～10 分钟。少气,则加气海,温和灸 20～30 分钟或隔物灸(可隔白术或菟丝子)5～7 壮。热象较重,可加内庭,直刺 3 分左右,用泻法;曲池,直刺 8 分左右,用泻法。阴虚较重,可加太溪,直刺 5 分左右,用补法。汗出,可加复溜,直刺 5 分左右,用补法。以上穴位留针均为 30 分钟左右。

【处方比较】本方与伤寒余热不退方有近似之处。伤寒余热不退方,主要是针对伤寒病,化热入里后,经治疗,大热虽退,而余热不退。本方主要针对脏腑气虚内热,不一定与外感相关。诸如李东垣所说"气虚阴火,以甘温除大热";或小儿夏季热等均可使用。

【文献】《针灸大成》:"伤寒热退后余热:风门、合谷、行间、绝骨。"

《脾胃论》:"然而与外感风寒所得之证,颇同而实异。内伤脾胃,乃伤其气;外感风寒,乃伤其形。伤其外为有余,有余者泻之;伤其内为不足,不足者补之。"

《针灸集成》:"余热未尽:曲池、合谷、太冲、下三里、内庭。"

《类经图翼》:"余热:曲池、间使、后溪。"

百大方(《素问病机气宜保命集》)

【组成】百会　大椎

【用法】百会用灸补法,温和灸 10 分钟左右。大椎刺入骨缝中 3 分左右,用补法;或针上(后)加灸 10 分钟左右。以上穴位留针均为 30 分钟左右。

【功用】升补气机,降纳阴火。

【主治】本方主要治疗元气不足,阴火上升之证。症见发热骨蒸,午后或夜间为甚,虚烦不眠,午后面赤,口干不欲饮,前板齿干燥,咽喉干燥,时有盗汗,舌质橘红,舌苔薄,脉细数。

【方解】本病主要由于热病伤气,气虚液亏;或寒湿壅滞下焦;或肾精亏虚,以致阴火上炎,骨蒸盗汗。若气虚为主,则以百会为主穴,百会为三阳五会之处,能补益提升元气,少火生气,以降阴火。若寒湿或肾虚为主,则以大椎为主穴,大椎与大杼均有骨会之名,能通阳益精,故可祛除寒湿,回纳阳气,治疗诸虚劳损。故二穴合用,有升补气机、降纳阴火的作用。

【加减】潮热者,可加气海,针上加灸 30 分钟左右;太溪,直刺 5 分左右,用补法。盗汗者,可加阴郄,直刺 5 分左右;复溜,直刺 3～5 分,均用补法。咽干咳嗽者,可加膻中,向上斜刺 5 分左右,用补法,或温和灸 8 分钟左右。腹满便溏者,可加中脘,直刺 5～8 分,用补法;或加温和灸 15～20 分钟左右。以上穴位留针均为 30 分钟左右。

【文献】《素问病机气宜保命集》:"骨热不可治,前板齿干燥,当灸百会、大椎。"

《神灸经纶》:"骨蒸寒热夜热:百劳、膏肓、肺俞、魄户、脾俞、肾俞、四花穴、间使、足三里。"

《外台秘要》:"灸骨蒸及邪,但梦与鬼神交通,无不瘥之法:使患人平身正立,取一细绳,令于脚下紧踏(男左女右),其绳前头,使与大拇指端齐,后头令当脚根后,即引向上至曲䐐中大横文,便截绳使断。又使患人解发分两边,使见分头路,仍平身正坐,乃取向所截绳一头,与鼻端齐,引向上路头通过,逐脊骨引绳向下,尽绳头即点着。又别取小绳一头,与唇端齐,合口处,一头向上至鼻底便截断,将此短小绳于前所点处中折,横分两边,两头各点记,使与中央初点处正横相当,此小绳两头是灸处。当脊初点者非灸处,只借为度。其点拭却。"

五心烦热方(《针灸大成》)

【组成】　大陵　涌泉　十宣　内关　合谷　四花

【用法】　大陵直刺 2 分左右,用泻法。涌泉直刺 2 分左右,刺入即留针,一般不使用手法。十宣点刺出血,可根据病症表现点刺部分穴点。内关直刺 5 分左右、合谷直刺 8 分左右,均用平补平泻法。四花斜刺 5 分左右,用补法。以上穴位留针均为 30 分钟左右。

【功用】　清热除烦。

【主治】　本方主要治疗虚热证。症见发热以午后为甚,五心烦热,自汗或盗汗,口渴颧赤,疲乏无力,夜寐不安,舌橘红,苔薄或黄,脉沉细数。

【方解】　本病以五心烦热为主,但伴有虚实夹杂的表现,其中的实证多由于肝胆、脾胃脏腑病所致,多见手足心常自发热,多自汗,身体或面部时有潮热,烦躁不眠,口咽干燥,五心烦热症多与其他病证兼夹出现;虚火所致五心烦热比较常见,多独立成证,为午后或夜间发热加重,心中懊侬虚烦,多有两颧红赤,多盗汗。故选用大陵泻心包之热,涌泉收龙雷之火,一上一下,一水一火,互相配合以清热,是为补法之主穴。若实火较甚,以十宣泻热为主穴,严重者,可十宣全部点刺出血;若实火不重,可视实火的表现,选择性点刺十宣中的某个或某些穴出血;若纯属虚火所致,则一般只需改用针刺十二井中的某个(些)穴点,刺入即留针,不使用手法,只要起到协助主穴清热即可。配用内关、合谷,以助主穴宽胸理气,气行热退。再配用四花穴,以专治虚火,助主穴彻底清理中上焦之热。故本方以清虚火为主,同时也可以泻除实火。对各种原因引起的五心烦热之证,均有较好的治疗效果。

【加减】　潮热者,加曲池,直刺 8 分左右,用泻法。汗出较多者,加合谷,直刺 8 分左右;复溜,直刺 5 分左右,均用补法。夜寐不安者,加太溪,直刺 5 分左右,用补法;太冲,直刺 5 分左右,用泻法。气虚无力者,加百会,向后斜刺,用补法;气海,直刺 8 分左右,用补法,或温和灸 15 分钟左右。以上穴位留针均为 30 分钟左右。

【文献】《针灸大成》:"女人血气劳倦,五心烦热,肢体皆痛,头目昏沉:肾俞、百会、膏肓、曲池、合谷、绝骨……五心烦热:内关、涌泉、十宣、大陵、合谷、四花。"

《针灸神书》:"治妇人五心烦热、头目昏花二百六十八法:心俞先针提刮通,劳宫泻取七提中,忙将三里加气下,用涌泉凭出血功。"

《针灸大全》:"女人血气劳倦,五心烦热,肢体皆痛,头目昏沉。百会一穴,膏肓二穴,曲池二穴,合谷二穴,绝骨二穴,肾俞二穴。"

小　结

清热泻火类方共选 23 则,分为清脏腑热、清四肢热、清热祛湿、泻火解毒和清虚热 5 类。

清脏腑热类处方,是按各脏腑邪热偏盛所表现之不同证候而设立的。如泻胃热方主治胃中积热而致的头痛、牙痛、面颊发热、口干舌燥;清胸热方主治胸肺热甚而致的发热、咳嗽、心烦、气急欲喘;清上焦方的功用为泻心火、宣肺热、清上焦。泻心方的功用为清心泻热,主治发热、心烦、心胸憋闷、口干舌燥等症;消渴嗜饮方具有清热滋阴、生津止渴的作用,主治肺胃热盛、灼伤阴津,以烦渴多饮、口干舌燥等上消病症为主的消渴。还有泻白方、泻赤方、泻黄方,分别是泻肺热、泻心热、泻胆热的处方。发热有汗方也属于清脏腑热的范畴,它治疗复感风热之邪,风热犯肺,肺失清肃,肺热较甚,迫津外泄而致的高热、汗出等症。

清四肢热的代表处方是泻四肢热方,主治热邪侵袭四肢,见有发热、四肢热甚、肢体急倦,甚至瘫痪等病症。

清热祛湿类处方选用喉风痰热方和冲丰湿热方。前者主要治痰热互结、阻于咽喉所致的发热、咽喉肿痛,喉中痰鸣,喑哑或失音;或咽喉部如有物梗塞,吞咽不利等症。后者主要治疗湿温初起或暑温夹湿所致的头痛,身体重痛,胸闷不饥,午后身热。前者是热与痰交结,后者是湿与热夹杂为病。

泻火解毒类处方均有清热泻火解毒的作用,但又各具特点。伤寒大热方主治一切外感所致的发热;泻阳热方主治一切实火、三焦热甚之证;喉风经阻方主治邪热阻于经络,经气不能上达咽喉部而致的咽痛;喉风针诀方主治风热之邪上攻咽喉所致的咽喉肿痛;上星通窍方治疗邪热郁闭于肺而致的鼻渊;清热毒方治疗热毒郁于肌表而致的皮肤疹块;刺血泻火方治疗风热之邪侵于肌表,或肝胆热邪循经上及于目而致的目赤肿痛等症;五井泻热方治疗肝肾阴亏,痰热互结,蒙蔽清窍而致的高热、神昏、喉中痰鸣等症。

清虚热类处方均具有养阴清热的作用,可以治疗虚热,但也各具特色。清余热方是治疗热病后期余热未尽的处方;百大方具有养阴清热、退骨蒸的作用,治疗阴虚所致的前板齿干燥;五心烦热方具有清热除烦的作用,治疗四肢及心胸烦热等症。

清热泻火类针灸处方歌诀

一、清脏腑热类

1. 泻胃热方

泻胃热用足三里,上下巨虚效无比,气街合入共八穴,清泻阳明合医理,

2. 清胸热方

清胸热方用中府,再刺肺俞与大杼,缺盆可用梅花针,均用泻法不用补。

3. 清上焦方

上焦方出《千金要》,列缺曲池配有效。

4. 泻心方

泻心方中用神门,间使鱼际痰热清。

5. 消渴嗜饮方

消渴嗜饮颇难医,承浆然谷效不低,意舍健脾养阴液,关冲能通三焦气。

6. 泻白方

泻白方主治痰液,肺俞百劳合列缺,中脘用补建中气,肺自清爽痰自灭。

7. 泻赤方

审视瑶函泻赤方,合谷三里并太阳,热甚当用出血法,睛明留针效更强。

8. 泻黄方

泻黄方中用至阳,脾胃俞加效更强,公孙平调阴阳气,健脾化湿主退黄。

9. 发热有汗方

发热有汗需泻邪,鱼际点刺要出血,太渊太白固肺脾,取效再加大都穴。

二、清四肢热类

泻四肢热方

针刺能泻四肢热,云门肩髃为主穴,腰俞通督散阳气,委中还可刺出血。

三、清热祛湿类

1. 喉风痰热方

喉风痰热病较急,疏风清热化痰奇,丰隆合谷配合用,天突涌泉上下医。

2. 冲丰湿热方

冲丰湿热出千金,冲阳丰隆一身轻。

四、泻火解毒类

1. 伤寒大热方

伤寒大热刺大椎,曲池合谷显神威,绝骨再配足三里,涌泉用针效如飞。

2. 泻阳热方

泻阳热方用商阳,加用合谷效更强,阳谷侠溪厉兑入,劳宫腕骨能帮忙。

3. 喉风经阻方

喉风经阻病情急,颊车承浆为主力,喉痛口干二便热,合谷鱼际足三里。

4. 喉风针诀方

喉风针诀少商冲,合谷前顶囟会通,百会后顶风府入,颊车风池能收功。

5. 上星通窍方

上星通窍曲差入,鼻渊风门加合谷。

6. 清热毒方

清热毒方用二曲,合谷列缺并鱼际,肺俞神门内关入,解表透疹效不移。

7. 刺血泻火方

刺血泻火张子和,神庭上星囟会合,再加前顶及百会,目肿效快如悬河。

8. 五井泻热方

五井泻热出玉玥,少商商阳合少泽,火热上冲痰壅滞,中冲关冲均出血。

五、清虚热类

1. 清余热方

伤寒热退余热在,清余热方用要快,风门合谷加行间,绝骨行气能除害。

2. 百大方

百大清热退骨蒸,百会大椎灸能伸。

3. 五心烦热方

五心烦热刺十宣,泻邪还将四花添,内关大陵合谷用,涌泉引火归下源。

复 习 题

1. 清热泻火类方的主要刺灸方法有哪些?
2. 清四肢热与清脏腑热各有哪些处方?
3. 喉风针诀方的针刺要点有哪些?
4. 消渴嗜饮方的配穴特点是什么?
5. 刺血泻火方的选穴特点是什么?

第八章 开窍类方

一、醒神开窍类

中风神闭方（《针灸大成》）

【组成】 人中　中冲　合谷

【用法】 人中略向上斜刺 2 分左右，严重者可点刺出血；中冲点刺出血。以上两穴一般不使用手法，刺入即留针。合谷直刺 1 寸左右，用补法，可持续捻针 30 秒以上，并留针至神志清醒后出针。以上穴位留针均为 30 分钟左右；或留针至清醒后出针。

【功用】 开窍醒神。

【主治】 本方主要治疗昏厥症。症见神志不清，口噤不开，肢体强痉。可因为中风闭证，中暑，中寒，高热，低温引起。

【方解】 本病往往有窍络闭塞，气血不通，痰湿阻滞，而致元神不能归位，出现休克、虚脱、晕厥等症。开通窍络，醒神定志是关键，而且处理时间越短越好。所以本方选人中通达督任，交通阴阳，以迅速开窍醒神，是为主穴。配以心包经的井穴中冲，点刺放血，以加强人中开窍络、通心神的作用。再佐以手阳明经的原穴合谷，以补充阳明经之气，使神归气复，神志安定，病人可以很快清醒过来。

但本方终究属于暂时性处置的方法，一旦病人清醒过来之后，还应根据病情做后续处理，以免贻误治疗时机。

【加减】 气血阻闭症，加十宣，可根据情况点刺部分穴位出血。气血虚脱症，加气海或关元，均直刺 8 分左右，用补法，或温和灸 15 ~ 20 分钟。热闭，加用颈项部刮痧。寒闭，加腹背部走罐。以上穴位留针均为 30 分钟左右。

【文献】 《针灸大成》："中风不醒人事：人中、中冲、合谷。问曰：此病如何而来？以上穴法，针之不效，奈何？答曰：针力不到，补泻不明，气血错乱，或去针速，故不效也。前穴未效，复刺后穴哑门、大敦。"

《针灸资生经》："中风不省人事等疾。宜灸神阙……治气虚阳脱，体冷无脉，气息欲绝，不省人事，及伤寒阴厥，百药不效，葱熨法：以索缠如盏许大，切去根及叶，惟存白长二寸许，如大饼餤。先以火胁一面令通热，艾勿令灼人，及以热处搭病人脐连脐下,其上以熨斗满贮火熨之。令葱饼中热气熨入肌肉中,须预作三四饼,一饼坏不可熨,又易一饼。良久,病患当渐醒,手足温,有汗则瘥。"

《证治准绳》:"奄忽死去,四肢逆冷,不醒人事,腹中气走如雷鸣,此尸厥也……灸百会,艾炷止许如绿豆大,粗则伤人。"

《医学心悟》:"搐鼻散:治一切中证,不醒人事,用此吹鼻中,有嚏者生,无嚏者难治。细辛(去叶)、皂角(去皮弦)各一两,半夏(生用)五钱,为极细末,瓷瓶收贮,勿泄气,临用吹一二分入鼻孔中取嚏。"

尸厥方(《针灸甲乙经》)

【组成】隐白　大敦

【用法】二穴均略斜刺 1 分左右,一般不使用手法,刺入即留针;或使用点刺出血法,首先可以采用左右交叉点刺出血,若仍然不醒,则可 4 个穴点均点刺出血;或麦粒灸各 7 ~ 14 壮。若针刺留针,可 30 分钟左右;或清醒后出针。

【功用】开窍通闭,协调阴阳。

【主治】本方主要治疗尸厥。症见突然昏倒,不省人事;或手足逆冷,肌肤起栗,头面青黑,精神恍惚不宁;或错言妄语,牙紧口噤,头旋晕倒,呼吸低微而不连续,脉微弱如绝。

【方解】本病多由于阴阳失调,气机逆乱,痰浊闭阻,食积停滞或暴痛等引发四肢厥冷,精神失常,甚至出现突然昏仆等表现。急则治其标,尽快使患者苏醒是治疗的第一步。中焦为阴阳之气升降的必经之路,脾气升,胃气降,中焦斡旋有常,则阴阳调和;肝主疏达,与脾胃关系十分密切,对中州通达能起到举足轻重的作用;而肝气顺畅,还能上达天庭,有开窍醒神的作用。故本方选用肝、脾二经的井穴,以通达经络,调和肝脾,开窍通闭,协调阴阳。若突然昏厥,则以大敦为主穴;若逐渐昏迷,则以隐白为主穴。

患者苏醒之后,还应进行后续治本的治疗,以巩固疗效。

【加减】若痰阻,加间使,直刺 5 分左右,用泻法。眩晕,加百会,斜刺或平刺 3 分左右,用补法;或温和灸 10 分钟左右。若气虚,加气海,温和灸 15 分钟左右。昏厥较重,可加人中,略向上斜刺 3 分左右。以上均留针至患者清醒后出针,中途可以多次捻针,以加强针感。以上穴位留针均为 30 分钟左右;或清醒后出针。

【文献】《针灸甲乙经》:"尸厥,死不知人,脉动如故,隐白及大敦主之。恍惚尸厥,头痛,中极及仆参主之。尸厥暴死,金门主之。"

《针灸资生经》:"百会、玉枕,主卒起僵仆,恶见风寒。通天、络却,主暂起僵仆。大杼,主僵仆不能久立,烦满里急,身不安席……内庭,主四厥,手足闷者,久持之。"

《扁鹊神应针灸玉龙经》:"尸厥:中极(补)、关元(灸)。"

《类经图翼》:"尸厥卒倒气脱:百会、人中、合谷、间使、气海、关元。卒忤:肩井、巨阙。"

《针灸聚英》:"尸厥如死不知事,须灸三壮于厉兑……厥逆列缺与中冲,金门大都内庭中,厉兑隐白大敦穴,须治八穴为有功。曲泉尺泽与支沟,少海前谷三里头,三阴交与曲泉穴,照海内庭太谿丘。行间大都十二穴,次第详治病即瘳。"

二、通络开窍类

开耳窍方(《针灸大成》)

【组成】听宫　听会　翳风

【用法】听宫、听会,均直刺3~5分,用泻法。翳风直刺5~8分,用泻法。以上穴位留针均为30分钟左右。

【功用】行气开闭。

【主治】本方主要治疗耳聋、耳闭。多属于突发性疾病,或在某些疾病中逐渐出现耳闭、耳鸣,继而听力减退,甚至出现耳聋的表现。

【方解】本病主要由于邪气阻滞耳络,气机闭塞,造成气血流通不畅,从而引发耳窍病变。病变时间较长者,多有正气不足的表现。实证为主,但兼见虚实夹杂证。治疗时,开耳窍的同时,祛除邪气才能获得痊愈,开窍、祛邪二者必须结合进行。若是因为外邪阻闭为主,则选用手太阳之耳部穴听宫为主穴,以祛邪通窍;若是因为体内气机不调引起,则选用足少阳之耳部穴听会为主穴,以行气通窍;若是因为湿热引起,则选用手少阳之耳部穴翳风为主穴,以祛湿通窍。总之,主穴之外的腧穴为配穴。

【加减】若气虚,加合谷,直刺8分左右,用补法;足三里,直刺1寸左右,用补法。若湿热阻滞,加中渚,略向上斜刺3~5分,用泻法。以上穴位留针均为30分钟左右。

【文献】《针灸大成》:"耳聋气闭:听宫、听会、翳风。问曰:此症从何而得? 答曰:伤寒大热,汗闭,气不舒,故有此症。前针不效,复刺后穴:三里、合谷。"

《玉龙歌》:"耳聋气闭痛难言,须刺翳风穴始痊,亦治项上生瘰疬,下针泻动即安然。耳聋之症不闻声,痛痒蝉鸣不快情,红肿生疮须用泻,宜从听会用针行。"

《针灸甲乙经》:"耳鸣,百会及颔厌、颅息、天窗、大陵、偏历、前谷、后溪皆主之。耳痛聋鸣,上关主之,刺不可深。耳聋鸣,下关及阳溪、关冲、腋门、阳谷主之。耳聋鸣,头额痛,耳门主之。头重,颔痛,引耳中嘈嘈,和髎主之。聋,耳中癫溲若风,听会主之。耳聋填填如无闻,嘈嘈若蝉鸣,颊鸣,听宫主之。下颊取之,譬如破声,刺此(即《九卷》所谓发蒙者)。聋,翳风及会宗、下关主之。耳聋无闻,天窗主之。耳聋,嘈嘈无所闻,天容主之。耳鸣无闻,肩贞及完骨主之。耳中生风,耳鸣耳聋时不闻,商阳主之。聋,耳中不通,合谷主之。耳聋,两颞痛,中渚主之。耳浑浑无所闻,外关主之。卒气聋,四渎主之。"

开鼻窍方(《针灸大成》)

【组成】 迎香　上星　五处　禾髎

【用法】 迎香向鼻根部斜刺 3～5 分,用泻法;若鼻塞较重,可以将针体在鼻根部骨膜上轻轻摩擦几下。上星向后斜刺 3 分左右,用泻法,可将针体在头骨上轻轻摩擦几下;病情较重者,可以使用放血疗法。五处向后斜刺 3 分左右,用泻法。禾髎直刺或向外斜刺 2 分左右,刺入即留针。以上穴位留针均为 30 分钟左右。

【功用】 清热通络,开窍利鼻。

【主治】 主要治疗以鼻塞为主症的鼻衄、鼻鼽、鼻渊;伴头额疼痛,时有头昏晕,甚至记忆力减退,甚至鼻流脓涕,口干,舌红,苔黄厚或腻,脉滑数。

【方解】 本病多为外邪侵袭,影响到上呼吸道,尤其是鼻腔,邪气停留,郁久化热,湿热胶结,鼻腔堵塞,甚则邪气深入。鼻腔下通肺脏,中通督脉,上连脑神,可根据病情轻重,病程长短不同而选用主穴。疾病初期,选用迎香为主穴,以交通手足阳明经,行气清热,以利鼻窍。配以禾髎加强迎香的作用。再配上星通督脉,以开窍行气泻热。若病程较长者,以上星为主穴,以通督脉,开窍醒神。使以五处,以行太阳经气,祛在表之邪。四穴合用,治疗鼻腔疾患有较好的效果。

【加减】 鼻塞较重者,加水沟,向上斜刺 2 分左右,刺入即留针;印堂,向下斜刺 3～5 分,用泻法。头晕明显者,加囟门,向后斜刺 3～5 分,用平补平泻法;头晕较重时,囟门用回旋灸 10 分钟。流黄涕,加鱼际,直刺 3～5 分,用泻法,热象较重者,可以点刺出血。以上穴位留针均为 30 分钟左右。

【处方比较】 与上星通窍方比较:上星通窍方属于急性、实热病;本方热象不重,属虚夹实、慢性,络阻气闭,外邪不明显或不重,或外邪已化热入里。

【文献】《针灸大成》:"鼻塞不闻香臭:迎香、上星、五处、禾髎。问曰:此症缘何而得?针数穴皆不效。答曰:皆因伤寒不解,毒气冲脑,或生鼻痔,脑中大热,故得此症。复刺后穴:水沟、风府、百劳、太渊。"

《针灸资生经》:"鼻塞不利(鼻不闻香臭):曲差、上星、迎香、素髎、水沟、龈交、通天、禾髎、风府,主鼻塞,喘息不利,鼻喝僻,多涕,鼽衄有疮……中管、三间、偏历、厉兑、承筋(铜同)、京骨、昆仑、承山、飞扬、隐白,主头热鼽衄。"

《类经图翼》:"鼻渊:上星、曲差、印堂、风门、合谷。"

舌强难言方(《针灸大成》)

【组成】金津　玉液　廉泉　风府

【用法】金津、玉液点刺出血。廉泉向咽喉部刺入5分左右,用泻法。风府直刺3~5分,刺入后即留针,一般不使用手法。以上穴位留针均为30分钟左右;或留至舌头僵硬感解除后出针。

【功用】开窍通络,息风化瘀。

【主治】本方主要治疗中风舌强难言,或突发性失语。症见舌头僵硬,喉头梗塞,语言难出,或语言不清,吞咽困难,舌红苔厚,脉弦。

【方解】本病多由于痰湿阻滞,肝风内动引起,多在中风后遗症中出现。也有因患者素有痰湿,在情绪突然剧烈变化时,肝火亢盛,火极生风,风动痰阻,而致语言謇涩或失语。所以开窍祛瘀是治疗的第一步。因此,选用金津、玉液开窍通络、活血行气、通化瘀阻是为解除舌强的主要方法。配用廉泉,通任脉,开咽喉,养正阴以祛邪阴,故能助金津、玉液的开窍祛瘀能力。佐以风府,通督脉,祛风醒神,培正阳以祛邪阳,与廉泉共同打通小周天,使阴阳互通,气血顺畅。四穴合用,开窍通络,息风化瘀。

本病的治疗往往不是一蹴而就的,一次治疗可能会有所好转,或减轻,但不能使语言完全恢复,所以需要坚持治疗。患者多有痰湿在先,故舌强好转之后,还需进一步辨证治本。

【加减】若属外风引动内风,可加用大椎,刺入骨缝中3分左右;风池,略向下斜刺5~8分,用泻法。若内风为主,火象较重者,可加太冲直刺3分左右,用泻法;太溪,直刺5分左右,用补法。语言不清,可加百会,向后斜刺3~5分,用补法。以上穴位留针均为30分钟左右;或留至舌头僵硬感解除后出针。

【文献】《针灸大成》:"舌强难言:金津、玉液、廉泉、风府。"

《针灸甲乙经》:"舌下肿,难言,舌纵,戾不端,通谷主之。舌下肿,难以言,舌纵涎出,廉泉主之。"

《针灸资生经》:"舌强:中冲治舌强……天突治舌下急……窍阴治舌强。廉泉治舌根急缩……大迎治舌强……哑门主舌强。风府主舌急……阴谷主舌疭。廉泉治舌纵,舌根急缩。"

程莘农经验:百会、风池(左)、听宫(左)、廉泉、列缺、照海。

开音方(《神灸经纶》)

【组成】 天突 期门 间使

【用法】 天突向斜下方刺入 5 分左右,用平补平泻法。期门先直刺 3 ~ 5 分,在肝脏包膜附近轻轻点刺几下,注意不要伤及肝脏,然后向外提针至皮肤下,向外斜刺 5 分左右,用平补平泻法。间使直刺 5 ~ 8 分,用泻法。以上穴位留针均为 30 分钟左右。

【功用】 散气开音,清热化痰。

【主治】 本方主要治疗金实不鸣的失音症(气阻痰停型)。症见突然失音,欲言不能,咽喉梗塞;或声音嘶哑,发音困难,胸闷气急;或张口结舌,吐字含混,词不达意,面红脖子粗。但神志清楚,有思维能力。舌红苔厚,脉实。

【方解】 本病主要由于情绪变化,或外感寒热,致使肺气壅遏,肝气壅遏,化热上冲,木火刑金,上冲咽喉,而患者痰湿体质,出现痰火胶结,因而发声困难。所以选用天突开通肺气,上利咽喉,是为本方之主穴。配用肝之募穴期门以行肝气,清肝火,降冲逆;间使化痰湿,理心包,安神志。二穴助天突散气开音,清热化痰。

【加减】 火旺,加太冲,直刺 5 分左右,用泻法。痰阻较重,加支沟,直刺 5 ~ 8 分,用泻法。气滞较明显,可加天鼎,直刺 5 ~ 8 分,用平补平泻法。以上穴位留针均为 30 分钟左右。

【文献】《神灸经纶》:"声哑:天突、期门、间使。"

《灵枢·寒热病》:"暴喑气鞭,取扶突与舌本出血。"

《针灸集成》:"卒然无音,取天突。厥气走喉不能言,取照海。喉痹卒喑,取丰隆。暴喑气喘,取扶突、廉泉。暴失音,取神门、涌泉。暴喑,取合谷、阳交、通谷、天鼎、期门、支沟、涌泉。"

─────── 小 结 ───────

开窍类处方,按其功用不同,可分为醒神开窍类方和通络开窍类方。

醒神开窍类方中,中风神闭方和尸厥方皆具有醒神开窍之功用,均选用井穴;但中风神闭方可调治气血,特点是以中冲治血,合谷调气,治疗气血逆乱,邪蒙心窍之中风不省人事之证,而尸厥方由于使用足阴经井穴,故可潜阴和阳,治疗阴气突升、阳气骤降、神志昏闭之尸厥证。

通络开窍处方中,开耳窍方能行气开闭,聪耳醒神,治疗耳聋气闭之证。开鼻窍方清泄热邪,通利鼻窍,治疗鼻窒不闻香臭之证。舌强难言方开窍通络、息风化痰,治疗中风后舌强难言的病证。开音方治疗肝火亢旺,痰湿阻滞而致的金实不鸣的失音。以上四方其共同点是均用局部穴通利窍络,祛除邪气。唯有开音方加用远端穴以泻火平肝,以治病之本。

开窍类针灸处方歌诀

一、醒神开窍类

1. 中风神闭方

中风神闭用人中,中冲合谷神灵通。

2. 尸厥方

潜阴回阳尸厥方,隐白大敦开窍良。

二、通络开窍类

1. 开耳窍方

开耳窍方用听宫,更有听会加翳风。

2. 开鼻窍方

开鼻窍方用迎香,五处禾髎上星当,通利鼻窍又清热,鼻窒之疾得安康。

3. 舌强难言方

舌强难言病因风,金津玉液廉泉攻,更用风府一要穴,中风舌强用之中。

4. 开音方

开音方中用天突,期门间使一起入。

复 习 题

1. 试论中风神闭方的组方法则?
2. 开音方与舌强难言方的治证有何异同?

第九章 安神类方

凡是以具有开窍醒神、镇静止惊或滋养心神功用的腧穴为主组成，具有安神作用的处方，称为安神类处方。

精神意识活动与脏腑气血盛衰有密切关系，因情志活动必须以五脏精气作为物质基础，而外界的各种精神刺激只有作用于相应的内脏，才能表现出情志的变化。如《素问·阴阳应象大论》曰："人有五脏化五气，以生喜怒悲忧恐。"心"在志为喜"，肝"在志为怒"，脾"在志为思"，肺"在志为忧"，肾"在志为恐"。情志的异常变化伤及内脏，主要是影响内脏的气机，使气机升降失常，气血运行紊乱，正如《素问·举痛论》所说："怒则气上"，"喜则气缓"，"悲则气消"，"恐则气下"，"惊则气乱"，"思则气结"。临床表现为惊狂善怒、躁扰不安者多属实，治宜重镇；神志不宁、惊悸健忘、恍惚失眠者为虚证，治宜滋养。故本节所论处方分为重镇安神及养心安神两类。

七情致病虽可伤于五脏，但临床观察，主要影响心、肝、脾三脏。《灵枢·口问》曰："悲哀愁忧则心动，心动则五脏六腑皆摇。"《灵枢·百病始生》曰："喜怒不节则伤脏。"故在针灸临床上多取手少阴心经、手厥阴心包经、足厥阴肝经、足太阴脾经的腧穴，如内关、大陵、神门、间使、足三里、三阴交、太冲、行间、大敦等。

值得一提的是，情志之证与精神因素有关，故临床上要注意运用精神疗法"以情治情"。如《素问·阴阳应象大论》云："怒伤肝，悲胜怒……喜伤心，恐胜喜……思伤脾，怒胜思……忧伤肺，喜胜忧……恐伤肾，思胜恐。"

一、镇静安神类

扁鹊十三穴方（《备急千金要方》）

【组成】鬼宫（人中）　鬼信（少商）　鬼垒（隐白）　鬼心（大陵或太渊）　鬼路（申脉）　鬼枕（风府）　鬼床（颊车或翳风）　鬼市（承浆）　鬼路（窟）（间使或劳宫）　鬼堂（上星）　鬼藏（男即会阴、女即玉门头，在临床使用时可改用鸠尾，肓之原，任之络，多为病情顽固时用；或改用巨阙，心之募，在心气虚，心神散乱神志恍惚时用）　鬼臣（曲池或尺泽）　鬼封（舌下中缝，指海泉。也可改用金津、玉液，若张口有困难，还可以改用上廉泉）

【用法】 先刺前面五穴,一般连续用 2～3 次,然后去掉第一个穴,加入顺序后的第一穴,如此循环。人中、承浆针时从穴位左边进入,向右侧刺约 3～5 分,至对侧皮下。少商、隐白可以使用麦粒灸 3～5 壮(其中神志不清为主的时候可用针法,癫为主的时候使用灸法,狂为主的时候使用泻血法)。大陵直刺 3 分,用补法或加灸。太渊向上斜刺 3 分,用补法或加灸。申脉略向下斜刺 5 分,用补法或加灸。风府直刺 3～5 分,用泻法。颊车直刺 5 分左右,用补法或加灸。翳风直刺 5～8 分,用补法或加灸。劳宫直刺 3 分,刺入即留针。间使直刺 5～8 分,用泻法。上星向后斜刺 5 分左右,用补法或加灸;若热象较重,可用放血疗法。鸠尾、巨阙,向下斜刺 5～8 分,用补法或加灸。曲池直刺 8 分～1 寸,用补法或加灸。尺泽直刺 5～8 分,用补法或加灸。海泉及金津、玉液点刺出血,注意消毒、清污和控制出血量。上廉泉向舌底方向刺 5～8 分,用泻法。以上穴位留针均为 30 分钟左右。

治疗时有三点要求:①男(患者)从左起针,女(患者)从右起针;②手足两边相对刺(两侧的穴位同时使用),若逢孤穴只单通;③阳日阳时针右转,阴日阴时针左转(应该是补阳泻阴之义)。

【功用】 化痰开窍,醒神定志。

【主治】 本方主要治疗抑郁性精神病、癫痫、顽固性失眠。症见情绪低落,心悸,不寐,以欠酣为主,头昏目矇,心烦意乱,言语不当,表达困难,舌稍红,苔厚,脉滑实。

【方解】 本病主要由两个因素引起:一是痰湿阻滞心窍,甚则心窍阻塞,而致腑不洁,神不明,或神不归舍,或痰湿阻滞较久,已有化火趋势,以致神府不宁;二是情绪抑郁,肝气郁结,或肝郁化火,心火不宁,以致意识朦胧,神志不清。故本方主要选用开窍醒神和清泻痰火的腧穴。本方中的腧穴以“鬼”命名,说明症如鬼状,其实是针对神志变化莫测而言。而中医认为怪病多痰,怪而离经,有如鬼使神差。由于本病病程较长,治疗时间亦长,故全方虽然有十三穴,运用时以五穴为一组,尤其是处方中的前五穴,是本方的基本组成,所以治疗时为首选,故可视为本方的主穴。其中人中能开窍通督任,打通小周天,使阴阳之气相交通,有醒神作用,是为主穴中的主穴。少商、隐白为手、足太阴同名经上下相配,手太阴为十二经之开始,按时运行,因此病症发作往往有一定时间,故称之为鬼信,足太阴为后天之本,影响全身,邪停此处犹如堡垒,故称之为鬼垒。用此二穴行气祛痰以助人中开窍醒神。大陵能治邪火扰乱心神,故清心火则人神得安,因此称其为鬼心,用以助人中泻火清心之力。太渊可调节呼吸,顺气宽心,因此也称其为鬼心。申脉为阳跷之始,病时经脉拘急紧张,故用其伸筋缓急,有如道路通畅,故称之为鬼路,用以助人中行气舒筋之力,而使情绪缓解,心情舒畅,肌肉松弛,筋脉气血流通。

【加减】若情绪压抑,加期门,斜刺5分左右,用平补平泻法。若肝火旺,加大敦,刺入1分左右,刺入即留针。心火旺致心神错乱者,加百会,斜刺5分左右,用平补平泻法,或用温和灸10分钟左右;神门,直刺2分左右,用补法。悲泣邪语,鬼忙歌哭,灸天府14壮。狂邪惊痫,灸三阴交30壮(穴在内踝后上行3寸动脉上)。以上穴位留针均为30分钟左右。

【文献】《备急千金要方》:"扁鹊曰:百邪所病,针有十三穴,凡针先从鬼宫起,次针鬼信,次至鬼垒,又至鬼心,针至五六穴即可知矣。若是邪蛊之精便自言说,论其由男从左起针,女从右起针。若数处不言便遍穴针也,仍须根据掌诀捻目而治之,万不失一。黄帝掌诀,别是术家秘要,第一针人中名鬼宫,从左边下针右边出。第二针手大指爪甲下,名鬼信,入肉三分。第三针足大趾爪甲下,名鬼垒,入肉二分。第四针掌后横纹,名鬼心,入肉半寸(即太渊穴也)。第五针外踝下白肉际足太阳,名鬼路,火针七针针三下(即申脉穴也)。第六针大椎上入发际一寸,名鬼枕,火针七针针三下。第七针耳前发际宛宛中,耳垂下五分,名鬼床,火针七针针三下。第八针承浆,名鬼市,从左出右。第九针手横纹上三寸,两筋间,名鬼路(即劳宫穴也)。第十针直鼻上入发际一寸名鬼堂,火针七针针三下(即上星穴也)。第十一针阴下缝灸三壮,女人即玉门头,名鬼藏。第十二针尺泽横纹外头接白肉际,名鬼臣,火针七针针三下(即曲池穴也)。第十三针舌头一寸,当舌中下缝,刺贯出舌上,名鬼封,仍以一板横口吻安针头令舌不得动。以前若是手足皆相对针两穴,若是孤穴即单针之。"

《灵枢·癫狂》:"狂而新发,未应如此者,先取曲泉左右动脉,及盛者见血,有顷已,不已,以法取之,灸骨骶二十壮。"

《针灸资生经》:"悲泣鬼语,灸天府、慈门。"

《类经图翼》:"《千金方》十三鬼穴须知:百邪所为癫狂病,针有十三穴须认。凡针之用先鬼宫,次针鬼信无不应。一一从头逐一求,男从左起女从右。一针人中鬼宫停,左边下针右出针。第二手大指甲下,穴名鬼信刺三分。三针足大指甲下,名曰鬼垒二分深。四针掌上大陵穴,八寸五分为鬼心。五针申脉名鬼路,火针三下七锃锃。第六却寻大椎上,入发一寸名鬼枕。七刺耳垂下五分,名曰鬼床针要温。八针承浆名鬼市,从左出右君须记。九针间使鬼路上,十针上星名鬼堂。十一阴下缝三壮,女玉门头为鬼藏。十二曲池名鬼臣,火针仍要七锃锃。十三舌头当舌中,此穴是名为鬼封。手足两边相对刺,若逢孤穴只单通。此是先师真妙诀,猖狂恶鬼走无踪。扁鹊曰:百邪所病者,针有十三穴。凡刺之法,先从鬼宫起,次针鬼信,便至鬼垒,又至鬼心,不必尽针,止五六穴,即可知矣……男从左起针,女从右起针。若数处不言,便当遍刺,依诀而行之。"

《针灸大成》:"一针鬼宫,即人中,入三分。二针鬼信,即少商,入三分。

三针鬼垒,即隐白,入二分。四针鬼心,即大陵,入五分。五针鬼路,即申脉(大针),三分。六针鬼枕,即风府,入二分。七针鬼床,即颊车,入五分。八针鬼市,即承浆,入三分。九针鬼窟,即劳宫,入二分。十针鬼堂,即上星,入二分。十一针鬼藏,男即会阴,女即玉门头,入三分。十二针鬼腿,即曲池(火针),入五分。十三针鬼封,在舌下中缝,刺出血,仍横安针一枚,就两口吻,令舌不动,此法甚效。更加间使、后溪二穴尤妙。男子先针左起,女人先针右起。单日为阳,双日为阴。阳日、阳时针右转,阴日、阴时针左转。"

徐氏十三穴方(《针灸聚英》)

【组成】人中(鬼宫) 神庭(鬼光) 风府(鬼腕) 舌缝(鬼身) 承浆(鬼门) 颊车(鬼关) 少商(鬼室) 大陵(鬼心) 间使(鬼臂) 乳中(鬼位) 阳陵泉(鬼腿) 隐白(鬼节) 行间(鬼路)

【用法】先依次刺前面5~6穴,针刺2~3次后,再去掉最前一穴,加入顺序后的第一穴,如此循环,一直下去。人中向上斜刺3~5分。神庭向后刺5分左右,用平补平泻法。风府直刺3~5分,用泻法。舌缝指海泉,可点刺出血;也可点刺金津、玉液出血,注意消毒、清污和控制出血量。承浆直刺2~3分,一般不使用手法。颊车直刺3分左右,用泻法。少商、隐白略斜刺1~2分,一般不使用手法;多使用灸法,麦粒灸5~7壮,或小艾炷灸1~3壮。大陵直刺2分左右,一般不使用手法;可点刺出血。间使直刺5~8分,用泻法。乳中可以使用灸法,温和灸5分钟左右;隔物灸3壮(可隔香附末或郁金末);或使用器械吸允乳头。阳陵泉沿腓骨前缘直刺8分~1.2寸,用泻法。行间直刺3~5分,用泻法。以上穴位留针均为30分钟左右。

【功用】定心涤痰,疏肝泻火。

【主治】本方主要治疗抑郁性精神病、癫狂。症见精神亢奋,动作不停,不能入眠,思维不连贯,神情不集中,烦乱不安,言语错乱,答非所问,舌红,苔黄厚,脉弦实。

【方解】本病病因:一是心火旺导致神不归舍;二是痰湿化热,窍络闭阻。患者处于亢奋而蒙昧状态。本方前5穴为主穴,其中人中开窍醒神,配用神庭清热醒神,促使神明安定,为主穴中的主穴。用风府祛风行气,以阻风火相扇,加舌缝(用金津、玉液)点刺出血,泻火而安神。承浆为督、任脉之交,使阴阳交通,以通行小周天,同时养阴而降火,故五穴合用,有定心涤痰、疏肝泻火的作用。若语言错乱明显者,则可首次即加入颊车,以行阳明之气,热散而语言平和。

【加减】情绪急躁,加期门,斜刺5分左右,用泻法。湿热较甚,加中极,直刺5分左右,用泻法。心肾不交,加百会,斜刺或平刺3~5分;涌泉,直刺2~3

分,均用补法。以上穴位留针均为 30 分钟左右。

【处方比较】扁鹊十三穴方,与徐氏十三穴方,虽然都治疗"鬼病",但前方以痰湿为主,本方以火热为主。

【文献】《针灸聚英》:"人中神庭风府始,舌缝承浆颊车班,少商大陵间使连,乳中阳陵泉有据,隐白行间不可差,十三穴是秋夫置。"

《凌门传授铜人指穴》:"秋夫疗鬼十三针之格……人中一穴名鬼宫,少商二穴名鬼室,隐白二穴名鬼节,太陵一穴名鬼心,行间二穴名鬼路,风府一穴名鬼腕,颊车二穴名鬼关,承浆一穴名鬼门,间使二穴名鬼臂,神庭一穴名鬼光,乳中一穴名鬼位,阳陵一穴名鬼腿,舌缝一穴名鬼身(舌缝六者,舌缝中间出紫血,身重舌肿难言,心经邪热,出为妙)。凡人有鬼病者,须先针人中,次第下针十二穴,男先取左,女先取右,治病如神。"

阳狂方(《神灸经纶》)

【组成】间使　百会

【用法】百会先斜刺后平刺,进针 5~8 分,然后在头骨骨膜上轻轻摩擦数次,然后用泻法;或用雀啄灸 5~10 分钟;若阳狂较重,也可点刺出血。间使直刺 5~8 分,用泻法。以上穴位留针均为 30~60 分钟。

【功用】开窍醒神,泻火化痰。

【主治】本方主要治疗狂证。症见高热烦躁,大渴饮饮,掀被露体,神情激动,呼号口臭,面红体烫,多有大便硬结,小便黄赤,舌苔厚黄,甚至焦黑,舌质红绛,脉洪实或弦滑。

【方解】本病多由于持续性高热,且素体痰湿,以致痰火胶结,痰蒙清窍,火扰神府,出现神不归舍,动、乱不安而不能自持。所以选用百会开窍醒神,若热象过重,点刺出血,可以加强泄热能力,是为主穴。配间使化痰清热,能有效地协助百会泻火祛痰。二穴合用,可以起到"立竿见影"的效果。但本法属于治标之法,症状减轻后,需继续进行辨证治疗。

【加减】若有大便秘结,可加上、下巨虚,直刺 8 分左右,用泻法。高热烦躁,可加十宣,点刺出血。喉间汩汩有声,多为痰阻,可加廉泉,向咽喉部斜刺 5分左右,用泻法。以上穴位留针均为 30~60 分钟。

【文献】《神灸经纶》:"狂言不避水火:间使、百会。"

《灵枢·癫狂》:"狂始发,少卧不饥,自高贤也,自辩智也,自尊贵也,善骂詈,日夜不休,治之取手阳明、太阳、太阴、舌下、少阴,视之盛者,皆取之,不盛,释之也。"

《备急千金要方》:"狂痫不识人,癫病风乱,灸百会九壮……丰隆主狂妄行,登高而歌,弃衣而走。"

神躁方(《备急千金要方》)

【组成】 支正　鱼际　合谷　少海　曲池　腕骨

【用法】 支正直刺5分左右,用泻法。鱼际直刺3分左右,用泻法;或点刺出血。合谷直刺8分左右,用泻法。少海直刺5~8分,用泻法。曲池直刺8分左右,用泻法。腕骨刺入骨缝中1~2分,刺入即留针,一般不使用手法。以上穴位留针均为30分钟左右。

【功用】 清热宁神。

【主治】 发热,体温持续升高,恶风,或不恶风,口干能饮,心烦意乱,袒胸露背,挥手踢脚,面红目矇,呻吟不断,甚至汗出呕吐,神昏谵语,小便黄,大便硬,舌苔黄或厚,舌质红或绛,脉洪大。

【方解】 本病多由外感化热入里,进入阳明,热结阳明,上扰心神所致。若外邪刚刚进入阳明,还没有完全进入阳明,表证尚在,仍有恶风,则以手太阳经的支正为主穴,解表以清热;配以手太阴经的鱼际,泻热以祛邪。若外邪已经完全进入阳明,则以手阳明经的合穴曲池为主穴,行气清热;配以手阳明经的原穴合谷,行气散气,以加强清热的能力。以上两种配伍方法,再配以手太阳小肠经的腕骨,以鼓舞阳气,加强祛邪清热的能力;手少阴心经合穴少海,以清心宁神。六穴合用,清热宁神,使热邪消除,躁去神安。

【加减】 若尚有恶寒,可加大椎,直刺8分左右,用泻法。若热象较高,可点刺商阳出血,热象极高还可点刺十二井出血。心烦较甚,可加大陵,直刺3分左右,用泻法。小便黄赤,可加中极,直刺5分左右,用泻法。大便硬结,可加上、下巨虚,直刺8分左右,用泻法。以上穴位留针均为30分钟左右。

【文献】《备急千金要方》:"支正、鱼际、合谷、少海、曲池、腕骨,主狂言。"

《针灸大成》:"发狂:曲池、绝骨、百劳、涌泉。"

《神应经》:"狂言:取太渊、阳溪、下廉、昆仑。"

《丹溪心法》:"卒狂言鬼语,镇大拇指甲下。"

《针灸易学》:"发狂不省人事,取曲池、合谷、人中、复溜。"

神谷方(《备急千金要方》)

【组成】 神门　阳谷

【用法】 神门直刺2分左右,用平补平泻法。阳谷刺入骨缝中1分左右,刺入即留针。均留针30分钟左右。

【功用】 安神宁心,行气清热。

【主治】 神情高亢,喜言多语,时时发笑,心烦不安,心惊肉跳,自以为是。白天偶有自汗,夜晚不寐而致烦躁汗出,口干喜凉,小便黄赤,大便干结,舌尖红,舌苔薄黄,脉数或弦。

【方解】 本病为心火炽盛,心神不宁引起。故选用神门安神宁心,是为主穴。配手太阳经的阳谷行气散热,与神门共同起到协调阴阳、引火下行的目的。

【加减】 若心火亢旺,加支正,直刺5分左右,用泻法。若肝火较旺,加行间,直刺5分左右,用泻法。若脾胃火旺,可加内庭,直刺5分左右,用泻法。若神志蒙昧,加百会,向后斜刺或平刺3~5分,在骨膜上轻轻摩擦几下,然后留针。若失眠较重,加四神聪,向后斜刺3分左右,用平补平泻法。若心烦胸闷较甚,加膻中,斜刺或平刺3~8分,针体轻轻摩擦胸骨骨膜数次,然后留针。若有阴虚,加太溪,直刺5分左右,用补法。以上穴位留针均为30分钟左右。

【文献】 《备急千金要方》:"神门、阳谷,主笑若狂。"

《针灸资生经》:"心喜笑(怒):神门、阳谷,主笑若狂。劳宫、大陵,主喜笑不止。列缺,主喜笑(见治狂言喜笑见鬼)。水沟(见癫痫铜同),失笑无时节。"

《医宗金鉴》:"心经里之原穴神门,小肠表之络支正,二穴应刺之证,饮水即消,背腹引腰作痛,眩晕仆倒,上咳吐,下泄气,热而心烦,好笑喜忘,多惊,皆心与小肠病也。"

《针灸逢源》:"善笑而不发于外者,得之有所大喜(见鬼善暗笑,皆伤神所致),治之取足太阴、太阳、阳明,后取手太阴、太阳、阳明(各经穴如前)。狂而新发,未应如此者,先取曲泉左右动脉及盛者见血。有顷已,不已,以法取之,灸骨骶二十壮。(若狂病新起未有如上文五节之见症,宜先取足厥阴经曲泉穴,左右。皆刺之及诸经之脉有盛者,皆出其血,病当自已,如不已,则当照前五节求法以取之,仍灸骨骶之长强穴。)"

温胆方(《神灸经纶》)

【组成】 胆俞　解溪

【用法】 胆俞向脊椎方向斜刺3~5分,注意不要伤及内脏,用平补平泻法。解溪刺入5~8分,用泻法。

【功用】 清胆热,去痰湿。

【主治】 本方主要治疗失眠、惊悸。症见入睡尚可,但易醒,心悸,怔忡,有空虚感,烦乱,口苦,偶有恶心,饮食减少,常腹胀痞满,舌稍红,苔略黄厚或腻,脉滑数。

【方解】 本病多由肝气郁结,胆气不舒,久而化热,火热上扰,心神不宁所致。所选用胆俞疏达胆气,清理肝胆热邪,配足阳明经经穴解溪清热化痰(若用脾经之经穴商丘,属金,则属性不宜,泻土力不强,意如扬汤止沸。若用大都,虽属荥火,但由于脾主水湿,大都之火行水为主,直接泻热能力不强),因阳明为多气多血之经,行气泻热能力较强。

【加减】痰多者,加丰隆,直刺 8 分~1 寸,在腓骨骨膜上轻轻敲击数下,然后用泻法。湿重者,加阴陵泉,直刺 8 分左右,用补法。热重者,加行间,直刺 3~5 分,用泻法。气郁甚者,加日月或期门,均斜刺 3~5 分,用泻法,注意不要伤及内脏。以上穴位留针均为 30 分钟左右。

【文献】《神灸经纶》:"惊悸:胆俞、解溪。"

《备急千金要方》:"气海、阴交、大巨,主惊不得卧。"

《针灸资生经》:"气海、阴交、大巨,主惊不得卧。"

《针灸大全》:"心中虚惕,神思不安,取内关、百会、神门。心脏诸虚,怔忡惊悸,取内关、阴郄、心俞、通里。"

《针灸逢源》:"膈俞、脾俞、上脘、中脘(各灸二七壮)、天枢、气海、三里、太白,噎病,忧噎胸中痞满。气逆时,呕食不下思噎。心悸善忘,气噎心下痞噎哕不食。胸背痛。"

和胃定志方(《神灸经纶》)

【组成】内关 液门 膏肓 解溪 神门

【用法】内关直刺 5~8 分,以平补平泻法;或使用隔物灸(可隔白术或生姜)7~14 壮。液门直刺 3 分左右,用泻法。膏肓向外斜刺,并刺入肩胛骨与肋骨之间 2 分左右,用补法;或使用温和灸 10~15 分钟。解溪刺入 8 分左右,用平补平泻法。神门直刺 2 分左右,用补法。以上穴位留针均为 30 分钟左右。

【功用】行气宽中,和胃化痰。

【主治】本方主要治疗气滞痰阻引起的肝胃不和证。症见胸闷痰多,腹胀痞满,吞酸呕逆,食欲减退,夜寐不宁,大便或溏或硬,或先硬后溏,舌质淡,舌苔厚,脉濡或滑。

【方解】本病多因脾胃虚弱,饮食不当,或情绪长期紧张,造成消化功能减弱,宿食生痰,痰湿阻滞,胃不和则神不宁、寝不安。因此选用内关为主穴,以宽胸利气。配手少阳三焦经之荥穴液门清胆热、行水气、去痰湿,以疏肝和胃;足阳明胃经的经穴解溪通调脾胃,行气化滞;二穴共助主穴行气宽中,和胃化痰。佐以膏肓扶助正气,化除顽疾;神门养神安神,定志除烦。五穴合用,达到行气宽中、和胃化痰的目的。

【加减】若脾胃虚弱,加中脘,直刺 5 分左右,用补法;足三里,直刺 8 分~1.2 寸左右,用补法;以上二穴也可使用灸法,一般温和灸 10~15 分钟左右。若痞满较甚,加阳陵泉,直刺 8 分~1.2 寸,用平补平泻法。若失眠较甚,加大陵,直刺 2 分左右,用泻法。若痰湿较甚,加丰隆,直刺 8 分左右,用泻法。若吞酸呕逆较甚,加公孙,直刺 3~5 分,用补法;内庭,直刺 3~5 分,用补法。以上穴位留针均为 30 分钟左右。

【文献】《神灸经纶》:"怔忡健忘不寐:内关、液门、膏肓、解溪、神门。"

《针灸资生经》:"神庭、治惊悸不得安寝。气冲、章门,治不得卧。期门,治不得久卧。隐白、天府、阴陵泉,治不得卧。神庭,疗风痫惊悸,不得安寝。太渊、肺俞、上管、条口、隐白,疗不可卧。"

《针灸大成》:"烦闷不卧:太渊、公孙、隐白、肺俞、阴陵泉、三阴交。"

中暑神昏方(《神灸经纶》)

【组成】百会　中脘　三里　脾俞　合谷　人中　阴谷　三阴交

【用法】百会向后斜刺 3~5 分,用补法。中脘直刺 5~8 分,用补法。如有外邪在表,可用手三里,直刺 3~5 分,用泻法;若外邪已入里,可用足三里,直刺 8 分~1.2 寸,用补法。脾俞向脊椎方向斜刺 3~5 分,用补法。合谷直刺 5 分左右,用平补平泻法。人中向斜上刺,3~5 分,轻轻捻针后留针至清醒后出针。阴谷直刺 5 分左右,用补法。三阴交直刺 5 分左右,用补法。以上穴位留针均为 30 分钟左右。或可使用灸法,一般每穴温和灸 5~7 分钟;但人中只需要灸 1 分钟左右,或清醒过来即停止施灸,若灸 1 分钟左右,仍不能清醒,则改用刺法。

【功用】开窍醒神,和中泄热。

【主治】本方主要治疗中暑。症见心中满闷,恶心欲呕,身热肢凉,汗出不爽或无汗,小便黄短,水泻样大便,多呈乳白色,严重者有昏迷,舌苔白厚,舌质淡紫,脉虚数。

【方解】本病主要为暑湿内陷所引起。本方主要针对阳暑而设,阴暑可参照此方之法予以变通。暑湿侵犯,多有正气虚弱,或气闭邪阻,窍络闭塞,神志不清;或湿热扰心,心神不宁;或秽气流散脾胃、三焦之间,膏肓阻塞,弥漫心窍,致神不归府,故选用百会醒神,人中开窍为主穴。配用中脘、三里、合谷、脾俞调和脾胃,和中补气,以祛暑湿,解秽气。配三阴交养正阴以祛暑气,散邪阴以祛湿邪。使以足少阴经合穴阴谷,以加强养阴补肾的能力,并达到交通心肾、协调水火的目的。故本方在中暑神昏之时有较好的治疗效果。

【加减】热重,加中冲,点刺出血。湿热较重,加委中,点刺出血。汗出不爽或无汗,加复溜,直刺 3 分左右,用平补平泻法。呕吐,加内关,直刺 5 分左右,用泻法。中暑严重、虚脱昏迷者,加气海,隔物灸(可隔附子或菟丝子或生姜)或直接大艾炷灸 7~14 壮。以上穴位留针均为 30 分钟左右。

【文献】《神灸经纶》:"中暑神昏:症见卒倒无知,名曰暑风。大率有虚实两途:实者痰之实也,平素积痰充满经络,一旦感召盛暑,痰阻其气,卒倒、流涩,此湿暍合病之最剧者也,宜先吐其痰,后清其暑,犹易为也;虚者,阳之虚也,平素阳气衰微不振,阴寒久已用事,一旦感召盛暑,邪凑其虚,此湿暍病得自虚寒者也,宜回阳药中兼清其暑,最难为也。丹溪谓夏令火盛之时,烁石流金,何阴寒之有,此其见偏主于热,治宜清凉,灸法似不可,用然亦不尽然也。天有非时之气,人即有非时之病,如夏行秋令,冬行春令,寒时得热症,热时得寒症,往往有之。况盛暑之气,外阳而内阴,中之者,卒暴面垢,冷汗出,手足微冷,或吐或泻,或喘或满,甚至不省人事,宜灸百会、中脘、三里、脾俞、合谷、人中、阴谷、三阴交。冒暑霍乱:百劳、委中、合谷、曲池、三里、十宣。"

《针灸大成》:"中暑:水分、百劳(大椎)、大陵、委中。"

《针灸全书》:"中暑不省人事,取百会、人中、承浆、气海、中脘、风门、脾俞、合谷、内庭、中冲、少冲、足三里、阴交、阴谷、三阴交。"

《针灸逢源》:"中暑:暑乃天之气,所以中手少阴心经,初病即渴,其脉虚弱,人中、中脘、气海、曲池、合谷、中冲、三里、内庭。暑郁中焦,腹痛上下攻绞,不得吐泻,用生熟水调白矾三钱,少顷,探吐去其暑毒。如胸背四肢发红点者,以菜油灯火遍淬之。"

二、养心安神类

交泰方(《陆瘦燕针灸医著医案选》)

【组成】　神门　心俞　肾俞　三阴交

【用法】　神门直刺1~2分,用补法。心俞、肾俞向脊椎方向斜刺5分左右,用平补平泻法;若火象较重时,则心俞用泻法。心俞也可使用麦粒灸,一般灸3~7壮,用泻法。三阴交直刺5~8分,用补法。以上穴位留针均为30分钟左右。

【功用】　交通心肾。

【主治】　本方主要治疗失眠。症见不易入睡,睡后多梦,有恐惧感,心神不定,记忆力减退,耳鸣,头晕,甚至潮热盗汗,烂舌,面口生疮,舌尖红,苔薄、黄白相间,脉细数。

【方解】　本病多为心肾不交引起,有两种情况:一是用心过度,心神暗耗,心火亢旺,不能下交于肾,致心肾不济,故心火扰神,神不归位;二是肾水亏虚,不能上交于心,而致心火游离不定,心神不安。故选用神门安神定志为主穴;配用心俞、肾俞,以协调水火,若心火旺,则可泻心火以养肾水;若肾水不足,则补肾水以平心火;再配以三阴交养阴,因肾经所行较深,故可深刺三阴交以补肾水。四穴合用,有抑阳养阴、交通心肾的作用。

【加减】头晕较重,加百会,向后斜刺 3~5 分,用补法。心神不安,加大陵,直刺 1~2 分,用泻法。胸闷,加内关,直刺 5 分左右,用补法。腰酸背痛,加肾俞,直刺 5 分左右,用补法。以上穴位留针均为 30 分钟左右。

【文献】《陆瘦燕针灸医著医案选》:"肾水亏虚,心阳独亢,为施壮水制火,交通心肾之法,心俞灸三壮,用泻,肾俞用补,神门用泻,三阴交用补。"

《神灸经纶》:"怔忡健忘不寐:内关、液门、膏肓、解溪、神门。好卧:厉兑、惊悸、胆俞、解溪。惊恐见鬼:阳溪。懊憹心悸,通里。心虚胆寒:少冲。痴呆:神门、心俞。"

程氏安神方(程莘农经验方)

【组成】神门　大陵　内关

【用法】神门直刺 1~2 分,用补法。大陵直刺 1~2 分,用泻法。内关直刺 5 分左右,用平补平泻法。以上无论补泻,手法宜轻,对精神敏感或情绪容易激动的患者,可以刺入后即留针,不要使用手法。以上穴位留针均为 30 分钟左右。若患者针后在诊床上入睡,则可以延长留针时间至自然醒来。

【功用】安神定志,化痰泻火。

【主治】以失眠为主症者。

【方解】失眠主要有三大原因:一是神不归舍;二是心火亢旺;三是痰湿阻滞。本方神门主神志,内关主痰湿,大陵主心火。三大原因中,何种原因成为失眠的主因,则以其中有针对性的穴位为主穴,其他穴为配穴,以组成治疗失眠的主方、主穴。另外,可以根据病情适当增加穴位。值得注意的是,对于某些失眠时间较长者,往往一方面有疲惫、乏力,另一方面又有神情敏感,易于激动,如补泻手法过重,则可能刺激其情绪波动,神志更加不得安宁,故应尽量使针刺的刺激量减轻,否则容易形成过分刺激,影响气血正常运行,反而效果不好。

【加减】心气不足,加心俞,向脊椎方向斜刺 5 分左右,用补法。火象重,加太冲、太溪,均直刺 3~5 分,用补法。遗精,加肾俞,直刺 4~5 分左右,用补法;关元,直刺 5 分左右,用平补平泻法。痰阻较重,加公孙,直刺 3~5 分,用平补平泻法。精神恍惚,加间使,直刺 5 分左右,用泻法。以上穴位留针均为 30 分钟左右。

【文献】《针灸资生经》:"不卧:神庭,治惊悸不得安寝。气冲、章门,治不得卧。期门,治不得久卧。隐白、天府、阴陵泉,治不得卧。神庭,疗风痫惊悸,不得安寝。太渊、肺俞、上管、条口、隐白,疗不可卧。环跳,岐伯云:疗卧伸缩回转不得。大椎,疗卧不安。气海、阴交、大巨,主惊不得卧。公孙,主不嗜卧。攒竹等,主不得卧。"

小儿惊痫方（《针灸甲乙经》）

【组成】 本神　前顶　囟会　天柱

【用法】 本神向后斜刺 3 分左右,用补法。前顶向后平刺 5 分左右,用泻法。囟会向后平刺 5 分左右,用补法;或用温和灸 8 分钟左右,灸前剃去头发;若囟门未闭,不能使用针法,施灸的时间也要减少,约 3～5 分钟即可。天柱直刺 5～8 分,用泻法。以上穴位留针均为 30 分钟左右。婴儿或吵闹很凶的小儿,则可采用进针后即出针的点刺方法。

【功用】 祛风安神,养精补气。

【主治】 本方主要治疗小儿惊风抽搐。症见不发热或有低热,眼青面苍,甚至腹部青筋暴露,手足不温,食纳较差,睡眠不安,时时惊醒,经常哭啼,大便不爽或成不消化状,舌苔白,舌质淡或黯,脉濡弱,指纹青紫不爽,白睛上有青黑点。

【方解】 本病多为小儿慢惊风,或称慢脾风。主要是小儿本身脾胃功能弱,以致营血不足,血虚生风,所以养护脾胃是治疗的关键。而肝胆之疏泄和肾中之阳与脾胃关系密切,故需同时调理肝胆之气和补火生土,互为依托。因此,选本神行胆气,养脾胃,祛虚火,使脾胃不受克伐而能发挥正常功效。配以囟会填精养肾,以健脾胃之气,生营血而止虚风。使以前顶,即可助本神以行气,又可助囟会以补精。天柱有通经活络之功,且能升清降浊,故用之佐以上诸穴宁神定志,则惊痫之证逝。

【加减】 如伴低热,可加膈俞,向脊椎方向斜刺 5 分左右,用补法。若反视,加头临泣,向后斜刺 3 分左右,用平补平泻法,手法宜轻。若腹胀青筋暴露,加四缝,点刺出黏液。以上穴位留针均为 30 分钟左右。婴儿或吵闹不安的小儿,则可采用进针后即出针的点刺方法。

【文献】《针灸甲乙经》:"小儿惊痫,本神及前顶、囟会、天柱主之,如反视临泣主之。""小儿惊痫瘛疭,脊急强,目转上插,筋缩主之。""小儿惊痫瘛疭,脊强互相引,长强主之。""小儿痫发目上插,攒竹主之。""小儿痫喘不得息,颅囟主之。""小儿惊痫,如有见者,列缺主之,并取阳明络。"

《备急千金要方》:"灸法:大人癫,小儿惊痫,灸背第二椎及下穷骨两处,以绳度中折绳端一处是脊骨上也。凡三处毕,复断绳作三折,令参合如"△"字,以一角注中央,灸下二角挟脊两边便灸之,凡五处。故画图法以丹注所灸五处各百壮,削竹皮为度胜绳也……本神、前顶、囟会、天柱,主小儿惊痫。临泣,主小儿惊痫反视。"

《针灸聚英》:"小儿(小儿针毫针,艾炷如小麦,或雀粪大):《宝鉴》曰:急慢惊风,灸前顶。若不愈,灸攒竹、人中各三壮。武疑急惊属肝,慢惊属脾,《宝鉴》不分。灸前顶、攒竹,二穴俱太阳、督脉,未详其义。小儿慢惊风,灸尺泽各七壮。"

《幼幼新书》:"《王氏手集》灸小儿急慢惊风,于两足大指甲肉间灸三五壮,须是立灸,即效……《圣惠》灸法:小儿缓惊风,灸尺泽,各一壮,在肘中横纹约上动脉中,炷如小麦大。"

然泉方(《备急千金要方》)

【组成】 然谷　阴陵泉

【用法】 然谷直刺 2 分左右,用补法。阴陵泉直刺 8 分左右,用补法。均留针 30 分钟左右。

【功用】 补肾养阴,和血安神。

【主治】 本方主要治疗肾精不足的善恐症。以腰膝痿软为主,绵绵而痛,精神疲惫,心慌善恐,入眠困难,夜梦纷纭,睡眠欠酣,时有盗汗,男子有遗精阳痿,女子白带较多,月经推迟,甚至健忘,舌苔白,舌质橘红,脉细数。

【方解】 本病多因肾气不足引起。可能出现两方面的表现:一是阴虚有热,虚火扰神;二是阳虚寒湿停滞下焦。在中医治疗中,补肾往往强调以阴平阳,以阴养阳,所以本方选用足少阴肾经的荥穴然谷,阴中有阳,达到以阴促阳、阴阳双养的目的;配以足太阴脾经的合穴阴陵泉养阴和血,以后天助先天,安神志,止盗汗,故补肾养阴能力较强。

【加减】 腰膝酸软,加肾俞,直刺 5 分左右,用补法;命门,刺入骨缝中 2 分左右,用补法。心慌心惊,加内关,直刺 5 分左右,用平补平泻法;鸠尾,直刺 3～5 分,用补法。盗汗较重者,加阴郄,直刺 5 分左右,用补法。下焦寒湿较重,加关元,直刺 5 分左右,用补法,或用隔物灸(可隔菟丝子,或乌药,或生姜) 7～14 壮。以上穴位留针均为 30 分钟左右。

【文献】《备急千金要方》:"然谷、阳陵泉,主心中怵惕恐,如人将捕之状。"

《针灸资生经》:"神庭,治惊悸不得安寝……大钟、郄门,主惊恐畏人,神气不足。气海、阴交、大巨,主惊不得卧。大巨,主善惊。厉兑,主多卧好惊。"

《针灸大成》:"妇人虚损形瘦,赤白带下:百劳、肾俞、关元、三阴交。""针三阴于气海,专司白浊久遗精……阴郄、后溪,治盗汗之多出。"

宽心方(《针灸大成》)

【组成】 心俞　内关　神门

【用法】 心俞向脊椎方向斜刺 5 分左右,用补法。内关直刺 5～8 分,用平补平泻法;或温和灸 10 分钟左右。神门直刺 1～2 分,用补法。以上穴位留针均为 30 分钟左右。

【功用】益气养心,安神宁志。

【主治】本方主要治疗怔忡。症见心悸怔忡,心虚心慌,胸闷烦乱,呼吸不畅,动则气喘,少眠多梦,舌质黯,舌苔薄,脉弱或细或涩。

【方解】本病主要是心气虚弱,空窍闭塞,气血瘀滞,而致神情不安,肺气宣降不畅引起。故选用心俞益心气,养神气,以强心活血安神,是为本方主穴。配以神门以加强安神宁志的能力;内关宽胸行气。三穴合用,能益气养心,安神宁志。

【加减】胸闷气急较重,加气海,直刺5分左右,用补法;或隔物灸(可隔附子或菟丝子或白术)7～14壮。若有瘀血停滞,加地机,直刺5～8分,用泻法;阳交,直刺5分左右,用平补平泻法。以上穴位留针均为30分钟左右。

【文献】《针灸大成》:"杨氏治症,心内怔忡:心俞、内关、神门。"

《灸法秘传》:"惊悸怔忡……医家虽有辨别,总灸上脘穴为宜。"

《神灸经纶》:"怔忡健忘不寐:内关、液门、膏肓、解溪、神门。"

《针灸易学》:"惊悸怔忡:阳交、解溪。"

小　结

安神类方共选13则,按其作用可分为镇静安神及养心安神两类。

镇静安神处方中,扁鹊十三穴方、徐氏十三穴方同治癫狂证,其中扁鹊十三穴方偏于化痰开窍,清热醒神;徐氏十三穴方长于镇心祛痰,泻肝清火,善治癫狂属狂证者。阳狂方则主心胃火盛,灼伤津液,痰火上扰;神躁方则主热炽阳明,神乱狂言;神谷方主心火炽热善笑。此三方所主治之证都为阳热证。温胆方主痰湿内蕴之善惊。和胃定志方主痰热内扰之不寐。中暑神昏方则主暑邪内袭,热郁气逆,闭塞清窍,扰乱神明之阳暑证,某些阴暑也可参照使用。

养心安神类处方中,交泰方及程氏安神方均有养阴安神作用,均可用于失眠。但程氏安神方是治疗各种失眠的基础方,适应证广;交泰方主要用于心肾不交之不寐。小儿惊痫方主治小儿神气怯弱,原气未充之惊恐惊风。然泉方用于肾经不足之善恐。宽心方则主心气虚弱之善惊。以上各方虽各有所主,但不离乎养心安神之大法。

安神类针灸处方歌诀

一、镇静安神类

1. 扁鹊十三穴方

扁鹊十三效很强,宫信垒路枕市床,化痰开窍称鬼症,用心窟藏臣封堂。

2. 徐氏十三方

徐氏十三效特别,人神风舌承颊车,少商大陵行间使,乳中阳陵合隐白。

3. 阳狂方

阳狂方治痰火扰,百会间使穴中找。

4. 神躁方

神躁责在有火热,合谷曲池为主穴,支正鱼际少海入,再加腕骨病自灭。

5. 神谷方

神谷方主笑若狂,神门阳谷功效强。

6. 温胆方

温胆方用清痰热,胆俞解溪效特别。

7. 和胃定志方

和胃定志用内关,液门膏肓共清痰,和中宽胸安神志,解溪神门合用欢。

8. 中暑神昏方

中暑神昏赶快医,百会中脘三里行,脾俞合谷三阴交,阴谷人中病即起。

二、养心安神类

1. 交泰方

交泰方能通心肾,三阴交还配神门。

2. 程氏安神方

程氏安神用内关,神门大陵睡能安。

3. 小儿惊痫方

小儿惊痫用本神,前顶囟会天柱成。

4. 然泉方

然泉方能补脾肾,然谷阴陵泉安神。

5. 宽心方

宽心方中用神门,心俞内关效果明。

复 习 题

1. 试述安神类方的主要适应证、分类及临床取穴特点。

2. 分析程氏安神方的组成特点。

3. 比较扁鹊十三穴方与徐氏十三穴方在组成、方义上的不同。

第十章　祛风寒湿类方

　　凡是以具有祛风散寒、补肾健脾、行气除湿等功效的穴位为主组成,具有疏风清热、温阳散寒、健脾化湿、通经活络作用的一类处方,统归为祛风寒湿类方。

　　祛风寒湿类处方,适用于外感风寒湿邪,或脾肾阳虚,寒湿内生所致的疾病,诸如头身重痛,头汗易出,头昏疲惫,关节肿痛,腰膝痹痛等。风寒湿邪为病,因其性质不同,致病特点迥异,症状表现也有明显区别。风为阳邪,其性开泄,善行而数变,易伤于上,其病变特点为游走不定,在多关节上出现游动症状;或表现在人体上部,诸如发热、汗出、恶风、头晕眩、胀痛等。治疗时,除选用头部腧穴之外,还可选用以疏风清热、行气通络为主的腧穴,如风池、风府、大杼、陶道、申脉、金门等穴位。寒为阴邪,其性凝滞,主收引,易伤人体阳气,多从背部侵犯人体。故寒邪为病,多有发热、恶寒、无汗,项背强直,筋脉拘急,腰膝酸痛,遇寒则重,遇热则缓等表现;其部位相对固定不移,症状以疼痛为主。治疗以温经散寒,舒筋强肾为主,故选用督脉、足太阳经及病变局部腧穴,且多施用灸法或针上加灸等,特殊情况也可选用火针疗法。湿为阴邪,易困阻人体阳气,其性重浊黏滞,致病后多不能速愈。湿邪为病,有外湿与内湿之分。外湿多因久居湿地,感受湿邪而致病;内湿则多由饮食不当,脾肾阳虚,气化失司而生。湿邪为病多有蕴蕴发热,午后为甚,汗出不爽,头重痛,胸闷,肢体困倦,便溏不爽,或先硬后溏等表现。治疗时,外湿为病,除了选用祛湿能力较强的腧穴之外,还可根据"风能胜湿"的原则,选用祛风的穴位,如风府、风池、阳陵泉、风市等。内湿为病,可选健脾和胃、温阳强肾、淡渗水湿作用的腧穴。风寒湿三邪可分而为病,亦可合而为病,故治疗时,要根据病邪的偏重以及不同的症状表现,选用相应的治疗方法。

　　针灸治疗风寒湿邪为病者,要注意以下两点:一是要重视某些腧穴的特殊作用,如四总穴之一的委中,可用刺血治腰痛;膈俞刺血治疗风疹等。二是要注意针灸方法的合理使用,如寒邪重者,多在得气后用泻法,或针上加灸,以温经散寒;风邪重者,不宜用灸,因风为阳邪,易于化热,灸法掌握不当,容易助长邪气。除了选用有直接祛风作用的腧穴外,还可根据"血行风自灭",选具有养血活血的穴位,如血海、膈俞、肝俞等。另外,风寒湿为病多迁延日久,所以大多数患者均有气虚症状,所以在治疗中还应适当加入补气穴位,如足三里、中脘、膻中、气海等。一些病重患者还因"久病及肾",多有肾精亏虚,这时需加用补肾养精的腧穴,如肾俞、命门、大杼、悬钟等。

　　本章还包括了一些治疗身体瘫痪的处方,如偏瘫、面瘫等,属于中医的"风"证。而"风、痨、臌、膈"四大证,历来属于中医的难证,但是"风、痿、痹、痛"又是针灸的优势病症,可见"风"证以针灸治疗效果最好。治疗偏瘫历来有通关过节法和大接经法,由于历史的原因,通关过节法针灸临床使用较多,而大接经疗法却有所失落。因此,本书将大接经法介绍给大家,虽然只是个人的学习和使用心得,但愿能承前启后,发扬光大。面瘫俗称小中风,针灸治疗虽多,但实际效果并不理想,故介绍作者临床治疗面瘫的 4 个处方,只要使用得法,一定可以提高针灸的临床疗效。

一、治头痛类

伤风头痛方(《针灸大成》)

　　【组成】 风池　合谷　丝竹空

　　【用法】 风池向鼻尖斜刺 8 分左右,用泻法。丝竹空向外斜刺 3 分左右,用泻法。合谷直刺 5 ~ 8 分,用补法;或用温和灸 15 分钟左右,用补法。以上穴位留针均为 30 分钟左右。

　　【功用】 祛风活络,通经止痛。

　　【主治】 本方主要治疗感冒引起的头痛。症见发热恶风,头痛阵作,遇风则重,如锥如刺,甚则头皮肿起成块状,舌质淡,舌苔薄白或薄黄,脉浮或数。

　　【方解】 本病主要为外感风邪为主引起的表证。患者多有卫气不足,卫外能力较弱,易感外风,而致表证,但症状一般不重,可缠绵难解,故治疗时需祛风与补气同时进行。本方选用足少阳经上的风池,既可祛在表之风,又可行在里之气,对于风邪侵犯人体初期,表证尚在的外感证,能起到较好的治疗效果。配丝竹空以加强少阳经的行气能力,配手阳明经上的原穴合谷,以调动多气多血的阳明经,增强抵抗外邪的能力。合谷为"四总穴"之一,可治疗头面部疾患,再与风池、丝竹空配合,为远端与近部取穴相结合的配穴法,故三穴合用共奏祛风活络、通经止痛之效。

　　【加减】 若风邪入里化热,加大椎,刺入骨缝中 2 分左右,用泻法;曲池,直刺 5 ~ 8 分,用泻法。前头痛者,加上星,向后斜刺 2 ~ 5 分,用泻法;阳白,向下斜刺 2 ~ 5 分,用泻法。头顶痛者,加百会,向后斜刺 3 ~ 5 分,用平补平泻法;前顶,向后斜刺 2 ~ 5 分,用泻法。后顶头痛,加天柱,直刺 5 分左右,用泻法;后顶,向后斜刺 3 分左右,用泻法。侧头痛,加率谷,向下斜刺 3 分左右,用泻法;太阳,向后斜刺 3 分左右,用泻法。以上穴位留针均为 30 分钟左右。

【文献】《针灸大成》:"偏正头痛,风池、合谷、丝竹空。"

《灵枢·厥病》:"头半寒痛,先取手少阳、阳明,后取足少阳、阳明。"

《扁鹊神应针灸玉龙经》:"头风偏正最难医,丝竹金针亦可施;更要沿皮透率谷,一针两穴世间稀。丝竹:在眉后入发际陷中,沿皮向后透。率谷:在耳尖上一寸。针三分,灸七壮。开口刺,痛则泻,眩晕则补。""头风痰饮:宜泻风池穴。偏正头风有两般,风池穴内泻因痰;若还此病非痰饮,合谷之中仔细看。风池:在耳后颞骨筋下入发际,横针一寸半入风府;先补后泻,可灸七壮、二七壮。合谷:一名虎口,在手大指次指岐骨缝中,脉应手;直刺入一寸半,看虚实补泻。"

脑空治头方(《神灸经纶》)

【组成】脑空　风池　列缺　太渊　合谷　解溪

【用法】脑空向下斜刺 5 分左右,用泻法。风池向鼻尖斜刺 5~8 分,用泻法。列缺向上斜刺或平刺 5 分左右,用泻法。太渊直刺或略向上斜刺 2 分左右,用补法。合谷直刺 5~8 分,用补法。解溪刺入 8 分左右,用平补平泻法。以上穴位留针均为 30 分钟左右。也可以使用灸法,脑空、风池可灸 5~8 分钟,列缺、太渊、解溪可灸 3~5 分钟,合谷可灸 15 分钟左右。

【功用】祛风散寒,通经止痛。

【主治】本方主要治疗风寒之邪所致偏正头痛。症见头痛、头晕,持续性疼痛,间歇性加重,甚至疼痛难忍;遇风寒则甚,得暖则缓,甚至出现阵发性目视昏花,白睛充血;舌质淡,舌苔薄,脉浮紧或浮缓。

【方解】本病主要为外感风寒所引起的偏正头痛。由于风寒之邪侵犯,卫气不足,祛邪无力,邪正胶着,头痛缠绵难解,一旦卫气虚弱,则头痛加剧。故选用足少阳经的脑空、风池为主穴祛风通络,以治疗风寒束表所致的偏正头痛。配手太阴经的络穴列缺,加强宣肺之力,以助主穴驱除表邪。再佐以手太阴经的原穴太渊、手阳明经的原穴合谷调动原气,增强卫气抗邪能力,使邪去而正安。使以足阳明经经穴解溪,通调气血,使气血通畅,正气得以恢复。故本方能扶正祛邪,解除外邪引起的偏正头痛。

【加减】前头痛为主者,加上星,直刺 3~5 分,用泻法;阳白,向下斜刺 3~5 分,用泻法。后头痛为主者,加天柱,直刺 5 分左右,用泻法;后顶,向后斜刺 3~5 分,用泻法。侧头痛者,加率谷,向下斜刺 3 分左右,用泻法;太阳,向后斜刺 3 分左右,用泻法,严重者,可使用放血疗法。以上穴位留针均为 30 分钟左右。

【文献】《神灸经纶》:"偏正头痛,脑空、风池、列缺、太渊、合谷、解溪。"

《天元太乙歌》:"列缺头疼及偏正,重泻太渊无不应。"

《杂病十一穴歌》:"攒竹丝空主头疼,偏正皆宜向此针。"

《针灸聚英》:"偏正头风百会穴,前顶神庭上星通,风池合谷头维等,攒竹穴与丝竹空。"

《针灸集成》:"偏正头痛,取丝竹空、风池、合谷、中脘、解溪、足三里。正头痛,取百会、上星、神庭、太阳、合谷。肾厥头痛,灸关元百壮。厥逆头痛,齿亦痛,灸曲鬓七壮。痰厥头痛,取丰隆。头风头痛,针百会立愈,又灸囟会、前顶、上星、百会。脑痛、脑旋、脑泻、脑热、脑冷,皆灸囟会。眉棱骨痛,取攒竹、合谷、神庭、头维、解溪。醉后头痛,取印堂、攒竹、足三里、风门、膻中。一老妇久患头痛,因视其手足有血络皆紫黑,遂用针刺出血如墨汁,后刺受病之经得全愈。偏头痛及正头痛,取阿是穴针之即愈。"

强丰治头方(《重楼玉钥》)

【组成】 强间 丰隆

【用法】 强间向下斜刺3~5分,用泻法。丰隆直刺,并在腓骨上轻轻敲击几下,然后略提针后留针,用泻法;或用温和灸15分钟左右,用泻法。以上穴位留针均为30分钟左右。

【功用】 祛湿化痰,通经止痛。

【主治】 本方主要治疗寒湿性头痛。症见头重痛如裹,时时恶风,缠绵难愈,胸脘痞闷,恶心,神识不爽,头脑模糊,食欲减退,呕吐痰涎,便溏,舌质淡,舌苔白腻,脉滑或濡。

【方解】 本病主要为湿邪缠绵不解而致的外感表证。患者平素多有水湿内酿,一旦外感湿邪,则外湿引动内湿,所以有外湿的表现,如头重痛、神识不爽、恶风等,也有恶心、便溏等症。故选督脉上的后头部穴强间,以祛除表邪,祛风化湿,行气醒神;配以足阳明经上的络穴丰隆,化痰湿,健脾胃。二穴结合,无论外湿或内湿均可祛除。

【加减】 若外湿较重,加外关,直刺5~8分,用泻法;大椎,刺入骨缝中2分左右,用泻法;百会,向后斜刺或平刺3~5分,用平补平泻法。若内湿较重,加阳白,向上斜刺或平刺3~5分,用泻法;中脘,直刺5分左右,用平补平泻法。以上穴位留针均为30分钟左右。

【文献】《重楼玉钥》:"强间(一名大羽)在后顶后一寸五分,刺二分,灸五壮,一日禁灸。主治头痛项强,目眩脑旋,烦心呕吐涎沫。《百证赋》云:兼丰隆,治头痛难禁。"

《医学纲目》:"诸痰为病,头风喘嗽,一切痰饮,取丰隆、中脘。"

《普济方·针灸》:"治头重,穴百会。治脑重鼻塞,头目眩疼,穴百会。治头重目眩运,穴陶道。治头重,穴率谷、至阴、肾俞。治头重痛,穴跗阳、脑户。

治头重,穴至阴。头重不能起,灸脑户下一寸半。治头重脑重,穴哑门、通天、跗阳。治头重,穴肾俞。治头重风劳,穴脑户,灸五壮。"

申金治头方(《标幽赋》)

【组成】 申脉　金门

【用法】 申脉刺入骨缝中1分左右,刺入即留针。金门直刺3~5分,用泻法。以上穴位留针均为30分钟左右。

【功用】 疏散风寒,通经止痛。

【主治】 本方主要治疗风寒外感引起的头痛证。症见恶寒发热,头痛无汗,甚至头剧痛如劈,遇风寒则甚,得温则缓,咳嗽,流清涕,项背强,舌质淡,舌苔薄白,脉浮紧。

【方解】 由于外感风寒从太阳经而入,造成太阳经络闭塞,气血不通,正气抗邪无力,故出现头背部疼痛为主的一系列症状。故选用足太阳经上的八脉交会穴申脉为主穴,既通行足太阳经之气,以祛寒邪,又通手少阳三焦之气,以祛寒湿。配用足太阳经上的郄穴金门,开窍络,通闭塞。二穴部位邻近,能协力通经行气;对头部来说又是远端穴,根据远端穴治远端病的道理,二穴合用,能起到疏风散寒、通经止痛的作用。

【加减】 若风寒较重,加用大椎,刺入骨缝中2分左右,用泻法。头痛较剧者,加太阳,向后斜刺3分左右,用泻法;若头痛剧烈,可采用放血疗法。咳嗽较重者,加肺俞,向脊椎方向斜刺3~5分,用泻法;天突,沿胸骨柄向下斜刺5分左右,用泻法。流涕者,加迎香,向鼻根部斜刺3分左右,用泻法。以上穴位留针均为30分钟左右。

【文献】《标幽赋》:"头痛头风,刺申脉与金门。"

《针灸资生经》:"至阴,治鼻塞头重,风寒从足小指起,脉痹上下带胸胁痛无常,转筋,寒热,汗不出,烦心。青灵,治头痛振寒,目黄胁痛。强间,治脑旋目运,头痛不可忍,烦心,呕吐涎沫,发无时,项强不可顾。昆仑,治头痛,肩背急。风府,治头痛颈项急。不得顾。"

《针灸聚英》:"头痛百会上星中,风府攒竹小海攻,阳溪后溪合谷穴,腕骨中渚丝竹空。"

解丰治头方(《针灸大成》)

【组成】 解溪　丰隆　风池　上星　三里

【用法】 解溪刺入8分左右,用泻法。丰隆刺达腓骨,并在骨膜上轻轻敲击数次,然后向外提针少许,用泻法。风池略斜刺8分左右,用泻法。上星向后斜刺或平刺3~5分,用泻法;若头痛较重,可用刺血疗法。三里在外感较重时,使用手三里,直刺5分左右,用泻法;若正气较虚或病程较长时,可使用足三里,直刺8分~1寸,用补法,或使用针上加灸。以上穴位留针均为30分钟左右。

【功用】疏风祛痰,通经止痛。

【主治】本方主要治疗风痰头痛。症见头痛,眩晕,多遇风寒而诱发,多偏于一侧,往往左右交替发作,甚至伴有恶心、呕吐、头汗出,面色苍白,舌质淡,边缘或有齿印,舌苔白厚,脉弦滑。

【方解】患者脾胃虚弱,素体有痰,痰湿阻滞窍络,卫阳不足,因而容易感受风邪而致经络不通之头痛为主的病症。病变部位在头部,故选用足阳明经上的经穴解溪为主穴,疏达阳明经气,健脾胃,祛痰湿,止头痛,用远端穴治远端病。配足阳明经上的络穴丰隆,沟通脾胃,协调阴阳,以加强祛痰湿的能力;三里祛风寒,补正气,以助主穴祛邪。再配风池祛风,上星祛寒,且二穴正在头部,用局部穴治局部病,与主穴远近配合,故能取得较好的疗效。

【加减】若寒邪较重,加大椎,刺入骨缝中3分左右,用泻法。若风邪较重,加风府,直刺5分左右,用泻法。若脾胃虚弱较重,加脾俞、胃俞,均向脊椎方向斜刺5分左右,用补法。若痰湿较重,加中脘,直刺5分左右,用补法;阴陵泉,直刺8分左右,用补法。以上穴位留针均为30分钟左右。

【文献】《针灸大成》:"头风目眩:解溪、丰隆。问曰:此症刺效复发,何也? 答曰:此乃房事过多,醉饱不避风寒而卧,贼风串入经络,冷症再发,复针后穴:风池、上星、三里。"

《灸法秘传》:"若因头风而痛,宜灸百会,并灸神庭,合谷、胆俞皆可灸之。"

《针灸大全》:"头顶痛,名曰正头风。上星一穴,百会一穴,脑空二穴,涌泉二穴,合谷二穴。"

《针经节要》:"解溪二穴,火,也在冲阳后一寸五分,腕上陷中,足阳明脉之所行也,为经,治风面浮肿,颜黑,厥气上冲,腹胀,大便下重,惊,膝股肿,转筋,目眩头痛,癫疾,烦心,悲泣,霍乱头风,面赤目赤,针入五分,灸三壮。"

天柱治头项方(《备急千金要方》)

【组成】天柱　陶道　大杼　孔最　后溪

【用法】天柱直刺5~8分,用泻法。陶道刺入骨缝中2分左右,用泻法。大杼直刺5~8分,用平补平泻法。孔最直刺5分左右,用泻法。后溪直刺3~5分,刺入即留针,一般不要使用手法。以上穴位留针均为30分钟左右。

【功用】通经止痛,解表散寒。

【主治】本方主要治疗寒邪侵犯所致的头痛。症见头项强硬,或背部肌肉拘紧,活动不便,后头痛为主,或太阳穴处胀痛,或有恶寒发热无汗,鼻塞流清涕,或有咽喉梗塞,咳嗽,舌质淡,舌苔薄白,脉浮紧。

【方解】本方主治外感风寒犯表,太阳经气不通,手太阴经气宣降受困,或邪气虽不强,但正气虚弱,不能及时祛邪;或时间较长,因而邪气流连不去而出现的头痛项强,太阳经脉不舒为主的一系列病症。其中或有发热恶寒,咳嗽喘息等表现。故选用足太阳膀胱经上的天柱、大杼通经活络,解表散寒,是为本方主穴。配陶道通督脉,壮表阳,以助主穴祛邪之力。手太阳之输穴后溪,与陶道相伍,共同起到通经散寒止痛的作用。配郄穴孔最开手太阴经之阻,使肺气得以宣降,既可协助主穴祛除外邪,又能止咳嗽而平喘息。故五穴合用,能通经止痛,解表散寒,通调全身阳气,共奏祛表邪而止头项强痛、腰背疼痛之效。

【加减】若头痛重,加太阳,向后斜刺3分左右,严重者,可放血;强间,向下斜刺3~5分,用泻法。腰背疼痛较重者,可在背部沿太阳经脉走罐。咳嗽较重者,加天突,向下刺5分左右,用泻法。咽喉疼痛者,加鱼际,直刺3分左右,严重者,可放血。

【文献】《备急千金要方》:"天柱、陶道、大杼、孔最、后溪,主头痛。"

《针灸聚英》:"头痛百会上星中,风府攒竹小海攻,阳溪后溪合谷穴,腕骨中渚丝竹空。"

《针灸资生经》:"恶风寒。龈交、风府,治颈项急,不得顾。臂臑、强间,治颈项强。少泽、前谷、后溪、阳谷、完骨、昆仑、小海、攒竹,主项强急痛,不可顾。消泺、本神、通天、强间、风府、喑门、天柱、风池、龈交、天冲、陶道、外丘、通谷、玉枕,主项如拔,不可左右顾。天柱、强间,疗项如拔。"

伤寒头痛方(《针灸大成》)

【组成】合谷　攒竹　太阳

【用法】合谷直刺5~8分,用平补平泻法。攒竹向后斜刺3~5分,用泻法。太阳向后斜刺3分左右,用泻法;头痛较重者,可用放血疗法。以上穴位留针均为15~30分钟。

【功用】通经散寒,行滞止痛。

【主治】本方主要治疗伤风头痛。症见微恶风寒,头胀痛或剧痛,项背疼痛,喜按,咽喉梗塞不舒;甚至可见恶心,呕吐,眩晕,面色苍白;舌质淡,舌苔白,脉紧。

【方解】本病主要为风寒外邪侵犯人体所引起的头痛病症。患者素有正气不足,抗邪不力,以致风寒犯表,正气祛邪不尽,邪气流连不去,故表现为头部持续性疼痛,间歇性加剧,多伴有恶风寒、微热、咽喉梗塞不爽、有刺激性咳嗽等。故选用手阳明经原穴合谷,取"面口合谷收"之意,既可培补人体原气,又可治疗上部疾患,是为本方之主穴。配足少阳经的起点穴攒竹,以升全身之气,且穴位在头眼部,又是头痛治疗的局部穴。奇穴太阳针对太阳头痛而设,头痛较重,或外邪较重时,太阳放血以泻邪,可取得较为明显的效果。

【加减】若风寒之邪较重,加大椎,刺入骨缝中3分左右,用泻法。若正气较弱,加百会,向后斜刺或平刺3～5分,用补法。以上穴位留针均为15～30分钟。

【文献】《针灸大成》:"伤寒头痛:合谷、攒竹、太阳(眉后紫脉上)。"

《针灸资生经》:"解溪、承光,治风眩头痛,呕吐心烦。胆俞,治头痛振寒,汗不出。大杼,治头痛振寒。哑门,治头痛风汗不出。合谷、天池、丝竹空、鱼际、四白、天冲、三焦俞、风池,治头痛。神道,治寒热头痛,进退痎疟,恍惚悲愁,健忘惊悸。"

《神灸经纶》:"头痛:百会、囟会、丹田、气海、上星、神庭、曲差、后顶、率谷、风池,上穴择灸一穴即可。"

二、治腰痛类

二中腰痛方(《针灸大成》)

【组成】人中　委中　尺泽

【用法】人中向上斜刺2分左右,刺入即留针,一般不使用手法。委中直刺5～8分,用泻法;症状较重者,可点刺放血。尺泽直刺5～8分,用平补平泻法;症状较重者,可用点刺放血法。以上穴位留针均为30分钟左右。

【功用】通络行气,活血化瘀。

【主治】本方主要治疗急性腰扭伤引起的腰痛及急性风湿性腰痛。

【方解】本病主要为腰部气滞、瘀血、邪阻较重所引起的腰部疼痛,活动受限。故选用人中为主穴,人中与龈交均为任、督脉之交会处,有通达督脉,强壮阳气,疏通阴阳,协调上下的作用,可以通督行气,活血化瘀,以行腰中阻滞。配以"腰脊委中求"的委中,既是足太阳膀胱经之合穴,有利于膀胱之气外达,以行足太阳经气而行腰两旁阻滞,能有力地协助主穴治疗腰部疾患。配以手太阴经之合穴尺泽,以调动肺之功能,养肺以调整全身气机,而尺泽又是大关节部位的穴位,符合全息相应理论。若将尺泽改为足太阴合穴阴陵泉,则:①膝关节穴位过于集中,不如手足配伍以形成围刺;②阴陵泉为脾之合,主要在于补阴气,而尺泽主要在于宣降肺气,二者所强调之处不同。

【加减】扭伤较重者,在龈交处挑刺(挑龈交结);腰部如有骨损伤者,加绝骨,略斜刺 5 分左右,用补法,留针 30 分钟左右。若病程较长,加命门,刺入骨缝中 2 分左右,用补法;或温和灸 15～20 分钟。以上穴位留针均为 30 分钟左右。

【文献】《针灸大成》:"挫闪腰胁痛:尺泽、委中、人中。"

《医学纲目》:"腰闪挫气痛:尺泽、委中、人中、阳陵泉、束骨、昆仑、下髎。"

《针灸资生经》:"腰痛:东垣曰:经云,腰痛上寒不可顾,取足太阳、阳明。腰痛上热,取足厥阴。不可俯仰,取足少阳。盖足之三阳从头走足,足之三阴从足入腹,经所过处,皆能为痛。治之者,当审其何经所过分野,循其孔穴而刺之,审其寒热而药之。假令足太阳,令人腰痛引项脊尻背如重状,刺其中太阳二经出血。余皆仿此。刘氏曰:王注经中言灸疑误,灸者宜肾俞、腰俞。《宝鉴》云:灸曲瞅下两纹头,左右脚四处,各三壮。每灸一脚,二火齐下,午时着灸。人定以来,脏腑自动一两行,或转动如雷声,立愈。"

腰脊痹痛方(《备急千金要方》)

【组成】腰俞　膀胱俞　长强　气冲　上髎　下髎　居髎

【用法】腰俞刺入骨缝中 2 分左右,用补法;若症状较重,可针上加灸。膀胱俞直刺 5 分左右,用补法。长强略向后斜刺 3～5 分,用泻法;若腰脊疼痛较重,可在长强附近找充血的络脉,点刺出血。气冲直刺 5 分左右,注意避开动脉,用补法。上髎、下髎刺入骨孔中 2～5 分左右,用平补平泻法。居髎直刺 5～8 分,用平补平泻法。以上穴位留针均为 30 分钟左右。

【功用】壮阳散寒,通经止痛。

【主治】本方主要治疗腰部冷痛。溶溶如坐水中,或拘急不可俯仰,或连及骶、脊、臀、股、腘;持续性疼痛,间歇性加重,以入夜尤甚,白天活动后减轻;得温则缓,遇寒则加重;舌质淡,舌苔白或厚,脉沉。

【方解】本病患者素体阳虚,或久病伤及肾阳,腰为肾之府,肾阳温煦失职,加以外感风寒之邪,寒滞腰脊,气血阻滞,经络不通,故腰脊冷痛。故选督脉在腰部的穴位腰俞,既是局部穴,又有壮阳强肾的作用,是为治疗腰脊之要穴。配足太阳膀胱经上的膀胱俞,以调动膀胱腑气,以壮实腰脊。足太阳经与督脉均为背部的主要经脉,上二穴均有补肾壮阳的作用,故组成本方的主穴。长强为督脉起始(或终止)穴,是督、任二脉交会之处,有打通阴阳、通行气血的作用,故可助主穴行气血,通经络,治腰脊疼痛;尤其是放血疗法,既可通关,又可祛邪,在症状较重时,往往能收到较好效果。气冲在足阳明经上,是下部之气集会之处,有调动、补充气血的作用,借用后天之气以充养先天之不足,故有协助主穴补气的作用。上髎、下髎在足太阳膀胱经之髎孔处,气血经此易滞,故二穴能协助主穴通经活络,行气止痛。居髎为足少阳胆经在髋关节附近的穴位,既能调整少阳经气,以行全身气机,又位于大关节附近,故不仅能行气,而且有通达气机的能力。上七穴合用,既能针对腰脊局部疾患,又能壮阳补气,通关过节,达到壮阳散寒、通经止痛的作用。

【加减】若肾阳虚甚者,加命门刺入骨缝中 2 分左右,用补法,或针上加灸。若肾气虚者,加肾俞,直刺 5 分左右,用补法,或温和灸 10～15 分钟。若气虚较重者,加关元,直刺 5 分左右,用补法,或温和灸 15 分钟左右。若有五更泄者,加大肠俞,直刺 5～8 分,用补法,或温和灸 15～20 分钟。以上穴位留针均为 30 分钟左右。

【文献】《备急千金要方》:"腰俞、长强、膀胱俞、气冲、上窌、下窌、居髎,主腰痛。"

《素问·骨空论》:"腰痛不可以转摇,急引阴卵,刺八髎与痛上。"

《针灸资生经》:"有妇人久病而腰甚疼,腰眼忌灸,医以针置火中令热,谬刺痛处,初不深入,既而疼止,则知火不负人之说犹信云。许知可因淮南大水,忽腹中如水吼,调治得愈,自此腰痛不可屈伸。思之,此必肾经感水气而得,乃灸肾俞三七壮,服麋茸丸愈(予谓腰痛不可屈伸,灸肾俞自效,不服麋茸丸亦可)。舍弟腰疼,出入甚艰,予用火针微微频刺肾俞,则行履如故。初不灸也,屡有人腰背伛偻来觅点灸,予意其是筋病使然,为点阳陵泉令归灸即愈,筋会阳陵泉也。然则腰疼又不可专泥肾俞,不灸其他穴也。"

程氏腰痛方(程莘农经验方)

【组成】腰阳关　肾俞　次髎　委中

【用法】腰阳关刺入骨缝中 3～5 分,用补法,病程较长者,用温和灸 15～20 分钟左右。肾俞直刺 5～8 分,用补法,或针上加灸。次髎刺入骨孔中 5～8 分,用补法。委中直刺 5～8 分,用平补平泻法;若病情较重,用泻法,或点刺出血。以上穴位留针均为 30 分钟左右。有腰椎间盘突出的患者,要注意按推手法的运用。

【功用】温阳强肾,散寒止痛。

【主治】本方主要治疗腰脊冷痛。症见遇寒则重,得热则缓,四肢逆冷,甚则小便频数,下肢浮肿,便溏,舌质淡,舌苔薄白,脉沉缓。

【方解】本病多因肾虚引起。素体肾阳不足,或久病体虚,伤及肾阳,使肾阳不足,腰部失煦而致腰痛、四肢逆冷。方中腰阳关为督脉腧穴,能通调督脉经气,总督一身之阳,由于其位于腰部,又能通调局部经气而治腰痛(既是腰部主穴,又是阿是穴)。委中是足太阳膀胱经之"合穴",为"四总穴"之一,"腰背委中求",故为治腰痛之要穴。肾俞、次髎均为足太阳膀胱经腧穴,因足太阳膀胱经行于背腰部,下挟脊,抵腰中,肾俞补肾气以壮腰脊,次髎行气以助上穴,故此二穴可补肾壮阳、通经散寒而止腰痛。四穴合用,以奏温阳强肾、散寒止痛之效。

【加减】肾阳虚甚致腰脊冷痛、四肢厥逆者,加关元,直刺5分左右,用平补平泻法;或气海,直刺5分左右,用补法。上二穴并可隔物灸(可隔附子或菟丝子)7~14壮。若小便频数,加水分,直刺5分左右,用补法,或针上加灸。腹泻者,加天枢,直刺5~8分,用平补平泻法;或大肠俞,直刺5~8分,用平补平泻法。以上穴位留针均为30分钟左右。

【文献】《备急千金要方》:"背连腰痛,委中、昆仑穴。""次髎、绝骨、承筋,主腰脊痛恶寒。"

《类经图翼》:"凡肾与膀胱实而腰痛者,刺出血妙,虚者不宜刺,慎之。此穴主泻四肢之热。委中者,血郄也,凡热病汗不出,小便难,衄血不止,脊强反折,瘛疭癫疾,足热厥逆不得屈伸,取其经血立愈。"

《针灸大成》:"肾虚腰痛:肾俞、委中、太溪、白环俞。"

《马丹阳十二穴歌》:"委中曲䐐里,横纹脉中央;腰痛不能举,沉沉行脊梁;酸痛筋莫展,风痹复无常;膝头难伸屈,针入便安康。"

《玉龙歌》:"肾弱腰痛不可当,施为引止甚非常;若知肾俞二穴处,艾火频加体自康。"

三、治周身痹痛类

行气止挛方(《备急千金要方》)

【组成】承山　承筋　京骨　商丘

【用法】承山向条口方向刺入1~1.2寸,用平补平泻法;或针上加灸7~14壮。承筋直刺,8分~1寸,用平补平泻法。以上二穴在腿部肌肉有挛急表现时,可使用温和灸15~20分钟。京骨直刺3~5分,用补法。商丘刺入骨缝中3分左右,用补法。以上穴位留针均为30分钟左右。若单侧痉挛发作时,则针刺对侧穴位。

【功用】温经行气,散寒解痉。

【主治】本方主要治疗肌肉麻木、疼痛、挛急、紧张,活动受限,受寒或劳累后加重,甚至出现急性痉挛,尤以足腿肌肉为主,严重时有肌肉萎缩,舌质淡,舌苔白厚,脉迟缓或滑。

【方解】本患者素有肝肾阴虚,复感寒湿之邪,寒邪阻滞经脉,气血不通,致使筋肉失养而疼痛挛急;或过度劳累,气血供给不足,筋脉失养;或"湿热不攘,大筋缓短,小筋弛长,缓短为拘,弛长为痿",出现大筋脉拘急。承山为足太阳膀胱经上的穴位,有行气祛寒的作用,又处于肌肉与肌腱相接之处,能疏通经络,是解除腿部痉挛的局部穴,故为此方之主穴。配承筋,以加强足太阳经的行气能力,能助承山行气散寒。京骨为足太阳经的原穴,能补充原气以起到温经散寒的作用。商丘为足太阴脾经上的经穴,脾主肌肉,以助上穴解挛。四穴共伍,共奏健脾益肾、补益气血、通经散寒以止痉之效。

【加减】寒邪较重者,加命门,刺入骨缝中 3 分左右,用补法;或温和灸 15~20 分钟。湿邪较重者,加太白,直刺 3~5 分,用平补平泻法。腿部肌肉痉挛较重者,加健侧三阳络(气滞),直刺 5 分左右,用泻法;健侧郄门(血阻),直刺 5 分左右,用平补平泻法;上二穴可针上加灸。以上穴位留针均为 30 分钟左右。

【文献】《备急千金要方》:"昆仑主脚如结,踝如别。阴陵泉主足痹痛。京骨、承山、承筋、商丘,主脚挛(又云:承山、承筋主脚胫酸,脚急跟痛,脚筋急痛兢兢)。"

《针灸大成》:"膀胱颈病目中疼,项腰足腿痛难行;痢疟狂颠心胆热,背弓反手额眉棱;鼻衄目黄筋骨缩,脱肛痔漏腹心膨;若要除之无别法,京骨大钟任显能。"

《马丹阳十二穴歌》:"承山名鱼腹,喘肠分肉间;善治腰疼痛,痔疾大便难;脚气并膝肿,展转战疼酸;霍乱及转筋,穴中刺便安。"

治痹方(《针灸甲乙经》)

【组成】会阴　太渊　消泺　照海

【用法】太渊直刺 3 分左右,用补法。消泺直刺 8 分左右,用补法;或用温和灸 15~20 分钟。照海直刺 5 分左右,用补法;或用温和灸 10 分钟左右。会阴直刺 3~5 分,刺中后即出针,一般不留针,不使用手法;也可点刺会阴附近的充血络脉出血。以上留针穴位均为 30 分钟左右。

【功用】温经散寒,活络止痛。

【主治】本方主要治疗风寒所致的痹证。症见肌肉关节疼痛,或走窜不定,痛无定处,或疼痛较剧,痛处有冷感,或有肌肉麻木,痹痛不已,遇寒则甚,得热则减,白天活动后多疼痛减轻,夜晚加重,舌苔薄白,舌质淡,脉弦。

【方解】本病患者素体气血虚弱,因风寒侵袭,抗邪不力,导致经络受阻,气血运行不畅,以致肌肤麻木,甚至有肌肉萎缩、关节活动不利等。故温经散寒,补气活血为治疗重点。太渊为"八会穴"之脉会,是手太阴经的原穴,针之具有补充原气、温经散寒的作用,是为本方之主穴。由于寒邪闭阻经脉,故配手少阳三焦经腧穴消泺行气通经,以助主穴治疗风寒之邪闭阻。照海为"八脉交会穴"之一,通阴跷脉,阴跷主一身左右之阴;再配以任脉穴会阴,能任领一身之阴经,二穴相配可治疗寒邪侵袭阴经所致之痹证。会阴为下极之腧,是冲、任、督三脉所出,能调节经脉之气血。故四穴合用,温经散寒,活络止痛,主治寒邪闭阻经脉(以阴经为主)所致的痹证。

【加减】 若寒邪甚,加灸肾俞,直刺5分左右,用补法;关元,直刺5~8分,用补法。风邪甚者,加风门,向脊椎方向斜刺5~8分,用泻法。气血虚弱较重者,加气海,直刺5~8分,用补法,或用隔物灸(可隔菟丝子或白术)7~14壮;膈俞,向脊椎方向斜刺5分左右,用补法,或温和灸10分钟左右。以上穴位留针均为30分钟左右。

【文献】 《针灸甲乙经》:"痹,会阴及太渊、消泺、照海主之。"

《肘后歌》:"风痹痿厥如何治,大杼曲泉真是妙。"

《针灸聚英》:"风痹天井曲泽中,少海委中兼阳辅。"

《神灸经纶》:"风痹不仁:天井、尺泽、少海、阳辅、中渚、环跳、太冲。"

《针灸资生经》:"凡身体不仁,先取京骨,后取中封、绝骨,皆泻之。"

大接经治偏瘫方(《卫生宝鉴》)

【组成】 十二井穴。

【用法】 十二井穴刺入1~2分,刺入即留针,不使用手法。其中从阳引阴法适用于阴病在阳证,选穴的顺序是:至阴、涌泉、中冲、关冲、足窍阴、大敦、少商、商阳、厉兑、隐白、少冲、少泽。从阴引阳法适用于阳病在阴证,选穴的顺序是:少商、商阳、隐白、少冲、少泽、至阴、涌泉、中冲、关冲、厉兑、足窍阴、大敦。以上穴位留针均为30分钟左右。

十二井穴的疗法是治疗中的第一步,一般连续针刺4~7次。当十二井针刺到多数有出血现象,或手指稍能活动或手部肿胀消退时,即可进行后续治疗。一段时间后再返回针刺十二井穴。

【功用】 通经活络,交通阴阳。

【主治】 本方主要治疗中风后偏瘫。其中阴病在阳,病因为阴寒;如高血压中的头眩晕以沉重为主,血压高但用抗高血压药效果不理想,形寒,腰酸痛,小便清长,大便干结或溏,疲乏无力,常有恶心,口干而不欲饮,多在晚间病情加重或发病,有胸闷、呼吸不畅等症状,舌质黯或呈橘红色,苔厚腻或腐、色白或土黄,脉沉实或沉滑。而阳病在阴,病因为阳热,如高血压中头眩晕较重,甚至头重脚轻(形如坐舟楫之中),面红目赤,上半身有热感,下半身有凉感,服用抗高血压药一般有效,但停药则血压马上升高,有口臭、口干思饮,胸胀腹满,小便黄臊,大便干燥,情绪容易激动,常睡眠较差,病情多在白天加重或发作,舌苔干厚腻,色黄或黑,舌质红或有裂纹,脉弦数或洪滑。

【方解】 所谓大接经者,"大"指大周天,"接经"指接通经脉,"大接经"即使大周天的经脉全部接通,方法是针刺十二井穴,以沟通十二经脉的气血,使经脉的阴阳气血得以正常交接,从而从根本上解除中风病人阴阳不交、气血阻滞的致病原因。

【加减】有热象者,加太冲;火象较重者,加行间;火邪上冲者,加捏脊疗法,从风府到腰俞。有水湿者,加外关、大都;湿邪凝滞者,加支沟、足临泣;有湿热者,加关元、漏谷;有痰者,加丰隆、间使。气血阻滞者,加期门、梁丘;气滞血瘀者,加孔最、地机;若阻滞较重,加地机、中都。气虚者,加中脘、百会;阴虚者,加太溪、三阴交;阳虚者,加命门、气海。有压疮者,在局部加灸。病程较长者,加灸悬钟、大椎、百会、气海;身体虚弱者,加背俞。

【文献】《卫生宝鉴》:"大接经从阳引阴治中风偏枯:足太阳膀胱之脉,出于至阴足小指外侧,去爪甲角如韭叶为井金。足少阴肾之脉,涌泉穴、足心也,起于小指之下,趋足心(三呼)。手厥阴心包络之脉,其直者循中指出其端,去爪甲如韭叶陷中为井,中冲穴也;其支者,别掌中小指次指,出其端。手少阳三焦之脉,起于小指次指之端,去爪甲角如韭叶为井。足少阳胆之脉,出于窍阴足小指次指之端,去爪甲角如韭叶为井;其支者,上入大指岐骨内出其端,还贯爪甲出三毛中(十呼、二十呼)。足厥阴肝之脉,起大指之端,入丛毛之际,去爪甲如韭叶为井,大敦也,及三毛中(十呼、六呼)。手太阴肺之脉,起大指之端,出于少商,大指内侧,去爪甲如韭叶为井;其支者,出次指内廉出其端。手阳明大肠之脉,起大指次指之端,入次指内侧,去爪甲如韭叶为井(十呼),中指内交(三呼)。足阳明胃之脉,起足大指次指之端,去爪甲如韭叶为井;其支者,入大指内,出其端(一呼)。足太阴脾之脉,起足大指端,循指内侧,去爪甲角如韭叶为井,隐白也(十呼)。手少阴心之脉,起手小指内出其端,循指内廉,去爪甲如韭叶为井。手太阳小肠之脉,起手小指之端,去瓜甲一分陷中为井。大接经从阴引阳治中风偏枯:手太阴肺之脉,起手大指端,出于少商大指内侧,去爪甲角如韭叶为井(一呼、三呼)。手阳明大肠之脉,起手大指次指之端,去爪甲如韭叶为井;其支者,入大指间出其端。足太阴脾之脉,起足大指端,循指内侧,去爪甲如韭叶为井,隐白也。手少阴心之脉,起手小指内出其端,循指内廉,去爪甲如韭叶为井。手太阳小肠之脉,起手小指之端,去爪甲下一分陷中为井。足太阳膀胱之脉,起足小指外侧,至阴,去爪甲如韭叶为井金,足小指之端也。足少阴肾之脉,起足小指之下,斜趋足心为井,涌泉穴也。手厥阴心包之脉,其直者循手中指出其端,去爪甲如韭叶为井,中冲穴也;其支者,从掌中循小指次指,出其端。手少阳三焦之脉,起手小指次指之端,去爪甲如韭叶为井。足阳明胃之脉,起足大指次指之端,去爪甲如韭叶为井;其支者,入大指间,出其端。足少阳胆之脉,起于窍阴,是小指次指之端也,去爪甲如韭叶为井;其支者,上入大指岐骨内,出其端,还贯爪甲,出三毛中。足厥阴肝之脉,起足大指之端,入丛毛之际,去爪甲如韭叶为井,大敦也,及三毛中(六呼)。"

《针灸集成》:"大接经:经曰,留瘦不移,节而刺之,使十二经无过绝,假令十二经中,是何经络不通行,当刺不通疑滞经,俱令气过节,无问其数,以平为期。大接经治中风偏枯,从阳引阴,从阴引阳,皆取十二经井穴也。"

面瘫闭眼方(彭荣琛经验方)

【组成】 睛明 巨髎 颊车 健侧颧髎 合谷。

【用法】 睛明针刺深度一般为1.2寸左右,但不能刺到眼底部的视网膜上;尤其是急性或顽固性面瘫者,一定要针刺到位,闭眼的作用才会明显;假若患者怕针或医生自己掌握不好,可以刺浅一点或改刺攒竹,但是效果欠佳,治疗的时间可能延长。睛明针刺3~5次左右,眼睛闭合明显时(但可能还不是完全闭合),可以改用下一步处方。注意针刺睛明时,一定要按照正规要求进行,尤其是一定要选用未曾使用的全新的没有任何瑕疵的针具,严格消毒,手法一定要恰当。巨髎直刺3~5分,用补法。颊车直刺5分左右,用平补平泻法。颧髎直刺3~5分左右,用泻法,此穴容易刺中血管,所以出针的时候要注意压迫针孔。合谷直刺8分左右,用补法;若是时间较长的面瘫,此穴还可以使用温和灸15分钟左右,用补法。以上穴位留针均为30分钟左右。

【功用】 祛邪扶正,疏通经络。

【主治】 本方是治疗面瘫的第一方,症状除了面瘫的表现外,主要为眼睑不能闭合,严重者上下眼睑相距4mm左右,即使睡眠也不能闭合,眼睛内容易落入灰尘,造成感染。某些病程长的面瘫,也有眼睑不能闭合的情况。建议治疗之前,应将面瘫患者双侧口角至耳垂的距离及口角至眼球正中的距离记载下来,以便治疗中、治疗前后的对比。

【方解】 本方主要治疗面瘫初期眼睑不能闭合为主症者。此处面瘫指周围性面瘫,多因外感风寒引起,故解表为第一要务,而睛明为足太阳膀胱经的第一穴,居眼局部,属上,故既能祛风解表,又能对眼睑局部发挥效应,所以是本方之主穴。配多气多血手阳明经之巨髎、颊车,可扶持正气以助主穴祛邪。由于面瘫时面部肌肉向一侧㖞斜,病变部位在肌肉松弛侧,根据阴阳平衡理论,一侧肌肉松弛后,另一侧就会相应紧张,仅仅治疗患侧,不利于面瘫的恢复,故在健侧选用颧髎。颧髎属于手太阳小肠经,有祛风散寒的作用,而且位置在面部中间,使面部健侧肌肉从紧张到松弛,有利于患侧肌肉的恢复正常。合谷属于远端配穴,补充原气,也是治疗面部疾病的重要穴位之一。上五穴合用,达到祛邪扶正、疏通经络的作用。

面部歪斜的改善不易观察出来,眼睑的恢复则较容易看到,对患者精神是一个鼓舞,因此此时应该让患者将注意力集中在眼睑的变化上,可促进后续的治疗。

【加减】若外邪未解,加大椎,刺入骨缝中 3 分左右,用泻法,加强祛邪能力;后溪,直刺 3~5 分,用泻法,注意手法相对较轻。若病程较久,伴有内风干扰,加风池,略斜刺 5~8 分,用泻法。如正气不足,加百会,向后斜刺 3~5 分,用补法;或用温和灸 5~8 分钟左右。留针均为 30 分钟左右。若痰湿阻滞,加外关,直刺 5~8 分,用泻法。以上穴位留针均为 30 分钟左右。

面瘫抬眉方(彭荣琛经验方)

【组成】 阳白 瞳子髎 攒竹 颧髎 健侧巨髎 合谷

【用法】 针刺阳白时,斜刺,针尖向下(即向眉毛),达眉毛附近。必要时可用合谷刺的办法,将针尖向眉头或眉尾点刺,但手法要轻;若病程较长,可使用麦粒灸 7 壮。瞳子髎沿经脉循行方向针刺,让气血顺利流通,刺入 3~5 分。攒竹针尖向下,针体擦着眉棱骨进针,不宜太深,约刺 5 分即可。颧髎直刺 3~5 分,用泻法。巨髎直刺 3~5 分,用补法。合谷直刺 8 分~1.2 寸,用补法;或温和灸 15 分钟左右。以上穴位留针均为 30 分钟左右。

【功用】 通经活络,扶助正气。

【主治】 本方是治疗面瘫的第二步处方。此时眼睑基本闭合,可以做一些开、闭眼睑的活动,但眉毛不能随之活动,额头肌肉仍然处于瘫痪状态。

【方解】 本方中阳白是主穴,因该穴为足少阳胆经上的穴位,而且是经脉在面部大曲折的部位,气机在此易受阻。当外邪基本祛除后,疏通经气应为主要的治疗方法。少阳经经气易动,故调动少阳经气,有利于面部经气的运行。阳白在眉毛正中的上方,又是一个最恰当的局部穴,因此为本方之主穴。攒竹、瞳子髎使用之目的:一是重要的局部穴,继续达到闭眼的作用,是闭眼治疗的跟进。二是攒竹又能继续调动足太阳经的经气,以除余邪;瞳子髎是足少阳经的起始穴,能调动胆经的经气,有助于面部经气的调动。选健侧巨髎充养阳明经气,有改善健侧面部肌肉紧张而缓解患侧的目的。合谷换成对侧是为了避免耐针性的产生,作用仍然是远端配伍。故六穴合用,有较好的通经活络、扶助正气效果。这一步一般针刺 3~5 次,只要眉头或眉尾能够有一点活动能力,即可进行下一步治疗。

【加减】 若气滞较甚,加阳陵泉,直刺 8 分左右,用平补平泻法。若气虚,加足三里,直刺 8 分~1.2 寸,用补法。

面瘫祛风方(彭荣琛经验方)

【组成】 风池 丝竹空 头维 大迎 合谷 健侧颊车。

【用法】 风池斜刺 8 分左右,用泻法。丝竹空沿经脉循行方向针刺,让气血顺利流通,刺入 3 ~ 5 分,用平补平泻法。头维向头后部斜刺,使阳明经气血顺利布散。大迎针尖方向沿经向后,刺入 3 分左右,用平补平泻法,主要是让面部的阳明经气血顺利流通。合谷直刺 8 分 ~ 1.2 寸,用补法。颊车直刺 5 分左右,用平补平泻法,主要是促使阳明经转弯部的气血顺利流通,一般情况之下不要使用透刺。以上穴位留针均为 30 分钟左右。

【功用】 祛风通络,通达阳明。

【主治】 本方是治疗面瘫的第三步处方。经第一、二步治疗后,眼睑、眉毛的症状得到改善,口腔的咀嚼功能逐渐增强,面瘫向好的方面发展,但开始有眼泪不自主外流。

【方解】 本方中风池是主穴。风池既能驱散外风,又能祛除内风,所以在祛风阶段成为主穴。丝竹空是抬眉的继续,该穴是手少阳经的起始穴,使调动经气的作用得到延伸。大迎、头维是面部阳明经的气血流通关键穴,大迎在阳明经气血分流的位置上,头维是阳明经气血布散到头部的终点穴,有利于阳明经气血的流通。健侧选用颊车,是为了配合患侧阳明经穴位的作用,共同达到打通阳明经的作用,同时是从另一个部位上使健侧肌肉松弛。合谷又换成另侧,是为了避免耐针性的产生,作用仍然是远端配伍。以上六穴合用,有较好的祛风通络、通达阳明的作用。

【加减】 若气虚,加百会,向后斜刺 3 ~ 5 分,用补法;或温和灸 5 ~ 8 分钟左右。若病程较长,加气海直刺 5 ~ 8 分,用补法;或温和灸 15 ~ 20 分钟左右。以上穴位留针均为 30 分钟左右。

面瘫正嘴方(彭荣琛经验方)

【组成】 人中 承浆 地仓 下关 合谷 健侧大迎。

【用法】 人中、承浆一般情况之下直刺或稍微向下或向上斜刺,以交通任督二脉;若是面瘫顽固难治,也可以向地仓斜刺或透刺。如上嘴唇㖞斜明显时,以人中为主;下嘴唇㖞斜时,以承浆为主;上下嘴唇均㖞斜,则承浆、人中同时使用。人中向鼻根部斜刺 3 分左右,刺入即留针。承浆直刺 2 分左右,刺入即留针。地仓针刺时针尖先向外,先与口裂平行方向向外刺入约 2 分,后针体针尖转向下,再斜刺入约 2 分,使嘴角部肌肉出现轻度扭转,因为此处肌肉很薄,不容易得气,扭转后能增强刺激量,有利于气机的到来。下关直刺 3 ~ 5 分,用补法。合谷直刺 8 分 ~ 1.2 寸,用补法。大迎向下斜刺 3 ~ 5 分,用补法。以上穴位留针均为 30 分钟左右。若病程较长,或矫正效果欠佳,以上穴位可以使用麦粒灸或温和灸,合谷灸的时间可以较长,用补法。

【功用】 通经活络,协调阴阳。

【主治】 本方是治疗面瘫的第四步处方,主要针对口角歪斜的治疗,也是面瘫治疗的最后一个处方。

【方解】本方承浆和人中是主穴,根据情况或单独或联合使用。实际上这时口㖞已经大大减轻,使用承浆或人中一方面是局部穴,还主要是为了调动任脉和督脉的作用,最后使口㖞得到纠正。地仓、下关是协助纠正口㖞的重要穴位,又都是阳明经上的穴位,继续使阳明经的经气顺利流通,以加速口㖞的恢复。健侧大迎是为了配合患侧通阳明经的目的而设,也是从另一个部位松弛健侧面部肌肉的穴位。合谷又换成另侧,是为了避免耐针性的产生,作用仍然是远端配伍。六穴合用,能最后将嘴部㖞斜矫正过来,达到面瘫基本治愈的目的。

【加减】若有气虚,可加囟会,温和灸5~8分钟左右,用补法。留针为30分钟左右。

【文献】《针灸聚英》:"口眼㖞斜治太渊,列缺申脉与二间;内庭行间地五等,水沟颊车合谷连。"

《神灸经纶》:"口眼㖞斜:颊车、地仓、水沟、承浆、听会、合谷。"

《类经图翼》:"凡口㖞向右者,是左脉中风而缓也,宜灸左㖞陷中二七壮;向左者,是右脉中风而缓也,宜灸右㖞陷中二七壮。艾炷如麦粒可矣。"

《针灸集成》:"口眼㖞斜:合谷、地仓、承浆、大迎、下三里、间使,灸三七壮。"

肩凝症方(彭荣琛经验方)

【组成】肩髃　养老　肩贞　臑俞　天宗　秉风　曲垣　肩外俞　肩中俞

【用法】肩髃先直刺8分左右,然后使用合谷刺,并将针留在肩部肌肉内,或针上加灸;出针前,先让手臂前后上下活动1~3次(带针活动)。养老直刺5分左右,用补法;或温和灸15分钟左右。肩贞、臑俞、天宗、秉风、曲垣、肩外俞、肩中俞七穴,又称七星台,均直刺3分左右,然后行苍龟探穴手法,不留针。以上穴位留针均为30分钟左右。

【功用】疏通经络,行气活血。

【主治】本方主要治疗肩凝症。症见肩关节活动不利,活动障碍,疼痛,入夜为甚,甚至肌肉萎缩,肩关节凝滞。

【方解】主要由于风寒之邪长期侵犯肩关节部位,留而不去,一旦身体出现气血虚弱,则发为肩凝症。本病还多发于内分泌紊乱不调之时,50岁左右易发,所以临床上又称之为五十肩。治疗一是需要疏通经络,驱除风寒之邪;二是要协调阴阳,补气养血。故选用手阳明经在肩关节处的肩髃,通关过节,调理气血;同时选用手太阳经的郄穴养老,开痹阻,养气血。此二穴组成本方的主穴。然后配用肩贞、臑俞、天宗、秉风、曲垣、肩外俞、肩中俞组成的七星台，连续针刺，以强力疏通太阳经脉，达到扶正祛邪的目的。以上九穴合用，可以获得较好的治疗效果。

【加减】气血不足者，加条口，向承山方向刺入 1~1.2 寸左右，边刺入，边活动肩关节，约持续 1 分钟，然后用补法；或加入曲池，直刺 1 寸左右，用补法，或温和灸 10~15 分钟。风邪较重者，加风池，略斜刺 8 分左右，用泻法。寒邪较重者，加大椎，刺入骨缝中 3 分左右，用平补平泻法。以上穴位留针均为 30 分钟左右。

【文献】《针灸甲乙经》："肩痛不可举，天容及秉风主之。肩背髀痛，臂不举，寒热凄索，肩井主之。肩肿不得顾，气舍主之。肩背髀不举，血瘀肩中，不能动摇，巨骨主之。肩中热，指臂痛，肩髃主之。肩重不举，臂痛，肩髎主之。肩重肘臂痛，不可举，天宗主之。肩胛中痛而寒至肘，肩外俞主之。肩胛周痹，曲垣主之。肩痛不可举，引缺盆痛，云门主之。肘痛，尺泽主之。臂瘰引口，中寒顿肿，肩肿引缺盆，商阳主之。肩肘中痛，难屈伸，手不可举，腕重急，曲池主之。肩肘节酸重，臂痛，不可屈伸，肘髎主之。肩痛不能自举，汗不出，颈痛，阳池主之。肘中濯濯，臂内廉痛，不可及头，外关主之。肘痛引肩，不可屈伸，振寒热，颈项肩背痛，臂瘰痹不仁，天井主之。肩不可举，不能带衣，清冷渊主之。肘臂腕中痛，颈肿不可以顾，头项急痛，眩，淫泺，肩胛小指痛，前谷主之。肩痛不可自带衣，臂腕外侧痛不举，阳谷主之。臂不可举，头项痛，咽肿不可咽，前谷主之。肩痛欲折，臑如拔，手不能自上下，养老主之。肩背头痛时眩，涌泉主之。"

祛风止痛方（《针灸大成》）

【组成】曲池　风市　外关　阳陵泉　三阴交　手三里

【用法】曲池直刺 8 分~1 寸，用补法；或温和灸 15 分钟左右。外关直刺 8 分左右，用泻法。风市直刺 1~1.2 寸，用泻法。阳陵泉直刺 8 分左右，用泻法。若外邪较重，用手三里，直刺 5 分左右，用泻法；若正气较虚，手三里换足三里，直刺 8 分~1.2 寸，用补法，或温和灸 15~20 分钟。三阴交直刺 5~8 分，用补法。以上穴位留针均为 30 分钟左右。

【功用】通经活血，行气止痛。

【主治】本方主要治疗风邪侵袭机体所致的痛证。症见四肢疼痛，痛无定处，遇风则甚，甚则四肢肿痛，活动受限，严重的患者，可能出现肌肉萎缩，关节活动不利，舌质淡，舌苔薄白，脉浮缓。

【方解】本病多为风寒外邪侵犯肌肉、筋膜所致，最终影响到肢体关节而出现上述症状。故治疗以祛邪为主，久病则虚，宜扶正祛邪。本方曲池为手阳明大肠经"合穴",具有补充气血、疏通经络的作用;阳陵泉为足少阳胆经之"合穴"、"八会穴"之一、筋会,具有舒筋活络止痛的作用。二穴都位于大关节处,可行气活血,通关过节,是为本方之主穴。配用外关,此为手少阳三焦经之"络穴","八脉交会穴"之一,通阳维脉,刺之可祛风通络,治疗诸阳经为病;手三里为手阳明大肠经腧穴;风市为足少阳胆经腧穴,具有祛风通络止痛的作用。上三穴不仅可解表清热,同时又能祛除诸阳经之风邪,能有效地协助主穴通经活络止痛。配三阴交为脾经腧穴,脾乃气血生化之源,故可补益气血,使气血充足,邪去而正安。故此诸穴配伍,共奏通经活血、行气止痛之功,以缓解风邪所致的肢体麻木、肿痛等证。

【加减】若有外感,加大椎,刺入骨缝中 1~3 分,用泻法。若病程较长,气血虚损,加绝骨,稍斜刺 5~8 分,用补法;或针上加灸,或温和灸 15~20 分钟。以上穴位留针均为 30 分钟左右。

【文献】《针灸大成》:"四肢风痛,曲池、风市、外关、阳陵泉、三阴交、手三里。"

《玉龙歌》:"两肘拘挛筋骨连,艰难动作欠安然;只将曲池针泻动,尺泽兼行见圣传。"

《席弘赋》:"曲池两手不如意,合谷下针宜仔细。"

《杂病十一穴歌》:"肘膝疼时刺曲池,进针一寸是相宜;左病针右右针左,依此三分泻气奇。"

《八脉八穴治症歌》:"肢节肿疼膝冷,四肢不遂头风,背胯内外骨筋攻,头项眉棱皆痛;手足热麻盗汗,破伤眼肿睛红,伤寒自汗表烘烘,独会外关为重。"

《百症赋》:"半身不遂,阳陵远达于曲池。"

《马丹阳十二穴歌》:"阳陵居膝下,外廉一寸中;膝肿并麻木,冷痹及偏风;举足不能起,坐卧似衰翁;针入六分止,神功妙不同。"

复丰祛风方（《备急千金要方》）

【组成】复溜　丰隆　大都

【用法】复溜直刺 5 分左右,用补法。丰隆直刺至腓骨,在骨膜上轻轻敲击数下,然后向外提针少许,用泻法。大都直刺 3~5 分,用泻法。以上穴位留针均为 30 分钟左右。

【功用】祛风活络,行气化湿。

【主治】本方主要治疗风水证。症见发热恶风,偶有汗出,身重疲惫,水肿多从头面部开始,继而全身浮肿,小便不利,舌质淡,舌苔薄白,脉浮缓。

【方解】本病主要是卫阳不固,风湿之邪外侵,以致肺不宣降,肾不受纳,水湿郁于肌表,溢于头面,进而影响人体水液代谢,出现水湿停滞。在治疗上,一是补肺肾之气,扶正以祛邪;二是祛除水湿,祛邪以助正。故选用足少阴肾经经穴复溜,壮肾气,以强生气之源、卫气之根,补肾气以助肺气,使水液升降得体,以祛湿之根本。配足阳明胃经之络穴丰隆,调理脾胃,行气活血,以助主穴运化水湿。使以足太阴脾经上的荥穴大都,活跃脾气,强化祛水湿功能。故三穴合用,有效恢复卫气,祛除水湿。

【加减】卫阳不足,加命门,刺入骨缝中 3 分左右,用补法;或温和灸 15 ~ 20 分钟。头面水肿较甚,加水沟,向上斜刺 3 分左右,一般不使用手法,针入即留针;或百会,温和灸 8 ~ 10 分钟。小便不利,加关元,直刺 5 ~ 8 分,用平补平泻法;或温和灸 15 ~ 20 分钟。以上穴位留针均为 30 分钟左右。

【文献】《备急千金要方》:"复溜、丰隆、大都,主风逆四肢肿。"

《针灸甲乙经》:"风水面肿,巨虚上廉主之。面胕肿,上星主之,先取谚譆,后取天牖、风池主之。风水面胕肿,冲阳主之。风水面胕肿,颜黑,解溪主之。"

《针灸资生经》:"水沟,治面肿唇动,状如虫行。又云:风水面肿,针此穴出水尽。"

《针灸聚英》:"皮水、正水、石水、风水、因气湿食,刺胃仓、合谷、石门、水沟、三里、复溜、曲泉、四满。"

中环治痿方(《针灸聚英》)

【组成】中渎　环跳　三里　肺俞

【用法】中渎直刺 3 ~ 5 分,用补法;或温和灸 10 分钟左右。环跳行合谷刺 1.2 ~ 1.8 寸,用平补平泻法;或针上加灸。三里选用足三里,直刺 8 ~ 1.2 寸,用补法;或温和灸 15 分钟左右。肺俞向脊椎方向斜刺,5 分左右,用补法;或温和灸 8 分钟左右。以上穴位留针均为 30 分钟左右;病情较重者,以上穴位留针均为 60 ~ 120 分钟。

【功用】补养气机,通经启痿。

【主治】本方主要治疗痿证。症见肌肉弛缓、萎缩,运动无力,甚至瘫痪,身体各部肌肉均可罹患,但以下肢为多见,或一侧或双侧。

【方解】本病治疗大法主要有 3 种:①据《黄帝内经》引"论言"的方法是"治痿独取阳明"。具体方法在《素问·痿论》中:"各补其荥而通其俞,调其虚实,和其逆顺,筋脉骨肉,各以其时受月则病已矣。"说明两个含义:一,据吴崑:"补致其气也,通行其气也。"就是说补其荥穴,行其俞穴,以达到补气行气的目的。二,据高士宗:"各以其四时受气之月而施治之。"就是说五脏之气均各有其气机旺盛的月份,治疗时应主要在该脏当旺的月份进行,这样有利于提高疗效。②据林文仰等引《素问·阴阳别论》的看法,三阴三阳发病为偏枯痿易。

三阴为太阴,三阳为太阳,因是三阴三阳致病,故取足太阴与手太阳经穴进行治疗。③据黄鸿舫的看法:"痿证热邪形成者居多。痿证有湿重于热,或热重于湿之分。湿重于热者,此因湿郁不化,络道闭塞所致,当守崇土逐湿、去瘀通络之法,当取手足阳明、足太阴三经穴为主。热重于湿者,此因湿从燥化,热甚伤阴所致,当守泻南补北之法,清金制木,则土不受戕,清热养肺则金不燥,一般常取手太阴、手阳明、足少阴、足阳明等腧穴治之。"

关于痿证独取阳明,历代医家均崇《黄帝内经》的解释,大意是阳明为多气多血之经,与脾胃相关,主四肢肌肉,故阳明实则能治痿。任应秋先生认为:痿证的基本病因是由于津气两虚,津不能濡养经脉,气不能温煦肌肉,故痿软。在气津两虚的基础上,有的偏于热,有的偏于寒。津气来源于水谷之海,所以虚的方面虽然不同,但痿证益气补津的治法是相同的。龙宝光等认为,以阳明经穴为主,太阳经穴、少阳经穴为辅。王宗学认为,以阳明经为主,是因为阳明连于带脉和督脉,带脉约束诸脉,督脉为阳经之海,阳明受邪则可涉及诸脉,虽治疗以阳明为主,但必须配合阴阳各经以疏通经隧,以使气血输注全身。

故本方选用足少阳经的中渎通经行气、温煦肌肉以治痿软,是为主穴。配足阳明经合穴足三里,补脾胃之气,以主四肢,以助主穴恢复肌肉生长。佐以肺之背俞穴肺俞,补肺气,清肺热,散邪气,以助主穴行气清热。使以环跳配合主穴打通关节,使气血得以流畅。因此四穴合用,可治疗痿证引起的肌肉萎缩。

【加减】肺胃热盛者,配尺泽,直刺5~8分,用平补平泻法;内庭,直刺3~5分,用泻法,以清泻肺胃之热。湿热甚者,配阴陵泉,直刺8分左右,用补法;脾俞,向脊椎方向斜刺5分左右,用补法,以清热利湿。肝肾阴虚者,配肝俞,向脊椎方向斜刺5分左右,用补法;肾俞,直刺5~8分,用补法,以滋补肝肾之阴。余热未尽者,配合谷,直刺5~8分,用补法以清热。以上穴位留针均为60~120分钟。

【文献】《针灸聚英》:"痿:有湿热、有痰、有无血而虚、有气弱、有瘀血,针中渎、环跳(停针待气,一二时方可),灸三里、肺俞。"

《针灸资生经》:"三里、冲阳、仆参、飞扬、复留、完骨,主足痿失履不收。"

《针灸大成》:"人中、曲池,可治其痿伛。""脾胃虚弱,感湿成痿,汗大泄,妨食。三里、气冲,以三棱针出血;若汗不减、不止者,于三里穴下三寸上廉穴出血。禁酒,忌湿面。"

《针灸集成》:"肝热主筋痿,补行间,泻太冲。"

膝痛方（《备急千金要方》）

【组成】　梁丘　　曲泉　　阳关

【用法】　梁丘直刺5～8分，用泻法。阳关直刺5～8分，用泻法。曲泉直刺8分左右，用泻法。若寒邪较重者，可用温针灸曲泉、梁丘15分钟。以上穴位留针均为30分钟左右。

【功用】　温经，散寒，止痛。

【主治】　本方主要治疗膝关节疼痛。症见膝部冷痛、肿胀、麻木，活动不利，甚则痿躄不行，腰腿冷痛，舌质淡胖，舌苔薄白，脉沉缓。

【方解】　本病多由素体肾阳不足、感受寒邪所致。方中梁丘为足阳明经之"郄穴"，是本经气血汇集之处，治疗气血停滞而产生的急证，针之可通阻滞，补充足阳明胃经之气血，故治疗下肢不遂、膝关节肿痛等病症，是为本方之主穴。曲泉为足厥阴经之"合穴"，具有补充足厥阴肝经经气的作用，故能助主穴活血行气，疏通经络，濡养筋脉。阳关为足少阳胆经穴，位于膝关节附近，既可协助主穴行气，又可助曲泉以疏泄肝气。梁丘属足阳明胃经，行下肢前侧；曲泉属足厥阴肝经，行下肢内侧；阳关属足少阳胆经，位于膝关节外侧。三穴同用，能调节三经经气，解除三经之寒邪，对膝关节部位有较好的散寒止痛作用。

【加减】　若疼痛较重，加膝关，直刺5～8分，用补法；或针上加灸。膝部肿痛者，加阳陵泉，直刺8分～1.2寸，用平补平泻法；或针上加灸。若病程较长，加悬钟，略斜刺5分左右，用补法；或温和灸15～20分钟左右。以上穴位留针均为30分钟左右。

【文献】　《备急千金要方》："合阳主膝股重，上廉主风水膝痛者，犊鼻主膝中痛不仁，梁丘、曲泉、阳关主筋挛膝不得屈伸，不可以行。""阳关、环跳、承筋，主胫痹不仁。"

《针灸资生经》："三里，治膝胻酸痛。阳交，治喉痹、面肿、寒痹、膝胻不收。条口，治膝胻寒，足缓履不收，湿痹足下热。阴谷，治膝痛如锥，不得屈伸。膀胱俞，治脚膝无力。合阳，主膝股重。阴交，治腰膝拘挛。髀关，治膝寒，不仁痿厥，股内筋络急。阳陵泉，治膝伸不得屈，冷脚不仁，偏风半身不遂，脚冷无血色。京骨，治膝痛不得屈伸。梁丘，治寒痹，膝不能屈伸。阳关，治膝外痛，不可屈伸，风痹不仁。犊鼻，治膝中痛不仁，难跪起，膝膑痈肿，不溃可治，溃者不治。三阴交，治膝股内痛。交信，治膝胫内廉痛。曲泉、膝关，治膝内痛。悬钟，治心腹胀满，胃热不嗜食，膝胻痛，筋挛，足不收履，坐不能久。膝眼，疗膝冷痛不已。伏兔，疗膝冷。丰隆，疗腿膝酸痹。合阳，治膝股重。侠溪、阳关，主膝外廉痛。膝关，主膝内廉痛引膑，不可屈伸，连腹引喉痛。中封，主膝肿，内踝前痛。太冲，主膝内踝前痛。犊鼻，主膝中痛不仁。"

《针灸大成》："腿寒痹痛：四关、绝骨、风市、环跳、三阴交。""身寒痹：曲池、列缺、环跳、风市、委中、商丘、中封、临泣。"

脚弱方(《针灸大成》)

【组成】 公孙　三里　绝骨　申脉

【用法】 先刺公孙5分左右，用补法。三里使用足三里，直刺8分~1.2寸，用补法。绝骨稍向前斜刺5分左右，用补法；或温和灸15~20分钟。申脉刺入骨缝中1分左右，一般不使用手法，刺入即留针。若湿邪较重，也可先灸足三里7~14壮、公孙5~7壮，再刺绝骨、申脉；若肾虚较重，可先灸绝骨7~14壮、申脉3~5壮，再刺公孙、三里。以上穴位留针均为30分钟左右。

【功用】 振奋脾胃，强筋健骨。

【主治】 本方主要治疗下肢活动不利之病症。症见肢体肌肉板直，活动能力下降，或脚弱无力，或下肢浮肿，行动不便，口淡无味，常有恶心欲呕，头重，身倦，大便先硬后溏，舌质淡，舌苔白厚，脉濡。

【方解】 本病主要由于患者素体脾胃虚弱，外感湿邪，流注经络，而脾胃运化水湿失职，因而水湿留滞，正如《黄帝内经》所说"大筋缓短"；或因房劳过度，损伤阴精，或因久行伤筋，致使腿脚痿弱无力。治疗主要从两方面：一是健运脾胃，协调阴阳，提高运化水湿能力；二是要补火生土，以强壮脾胃。公孙为脾经之"络穴"，"八脉交会"穴之一，通冲脉，能调理脾胃表里二经之经气，足三里为足阳明胃经之"合穴"，具有补气健脾利湿的作用，为补益脾胃之要穴，两穴合用，能健脾利湿、调和气血，取"治痿独取阳明"之意。绝骨为"八会穴"之髓会，具有填精补肾的作用，申脉为膀胱经之腧穴，"八脉交会穴"之一，通阳跷脉，主一身左右之阳，二穴配伍，具有补肾壮阳、填精益髓的作用。由于肾藏精，又主骨，故二穴可治疗肾虚精亏、骨髓失充所致的脚弱无力之证。四穴合用，既可以健脾利湿，又可以补肾益髓，为治疗脚弱之良方。

脚弱又可称为脚痿，指脚痿弱无力，行走不便，甚则瘫痪。如《素问·痿论》中说"阳明者，五脏六腑之海，主润宗筋。""治痿独取阳明"，说明痿证的发生与阳明有关，多由于阳明积热，耗伤津液，筋肉失养所致，或湿热内侵伤及阳明，或肝肾不足，阴精亏虚所致。脾主肌肉四肢，肾主骨生髓，此方取穴，既可健脾和胃利湿，又能补肾填精益髓，故适用于脾虚胃弱及肝肾阴虚所致的脚弱无力之证。

【加减】 若肺热者，加尺泽，直刺5~8分，用补法；肺俞，向脊椎方向斜刺5分左右，用补法。胃热甚者，加内庭，直刺3~5分，用泻法，以泻肺胃之热。若湿热甚，加阴陵泉，直刺8分左右，用补法；脾俞，向脊椎方向斜刺5分左右，用补法，以化湿清热，健运中州。肝肾阴虚者，加肝俞，向脊椎方向斜刺5分左右;肾俞,直刺5~8分左右,用补法。以上穴位留针均为30分钟左右。

【文献】《针灸大成》:"脚弱无力,公孙、三里、绝骨、申脉。"

《千金翼方》:"凡脚弱病多着两脚。一方云:觉脚异便灸三里及绝骨各一处,两脚异者合四穴灸之,多少逐病轻重,大要虽病轻,不可减百壮,不瘥,速令以次灸之,多则佳。脚疼,三阴交三百壮,神良。一云灸绝骨最要。论曰:有人得之不以为事,不觉忽然入腹,腹肿心热,其气大上,遂至绝命。当知微觉有异,即须大灸之,乃得应手即瘥。亦依旧支法存灸之梁丘、犊鼻、三里、上廉、下廉、解溪、太冲、阳陵泉、绝骨、昆仑、阴陵泉、三阴交、足太阳、复溜、然谷、涌泉、承山、束骨等凡一十八穴。旧法多灸百会、风府、五脏六腑俞募,顷来灸者悉觉引气向上,慎不得灸,以上大忌也。又:灸足十指奇端去奇一分,两足凡八穴,名曰八冲极下气。足十指端名曰气端。日灸三壮,其八冲可日灸七壮,气下即止,艾炷小作之。"

《针灸资生经》:"脚弱瘦削,取三里、绝骨,绝骨治脚疾神效。"

《针灸易学》:"脚弱无力:公孙、三里、绝骨、申脉,昆仑、阳辅。"

《神应经》:"脚弱:委中、足三里、承山。"

天井肘痛方(《备急千金要方》)

【组成】 天井　外关　曲池

【用法】 先刺天井,直刺3~5分,用泻法;或温和灸8分钟左右。曲池直刺8分左右,用泻法;或温和灸15分钟左右。外关,直刺5~8分,用泻法;或温和灸8~15分钟。以上穴位留针均为30分钟左右。若由于臂痿而致肘痛,可用补法,且针上加灸。

【功用】 通经,散寒,止痛。

【主治】 本方主要治疗肘部麻木,臂肘痿躄不仁,有压痛点,活动受限,病程较长者,可能肘关节筋膜萎缩,关节失去活动能力,疼痛遇寒则重,得热则缓。

【方解】 本病多由于寒邪侵袭于肘部,闭阻经络,气血不通,肌肉、络脉失养而致肘部疼痛、麻木不仁等。相当于西医学所说的"网球肘"。

方中天井为手少阳三焦经之"合穴",能疏通手少阳三焦经经气,又能通调局部气血,治疗肘臂疼痛、麻木不仁等病症,是为本方之主穴。外关为手少阳三焦经之"络穴","八脉交会穴"之一,通阳维脉,能通调手少阳、手厥阴经经气,治疗肘臂屈伸不利、手指疼痛等病症。二穴相伍,可起到通经接气的作用,能加强针刺效应。曲池为手阳明大肠经"合穴",位于肘部,既能通手阳明经经气,又能疏通局部气血,使臂肘部疼痛、麻木得以解除。曲池又有清热散寒的作用,若寒邪重时,重泻曲池,可驱除寒邪。三穴配伍,既能通经散寒,又能疏通局部气血,以治疗肘部疼痛等病症。

【加减】若寒邪较重,加清冷渊,直刺5分左右,用补法;三阳络,直刺5~8分,用补法;或针上加灸,以温经散寒。肘部疼痛较重者,加小海,直刺3~5分,用补法;手三里,直刺5~8分,用补法。臂肘麻木不仁者,加支正,直刺5分左右,用补法。以上穴位留针均为30分钟左右。

【文献】《备急千金要方》:"天井、外关、曲池,主臂痿不仁。"

《席弘赋》:"五般肘痛寻尺泽,太渊针后却收功。"

《医学纲目》:"肘痛不能自带衣起,头眩颔痛,面黑,恶风,肩痛不可顾,关冲主之。肘痛引肩,不可屈伸,寒热,颈项肩背痛,痿痹不仁,天井主之。肘中濯濯,臂内廉痛,不可及头,外关主之。肘痛,尺泽主之。"

小 结

祛风寒湿类方共选24则,外以祛风、除湿、散寒为主,内以通经活络、补养气血为主。由于风寒湿各有轻重之不同,病邪所中部位有异,症状各异,故24则处方的选穴配方及所治之证各具特点。

治疗头痛的处方共有7则,其中伤风头痛方治疗风邪为主所致的头痛,以头痛阵作、遇风则甚、痛如锥刺为主症;脑空治头方治疗风寒之邪所致的偏正头痛,疼痛较剧,遇风寒加重;强丰治头方治疗脾虚痰湿所致的头痛,症见头痛如裹,缠绵难禁,胸脘痞闷,恶心呕吐等;申金治头方治疗风寒侵袭太阳之表,使太阳经脉受阻,气血不通而致的后头痛;解丰治头方治疗风寒侵袭阳明经所致的前头痛及脾胃虚弱、痰浊中阻、上蒙清窍所致的痰浊头痛;天柱治头项方治疗寒邪侵袭太阳经,束于肺卫之表所致的头项强痛、发热、恶寒等;伤寒头痛方治疗风寒外邪侵犯人体导致经气受阻而引起的头痛,具有通经散寒以止痛的作用。

治疗腰痛的处方共有3则,其中二中腰痛方治疗闪挫或腰部有陈伤宿疾复加过劳所致的腰痛;腰脊痹痛方治疗肾阳虚、寒邪入侵所致的腰痛;程氏腰痛方治疗肾阳不足所致的腰痛、四肢厥冷等。

治疗周身痹痛的处方有14则,其中行气止挛方治疗寒湿之邪为主所致的痹证;治痹方治疗风寒之邪为主所致的痹证;大接经治偏瘫方主要针对中风后遗症之偏瘫而设,可分为从阴引阳、从阳引阴两个方面而使用;面瘫四方为前后连续使用,按照治疗的要点,分别针对闭眼、抬眉、祛风、正嘴等而设,可以根据主症不同而选用;肩凝症方是治疗肩关节炎或肩关节周围炎的处方;祛风止痛方治疗风邪所致的痹证;复丰祛风方治疗因外受风邪,卫表不固,经络受阻,水湿郁于肌表,溢于四肢之证;中环治痿方是治疗痿证初期,肺胃热盛的处方;

膝痛方、脚弱方分别治疗寒邪所致的膝部冷痛、麻木和湿邪流入经络的脚弱无力之证；天井肘痛方治疗寒邪侵袭肘部所致的肘部麻木、疼痛等。

祛风寒湿类针灸处方歌诀

一、治头痛类

1. 伤风头痛方

伤风头痛丝竹空，风池合谷共收功。

2. 脑空治头方

脑空治头用风池，偏正头痛医及时，列缺太渊及合谷，还需解溪用针刺。

3. 强丰治头方

强风治头治痰虚，强间丰隆一起医。

4. 申金治头方

申金治头选太阳，申脉金门效能强。

5. 解丰治头方

解丰治头治风痰，头痛眩晕医很难，解溪丰隆三里配，风池上星不平凡。

6. 天柱治头项方

此方治头祛风寒，天柱后溪去筋挛，大杼陶道合孔最，恶寒无汗兼咳喘。

7. 伤寒头痛方

伤寒头痛用合谷，太阳还需配攒竹。

二、治腰痛类

1. 二中腰痛方

二中腰痛用尺泽，人中委中可放血。

2. 腰脊痹痛方

腰脊痹痛上下髎，长强气冲效很好，腰俞更合膀胱俞，居髎加入能长跑。

3. 程氏腰痛方

程氏腰痛方很巧，肾俞委中加次髎，腰阳关合均用补，急痛用泻效也好。

三、治周身痹痛类

1. 行气止挛方

千金行气止挛方，承山承筋通太阳，商丘补脾益后天，再入京骨效更强。

2. 治痹方

治痹方中会阴灵，太渊消泺照海平。

3. 大接经治偏瘫方

大接经出云岐子，十二井穴依次刺，从阴引阳先少商，从阳引阴至阴始。

4. 面瘫闭眼方

面瘫闭眼用晴明，巨髎合谷颊车行，更加健侧颧髎穴，三到四次便可停。

5. 面瘫抬眉方

抬眉方用阳白巧，攒竹更加瞳子髎，颧髎合谷患侧穴，巨髎改用健侧好。

6. 面瘫祛风方

祛风主用风池穴，丝竹空将经气接，大迎颊车头维用，患侧合谷再施舍。

7. 面瘫正嘴方

面瘫正嘴终收功，承浆配合用人中，地仓下关合谷用，健侧大迎经络通。

8. 肩凝症方

肩凝症用肩髃，养老使用勿小觑，七星台穴连续用，苍龟探穴邪能去。

9. 祛风止痛方

祛风止痛全身病，曲池风市上下进，外关陵泉三阴交，三里加入病便轻。

10. 复丰祛风方

复丰祛风加大都，阴虚有湿经不通，复溜用补养经脉，渗湿化痰用丰隆。

11. 中环治痿方

中环治痿用环跳，中渎养液在三焦，三里肺俞补脾肺，治疗痿证方很妙。

12. 膝痛方

膝痛方用能祛寒，梁丘曲泉和阳关。

13. 脚弱方

脚弱方能治湿气，公孙需配足三里，绝骨申脉用灸法，健步如飞沉疴起。

14. 天井肘痛方

天井肘痛用曲池，外关快用莫延迟。

复 习 题

1. 治疗头痛的方剂有哪些？各方有何特点？

2. 二中腰痛方与程氏腰痛方在治疗上有何区别？

3. 膝痛方与脚弱方的主治证有何不同？

4. 行气止挛方与治痹方有何区别？

5. 祛风止痛方与复丰祛风方有何区别？

6. 治疗面瘫的方剂互相之间有何关系？各有什么特点？

7. 大接经治偏瘫方在选穴上有何特点？从阳引阴和从阴引阳在穴位的使用上有何不同？

8. 肩凝症方中为什么要使用苍龟探穴的针刺方法？

第十一章　止吐泻类方

止吐泻类处方适用于各种原因引起的呕吐、泄泻、痢疾，以及呃逆、噎膈等病症。吐泻、痢疾、呃逆、噎膈，可由多种原因引起，但从发病机理来看，主要与胃、大肠、小肠关系密切，其次又与脾、肝、肾等脏有关。《灵枢·四时气》云："胃气逆则呕苦。"指出胃气上逆是呕吐的直接原因。《素问·宣明五气》云："大肠小肠为泄。"指明泄泻的直接原因是大肠小肠的病变。《灵枢·五乱》云："清气在阴，浊气在阳，营气顺脉，卫气逆行，清浊相干……乱于肠胃，则为霍乱……取之足太阴、阳明，不下者，取之三里。"指出上吐下泻的霍乱，主要病机在于肠胃气化失司，清浊相混。《灵枢·口问》云："谷入于胃，胃气上注于肺，今有故寒气与新谷气，俱还入于胃，新故相乱，真邪相攻，气并相逆，复出于胃，故为哕。补手太阴，泻足少阴。"指出呃逆的病机主要是由寒气与谷气并于胃，使胃气上逆而成。《灵枢·四时气》云："饮食不下，膈塞不通，邪在胃脘。"指出噎膈的病变部位在胃脘部。因此，本类处方是以调理胃肠为主的。

急性吐泻、痢疾等病，由感受湿热、暑湿之邪；或饮食过量，饮食不洁等引起。故治疗应针对病因，多采用泻法和刺血法，以达祛邪安正之效。如取天枢、中脘、上巨虚、足三里、委中、十宣等穴。

慢性吐泻、痢疾，多由湿热之邪久恋，正不胜邪，正虚邪留，或由饮食所伤，脾胃受损，运化失常，或久病及肾，脾肾阳虚所致。故治疗当以扶正为主，重在温补脾肾或以扶正祛邪兼顾，标本兼治。一般可选中脘、天枢、气海、足三里、阴陵泉、关元、肾俞、命门等穴。针法以补泻兼施，针灸并用。

脏毒下血，多属于外感湿热邪毒，或过食肥甘酒辣之品，至热蕴大肠。热盛则迫血妄行，故治疗当以清热利湿、凉血解毒之法，可选承山、长强、大肠俞等穴，用泻法。

呃逆、噎膈，多由情志抑郁，肝郁化火，木旺乘土，使胃气不降，上逆而发，或胃中有寒邪，痰饮等症。治疗方法当以和胃降逆、理气宽膈为主，可选取膈俞、胞中、期门、中脘、巨阙等穴，多用平补平泻法，以行气开郁。

吐泻、痢疾有发热者，可加大椎、曲池，针用泻法，以清解热邪。呕吐严重者，可加内关、足三里，针用泻法，以清热利湿、和胃降逆。伴有虚脱症状者，可加隔盐灸气海、关元，灸的时间宜长。慢性泄泻、呃逆、噎膈有肝气郁结症状者，应加太冲、阳陵泉，平补平泻，以疏肝解郁。

针灸治疗呕吐、泄泻、痢疾、呃逆、下血都有很好的疗效，尤其对慢性者，久服药物无效的病例均能取效。但对于严重吐泻引起虚脱或休克者,应当用中西医结合的方法及时抢救。对于严重下血、饮食不下、消瘦者,应及早配合西医诊断,以便采取中西医综合治疗方法。

一、止泻类

吐泻方(《罗遗编》)

【组成】中脘　天枢　气海

【用法】中脘直刺8分左右,用平补平泻法。天枢直刺5~8分,用泻法。气海直刺8分左右,用补法。以上穴位均可使用温和灸,15分钟左右,或隔物灸(隔白术,或菟丝子,或生姜)7~14壮。以上穴位留针均为30~60分钟左右。

【功用】宽中利湿。

【主治】本方主要治疗急性吐泻不止的病症,是治疗吐泻之通用方。发病急骤,一日十数次,脘腹绞痛,暴注下迫,肛门灼热,小便短赤,或有发热、口渴,脉多濡数,舌苔多黄腻。严重时腹泻无度,四肢厥冷,小腿抽筋,脉沉细。

【方解】本病多由感受暑湿秽浊之邪或饮食不清洁所致。秽浊之邪阻于中焦,导致运化失常,气机不利,升降失司,清浊相干,乱于肠胃,故上吐下泻。故选胃之募穴中脘,可直接调理腑气,而胃为六腑之长,是胃肠不调证之首选,中脘又是胃脘部的局部穴,故对泄泻而腹痛者,有直接的治疗效果,是为本方之主穴。配大肠之募穴天枢,清热利湿,以助主穴清利肠胃,二穴合用,针用泻法,可清利湿热、调和胃肠、理气止痛。脾胃之气损耗,故用气海以补之,培补下焦元气,壮火生土,调理肠胃,若再加灸法,生气之力更强。本方用胃与大肠之募穴促使中焦气化升降恢复,针用泻法并可驱除暑湿秽浊之邪。三穴合用,能起到宽中利湿的效果。

【加减】泄泻为主,加下巨虚,直刺8分左右,用泻法。痢疾为主,加上巨虚,直刺8分左右,用泻法。新病者,可去气海,加足三里,直刺8分~1.2寸,用平补平泻法。久病者,加脐中,脐中使用隔物灸(隔盐,或白术)7~14壮。以上穴位留针均为30~60分钟左右。

【文献】《罗遗篇》:"吐泻不止,中脘、天枢、气海(灸)。转筋十指拘挛不能屈伸,足外踝尖灸七壮。将死,用盐填脐中灸七壮。"

《针灸大成》:"霍乱吐泻:关冲、支沟、尺泽、三里、太白,先取太溪,后取大包。"

《神灸经纶》:"霍乱吐泻:中脘、天枢、气海。凡霍乱将死者,用盐填脐中,灸七壮立愈。又法,灸肘尖骨罅中七壮。"

暑泻方(《神灸经纶》)

【组成】百劳　委中　合谷　曲池　三里　十宣

【用法】先用三棱针刺十宣出血,再刺委中出血,再配合百劳斜刺 3~5 分、合谷直刺 8 分左右、曲池直刺 8 分~1.0 寸、足三里直刺 8 分~1.2 寸,均用泻法。以上穴位留针均为 30 分钟左右。

【功用】清暑泄热,和胃止泻。

【主治】本方主要治疗感受暑邪引起的病症。症见身热,无汗或汗出不爽,头重痛,心烦,胸闷,恶心,霍乱吐泻,小便短赤,舌质红,舌苔薄黄,脉濡数。

【方解】本病多因暑天感受湿热,加上过食生冷,或误食不洁之物而致。暑热内闭,湿邪阻滞,病情急骤,故开窍通关为第一要务。选十宣和委中刺血,开窍醒神,振奋阳气,清暑泄热。委中又是治疗暑邪之要穴。《万病回春》载:"绞肠痧,忽然心腹绞痛,手足厥冷,脉沉细或沉伏,欲吐不得吐,欲泻不得,阴阳乖隔,升降不通,急用盐汤探吐,针刺委中穴出血。"故二穴是为主穴。配百劳宣肺行气,开通闭塞,以协助主穴治疗中暑。因暑多伤气,故选用手阳明大肠经之原穴合谷、足阳明胃经之合穴足三里以调理、补充气机,是本方主要配穴。再用手阳明大肠经合穴曲池以清暑热。故六穴合用,可调理气机而止吐泻,使正气充足而祛邪。

中暑、暑泻亦称"发痧",是感受暑热或暑湿秽浊之气所致的一种急症。因夏日伤于暑湿之邪,暑为阳邪,故身热,汗出,头痛,口渴;热扰神明,故心烦。暑必兼湿,暑湿蕴于胸膈,故胸闷呕恶。暑湿阻于肠胃,则清浊不分,升降失司,故呕吐泄泻。故治疗暑湿吐泻,必先清暑泄热。暑泻亦可因阴暑而致,多为暑天贪凉,感受风寒湿泻,外加饮食不当而起。亦可参照本方进行治疗。

【加减】恶心呕吐、胸闷严重者,加中脘,直刺 5~8 分,用平补平泻法;内关,直刺 5~8 分,用平补平泻法,以和胃止吐。泄泻严重者,加天枢,直刺 5~8 分,用泻法;上巨虚,直刺 8 分左右,用泻法,以加强清热利湿止泻的作用。头痛者,加太阳,斜刺 3 分左右,或用放血疗法;风池,略斜刺 8 分左右,用泻法,以清热祛风。以上穴位留针均为 30 分钟左右。

【文献】《针灸经纶》:"胃湿霍乱,百劳、委中、合谷、曲池,三里、十宣。"

《针灸大成》:"中暑:水分、百劳、大陵、委中。"

《针灸大全》:"冒暑大热,霍乱吐泻:取列缺、委中、百劳、中脘、曲池、十宣、三里、合谷。"

《潜斋简效方》:"中暑:曲池、委中出血。"

《证治准绳》:"伤暑汗大泄者:取足三里、气街出血;若汗不减不止者,于足上廉出血。"

四神止泻方(《神灸经纶》)

【组成】　关元　命门　气海　天枢

【用法】　关元直刺5~8分,用平补平泻法。命门刺入骨缝中3分左右,用补法;或针上加灸;或温和灸15~20分钟。气海直刺5~8分,用补法;或温和灸15~20分钟;或隔物灸(可隔菟丝子,或附子,或白术)。天枢直刺5~8分,用平补平泻法;或温和灸15~20分钟。以上穴位留针均为30~60分钟。

【功用】　补火生土,固肠止泻。

【主治】　本方主要治疗五更泄泻为主的泄泻。脾肾阳虚,黎明之前脐下作痛,肠鸣即泻,大便溏软,泻后则安;畏寒,皮肤发黑或生黑斑,怠倦无力,腹部发冷,时有腹胀,腰膝酸软,下肢觉凉;舌质淡,苔白或厚,脉象沉细,右尺尤甚。

【方解】　本病主要为黎明之时腹痛即泻,称为"五更泻",亦称"肾泻",相当于西医所说的慢性结肠炎或过敏性结肠炎。多由泄泻日久,伤及肾阳,脾肾阳虚,火不生土,运化无权;又肾为胃关,命门火衰,则关门不固,故致五更泄。

本病多为肾阳不足,而致脾阳虚衰,脾失健运水湿内停,寒湿阻滞肠道。治疗时,一是要补火生土,温煦肾阳,培补脾阳;二是要温运肠道寒湿,通达三焦。故选关元,其能补下焦之元气,又能清下焦之湿邪,所以为本方之主穴。命门为命火藏身、出入之所,可以助主穴培补脾阳,为本方主要配穴。二穴合用,达到温补肾阳,强壮肾气,培补脾阳,行使三焦,运化水湿,固脱止涩的作用。佐以气海,可补全身之原气,以益脾胃之运化,使生气之源不断。天枢是大肠之募穴,可加强大肠气化,以助关元清利湿邪,加强传导功能而止泻。四穴合用,共奏补火生土、固肠止泻之效。

【加减】　久病者,加脐中,隔物灸(可隔大蒜,或盐,或生姜)7~14壮。大便既泻又滞涩者,加上巨虚,直刺5~8分,用泻法。泻前疼痛较重者,加期门,先直刺5分左右,在肝膜上轻轻敲击数下,然后向外提针少许,再斜刺留针。若以水泻为主,则天枢改为大横,直刺5~8分,用泻法。以上穴位留针均为30~60分钟。

【文献】　《神灸经纶》:"肾泄,夜半后及寅卯之间泄者,命门、天枢、气海、关元。泄泻,脾肾不足者,灸命门、关元。"

《灸法秘传》:"脾虚则食少便频,肾虚则五更作泻,湿寒则便溏溺白,湿热则下利肠垢,食泻则吞酸嗳腐。在医家当分而治,在灸家先取天枢,其次会阳之穴。"

寒水泻方(《儒门事亲》)

【组成】 气海 水分 足三里

【用法】 气海直刺 5～8 分,用补法;或温和灸 15～20 分钟。水分直刺 5 分左右,用补法;或温和灸 15～20 分钟。足三里直刺 8 分～1.2 寸,用补法;或温和灸 15～20 分钟。留针均为 30～60 分钟左右。

【功用】 补气散寒,化湿止泻。

【主治】 本方主要治疗寒湿性腹泻。寒邪滞留肠道,便泄清稀,水谷不化,肠鸣腹痛,身寒喜暖,口不渴,小便短少,舌质淡,舌苔白滑或腻或厚,脉沉迟。

【方解】 本病多为饮食生冷,脾胃阳气受损,寒湿之邪滞留中焦,进而使脾胃运化失常,升降失司,清浊不分,而致肠鸣腹泻,水谷不化。故本病的治疗重点,一是补益中焦气机,驱散中焦寒湿;二是补火生土,以益生气之源。故本方选用气海以补原气,益火之源,以消阴翳。配以水分清利湿邪,且位于脐中附近,还可补益元气,使中焦脾胃健运,寒湿之邪得以驱散。足三里乃胃之下合穴,可助气海补原气,助水分行气利湿。故三穴合用,有补气散寒、化湿止泻的作用。本方穴位可用灸法,增强脾胃运化能力,祛寒化湿。取气海、水分二穴,益气化湿之力甚强。足三里乃为健胃行气消食之有效穴。

【加减】 洞泄不止者,加命门,刺入骨缝中 3 分左右,用补法;若泄泻次数多,四肢不温者,加隔姜灸 7～14 壮,以温阳益气。纳差者,加灸中脘 7～14 壮,以行气开胃。以上穴位留针均为 30～60 分钟左右。

【文献】《儒门事亲》:"洞泄属甲乙风木,可灸气海、水分、三里,慎勿服峻热之药。""洞泄寒中,泻下褐色,灸水分。"

《针灸大全》:"腹中寒痛,泄泻不止,取列缺、天枢、中脘、关元、三阴交。"

《针灸逢源》:"洞泄不止:取肾俞、中脘。"

《串雅内编》:"治水泻白痢……予尝以红药丸方加肉桂一钱为散,每用二三分置脐眼上,用寻常膏药盖之。其症之重者,更以艾火安于膏药面上炷之,或以热茶壶熨之。"

《急救广生集》:"水泻方:用锅焦饭、莲子肉、白糖霜各四两,为末,白滚汤调服。外用五倍子为末,陈醋调成膏,贴脐上即止。"

驻泻方(《神灸经纶》)

【组成】 神阙 关元 脾俞 大肠俞

【用法】 神阙温和灸 20 分钟左右;或隔物灸(可隔白术或菟丝子)5～7 壮。关元直刺 5～8 分,用平补平泻法;或温和灸 15～20 分钟。脾俞向脊椎方向斜刺 5 分左右,用补法;或温和灸 10 分钟左右。大肠俞直刺 5 分左右,用平补平泻法;或温和灸 10 分钟左右。以上穴位留针均为 30~60 分钟左右。

【功用】补元温阳,健脾止泻。

【主治】本方主要治疗泄泻日久不愈的病症。症见大便时溏时泻,排便不爽,身体虚弱,食欲减低,畏寒肢冷,舌淡苔白厚,脉沉迟。

【方解】本病多因泄泻日久,脾阳虚衰,穷必及肾。治疗要点,一是振奋元阳,温补原气,补火生土;二是健脾益气,以助升发之力,使饮食得以运化;三是行大肠之气,以固肠止泻。隔白术或菟丝子灸神阙,可壮阳补元,温煦中焦,强壮脾胃,运化得建,故为本方之主穴。配关元以生元气,养护下焦,以补元阳元气,既助神阙之阳,又祛寒湿之邪。佐以脾俞可健脾行气,使脾肾相通,补气行气。使以大肠俞可调理肠道,清肠化滞,固肠止泻。四穴共用,有补元温阳、健脾止泻之效。

【加减】恶心呕吐者,加中脘,直刺 5~8 分,用平补平泻法;或温和灸 15 分钟左右。寒邪较重者,加命门,刺入骨缝中 3 分左右,用本方;或温和灸 15 分钟左右。腹胀腹痛者,加足三里,直刺 8 分~1.2 寸,用补法;或温和灸 15 分钟左右,以健胃行气,消胀止痛。以上穴位留针均为 30~60 分钟左右。

【文献】《神灸经纶》:"老人虚人泄泻,灸神阙、关元、脾俞、大肠俞。""久泻滑脱下陷:百会、脾俞、肾俞。虚寒久泻:关元、中极、天枢(腹痛手足冷)、三阴交(腹满)、中脘、梁门、气海(手足厥冷)。"

《卫生宝鉴》:"志高气弱,自利,完谷不化,脐腹冷痛,灸气海百壮,足三里三七壮,三阴交三七壮,阳辅三七壮。"

《得效方》:"泄泻不止,灸神阙五壮至七壮,关元三十壮。"

《针灸集成》:"泄泻三五年不愈,灸百会五七壮即愈。久泄痢,灸天枢、气海,大能止泄。泄痢不止,灸神阙七壮(一云三七壮)、关元三十壮。"

滑泻方(《神灸经纶》)

【组成】百会　脾俞　肾俞

【用法】百会向后斜刺或平刺 5~8 分,用补法;或回旋灸 5~8 分钟。脾俞向脊椎方向斜刺 5 分左右,用补法;或温和灸 10 分钟左右。肾俞直刺 5~8 分,用补法;或温和灸 10 分钟左右。以上穴位留针均为 30 分钟左右。

【功用】升阳益气,固脱止泻。

【主治】本方主要治疗泄泻日久,水谷不化,大便滑脱失禁,不思饮食,食后脘腹胀闷,神疲倦怠,舌淡苔白,脉缓弱。

【方解】本病多为泄泻日久,元气虚弱,甚至中气下陷,关门不固,以致水谷不分,滑脱失禁。中气下陷,必予升提之法治之,故选百会以升阳举陷,使脾升胃降,故为本方主穴。配以脾俞培补脾胃,以壮中焦之气,以增运化之权,达到分清泌浊之功。再取肾俞,肾为胃之关,肾气不足,固摄无权,本病泄泻日久,穷必及肾,肾气不固,故出现滑泻失禁之症,故在治疗中应兼补肾气,补火生土,以固脱止泻。以上三穴合用,从上到下,从里到外,互相配合,可达到升阳益气、固脱止泻的作用。

【加减】滑泻之势严重者,加神阙,温和灸 10 ~ 15 分钟,或隔物灸(可隔附子或菟丝子)5 ~ 7 壮,以培补气机,回纳阳气,温煦中焦,补益脾胃,升清降浊。纳呆者,加中脘,直刺 5 ~ 8 分,用补法;或温和灸 15 分钟左右,以健胃行气。以上穴位留针均为 30 分钟左右。

【文献】《神灸经纶》:"泄泻,久泻滑脱下陷,百会、脾俞、肾俞。"

《万病回春》:"滑泻不止,灸百会一穴、天枢二穴、中脘一穴、气海一穴。"

《丹溪心法》:"久病大肠气泄……仍用艾炷如麦粒,于百会穴灸三壮。"

运脾止泻方(《脉经》)

【组成】大都　商丘　阴陵泉

【用法】大都直刺 3 ~ 5 分,用补法;或温和灸 8 ~ 15 分钟。商丘直刺 5 ~ 8 分,用补法;或温和灸 5 ~ 10 分钟。阴陵泉直刺 8 分 ~ 1.2 寸,用补法;或温和灸 10 ~ 15 分钟。以上穴位留针均为 30 ~ 60 分钟左右。

【功用】温补脾胃,化湿止泻。

【主治】本方主要治疗脾胃虚弱引起的大便泄泻。症见食欲不振,饮食不化,大便溏泄,水谷不分,形体瘦弱,身体沉重,怠倦无力,脘腹痞满,口不渴,舌质淡,舌苔白腻或水滑,脉沉弱。

【方解】本病多因脾胃虚弱,寒湿停滞。治疗时,一是温阳健脾,使脾阳得振,脾胃协调,中焦腐熟水谷能力增强;二是温阳行水,祛除寒湿,从另外一个角度以助脾阳恢复健运之职。故选用大都为主穴,该穴是脾经之荥穴,属火,脾虚久泻实为土虚,以火补土,能有效地振奋脾阳。配以脾经之经穴商丘,通经行气,以助主穴振奋脾阳。再佐以脾经合穴阴陵泉,调动脾气,运化水湿。三穴合用,脾阳得振,寒湿得去,运化有力,泄泻得止。

【加减】纳呆、脘腹胀闷较重者,加中脘,直刺 5 ~ 8 分,用补法;或针上加灸,以健运脾胃。大便溏泄,久治不愈者,加神阙,温和灸 10 分钟左右;或隔物灸(可隔白术或生姜)5 ~ 7 壮。气虚身倦者,加脾俞,向脊椎斜刺 5 分左右,用补法;或温和灸 8 分钟左右,以增强脾之运化功能,化湿止泻。以上穴位留针均为 30 ~ 60 分钟左右。

【文献】《脉经》:"诸下利,皆可灸足大都五壮(一云七壮),商丘、阴陵泉皆三壮。下利,手足厥,无脉,灸之不温,反微喘者,死。"

《针灸甲乙经》:"溏瘕,腹中痛,脏痹,地机主之。飧泄,太冲主之。溏不化食,寒热不节,阴陵泉主之。"

《针灸资生经》:"予尝患痹疼,既愈而溏利者久之,因灸脐中,遂不登溷。连三日灸之,三夕不登溷。若灸溏泄,脐中第一,三阴交等穴乃其次也。"

《针灸集成》:"飧泄,取阴陵泉、然谷、巨虚上廉、太冲。泄泻如水,手足冷,脉欲绝,脐腹痛,渐渐短气,灸气海百壮。"

二、止痢类

止痢方（《神灸经纶》）

【组成】 下脘　天枢　照海

【用法】 下脘直刺 5 分左右,用泻法;或温和灸 10 分钟左右。天枢直刺 5 ~ 8 分,用泻法;或温和灸 10 分钟左右。照海刺入骨缝中 1 分左右,用平补平泻法;或温和灸 5 分钟左右。以上穴位留针均为 30 ~ 60 分钟左右。

【功用】 清热利湿,调气止痢。

【主治】 本方主要针对急性下痢,诸如痢疾,急性肠炎,炎症性肠病等。症见腹痛,下痢赤白,里急后重,肛门灼热,小便短赤,舌质红,舌苔黄腻,脉滑数。严重者脐周或右下腹痛、压痛;黏液便或血便;发热,消瘦,贫血,营养不良。腹内肿块、肛门周围病变、渐进的肠梗阻及肠壁、腹壁窦道、肛周瘘管等。

【方解】 本病之下痢多由感受湿热疫毒之邪而发。湿热蕴蒸,胃肠气血阻滞,气血与湿热邪毒相搏结,化为脓血而成痢疾。主要病机是湿热侵犯肠道,造成肠道气滞血瘀,运行受阻。在治疗上,一是尽快祛除湿热之邪;二是行散肠道之气,解除气血阻滞。选用大肠募穴天枢,行散大肠之气,清利大肠湿热,理气止痢,是为本方之主穴。配以下脘,以调胃肠,既可行气导滞以通为顺,又可治疗腹痛下坠等症,是本方主要配穴。照海是八脉交会穴,通于阴维脉,阴维脉沿脾经上行于腹部、胸部,故照海可治疗腹部病症。照海又为肾经穴位,行肾水,补正阴,滋中焦之源,扶正祛邪而助胃肠清利湿热。上三穴合用,起到清热利湿、调气止痢之效。

【加减】 里急后重甚者,加承山,向条口方向刺入,用泻法;或加公孙,直刺 5 分左右,用平补平泻法,以加强行气之效。高热、呕吐者,加曲池,直刺 8 分 ~ 1.2 寸,用泻法;内关,直刺 5 ~ 8 分,用平补平泻法,以退热止呕。以上穴位留针均为 30 ~ 60 分钟左右。

【文献】《神灸经纶》:"痢,里急后重,下脘、天枢、照海。"

《针灸大成》:"赤痢,内庭、天枢、隐白、气海、照海、内关。白痢,外关、中脘、隐白、天枢、申脉。"

《灸法秘传》："初患赤白痢疾,灸天枢、中脘。"

《针灸大全》："痢疾里急后重,取公孙、下脘、天枢、照海。"

久痢方(《神灸经纶》)

【组成】中脘　天枢　脾俞　三焦俞　大肠俞　足三里　三阴交

【用法】中脘直刺5~8分,用平补平泻法;或温和灸15分钟左右。天枢直刺5分左右,用泻法;或温和灸15分钟左右。脾俞向脊椎方向斜刺5~8分,用补法;或温和灸8分钟左右。三焦俞直刺3~5分,用平补平泻法;或温和灸5~8分钟左右。大肠俞直刺5~8分,用平补平泻法;或温和灸10~15分钟。足三里直刺8分~1.2寸,用补法;或温和灸15分钟左右。三阴交直刺5~8分,用补法;或温和灸10分钟左右。以上穴位留针均为30~60分钟。

【功用】益气化湿。

【主治】本方主要治疗以休息痢为主的痢疾。症见下痢时发时止,时轻时重,大便夹有赤白黏冻物,临厕前突然腹痛,便时有里急后重,神倦乏力,嗜卧,口淡无味,时有腹胀,严重者有脱肛,舌质淡胖,舌苔白腻,脉濡软或虚大。

【方解】本病多为急性痢疾失于治疗,而致湿热之邪留滞肠道,正气受损,祛邪无力。正气恢复较好之时,则病情趋于稳定;正气不足之时,则湿热之邪表现亢进,出现下痢。所以治疗时,一是清利湿热,行气通肠;二是补益中焦,扶正祛邪。故选用腑会中脘,其又为胃之募穴,有理气益气、化积祛湿的作用。配大肠的募穴天枢,六腑以降为顺,顺气而祛除湿热之邪,共同组成本方之主穴。配用脾俞、三焦俞、大肠俞等背俞穴,以调动脏腑之气,助主穴益气化湿,扶正祛邪。佐以足三里、三阴交,以补养气血,增强扶正祛邪的能力。上七穴合用,达到益气化湿、清除湿热的作用。

【加减】腹痛较重者,加腹哀,直刺5分左右,用泻法;或温和灸10分钟左右。滑泻不止者,加气海,直刺5~8分,用补法;或温和灸15分钟左右。以上穴位留针均为30~120分钟。脱肛者,加百会,向后斜刺或平刺5分左右,用补法;或回旋灸8分钟左右。以上穴位留针均为30~60分钟左右。

【文献】《神灸经纶》："久痢:中脘、脾俞、天枢、三焦俞、大肠俞、足三里、三阴交。里急后重:下脘、天枢、照海。赤白痢:长强、命门。"

《千金翼方》："久痢,百治不瘥,灸足阳明下一寸高骨之上中,去大指奇间三寸,灸随年壮。又,灸关元三百壮,十日灸,并治冷痢腹痛。又,先屈竹,量正当两胯脊上点记,下量一寸点两旁各一寸,复下量一寸当脊上合三处,一灸三十壮,灸百壮以上,一切痢皆瘥。亦主痔湿。脊上当胯点处不灸。又,灸脐中稍稍至二三百壮。"

《景岳全书》:"久痢阳虚,或因攻击、寒凉太过,致竭脾肾元神而滑脱不止者,本源已败,虽峻用温补诸药,亦必不能奏效矣。宜速灸百会、气海、天枢、神阙等穴以回其阳,庶或有可望生者。"

《寿世保元》:"一论小儿久泻久痢不止,及满口生疮,白烂如泥,痛哭不已,诸医罔效。用巴豆(去壳)一个、瓜子仁七个,共捣一处如泥,津调,贴在两眉间,手巾包,待成泡,揭去即愈。"

脏毒下血方(《针灸大成》)

【组成】　承山　脾俞　精宫　长强

【用法】　承山向条口方向刺入 1.2 寸,用泻法。脾俞向脊椎方向斜刺 5 分左右,用补法。精宫,历来有三说,一是指志室,一是指志室旁 5 分,一是指命门。如取志室,斜向脊柱方向刺 5~8 分,用泻法;如取命门,直刺 5 分~1 寸。长强沿骶骨刺入 5 分左右,用泻法;或在长强附近寻找充盈的小络脉,将其刺破出血。以上穴位留针均为 30~60 分钟左右。

【功用】　清热解毒,健脾固肠。

【主治】　本方主要治疗湿热偏重的痢疾。症见腹痛难忍,频频下痢,大便赤白,甚至下血,里急后重,或有发热,肛门疼痛,甚至有肛门肿痛,舌质红,舌苔多黄腻,脉滑数。本证可见于西医所说的急性痢疾、出血性坏死性结肠炎等。

【方解】　本病多为饮食不当,导致湿热偏重,肠道受损,肠络受伤。治疗上,一是清利湿热,祛病之源;二是补益脾胃,加强肠道恢复。病发初期,湿热入侵,邪气较重之时,选足太阳经的承山为主穴,因为足太阳之别入于肛门,有清利肛门湿热的作用;在脾胃虚弱,脏腑之气受伤较重之时,选脾俞为主穴,其为背俞穴,可调动脾胃脏腑之气,补之可健运脾胃而消食导滞。脾气健则统血之力强,还可固涩止血。承山与脾俞二穴既可互助,又可共同组成主穴。精宫,病之初用志室,后期用命门,有清理下焦、固精止血的作用。用志室补之可益肾气,加强下焦收涩之力,以解脏毒下血;用命门可振奋脾气,有固肠止血之效,从不同角度协助主穴,祛邪扶正。再使以长强,其为督脉之尾端穴,有开通小周天的作用,又是局部穴,有引经的作用,对阴阳协调,气血流通起到较强的促进作用。故四穴合用,达到清热解毒、健脾固肠的作用。

【加减】　湿邪偏重者,加水分,直刺 5 分左右,用泻法;热邪偏重者,加阴分,直刺 5 分左右,用泻法。发热者,加曲池,直刺 8 分~1.2 寸,用泻法。以上穴位留针均为 30~60 分钟。

【文献】　《针灸大成》:"脏毒下血:承山、脾俞、精宫、长强。"

《针灸大全》:"脏毒肿痛:便血不止,内关、承山、肝俞、膈俞、长强。"

《灸法秘传》:"便血之症,有肠风,有脏毒。如下鲜血,大便燥结,名曰肠风。血色黯浊,大便溏泻,名曰脏毒。脏毒者灸肾俞,肠风者灸会阳。"

《宋本备急灸法》:"治下血不止,及肠风脏毒败证,灸法:量脐心与脊骨,平于脊骨上灸七壮即止,如再发,即再灸七壮,永除根本。"

三、止呕逆类

呕吐方(《备急千金要方》)

【组成】膈俞　章门　上脘

【用法】膈俞向脊椎方向斜刺5分左右,用泻法;或温和灸膈俞10分钟左右。章门直刺5分左右,用补法;或温和灸10分钟左右。上脘直刺3~5分,用平补平泻法;或温和灸15分钟左右。以上穴位留针均为30~60分钟(或呕吐停止15分钟以后出针)。

【功用】和胃降逆,益气止呕。

【主治】各种原因引起的呕吐。

【方解】呕吐一症,主要是胃气上逆引起。治疗上,一是降逆胃气,二是培补脾胃。膈俞处于上中二焦之间,善于降气止逆,又是血会,可养血和肝,调整肝脾关系,是治疗呕吐的要穴,也是本方的主穴。上脘位于胃之上口,行胃气,能助膈俞降逆,灸之可温胃益气及平降胃气。章门是脏会,又是脾之募穴,有鼓舞脏腑之气,健脾益气之效,调和脾胃之功,故可升脾降胃、理气止吐。三穴合用,具有和胃降逆、益气止呕的作用。

【加减】呕吐腐臭者,加内庭,直刺3~5分,用泻法。呕吐酸水者,加梁门,直刺5~8分,用平补平泻法。呕吐痰涎者,加丰隆,直刺8分左右,用泻法。虚呕者,加中脘,直刺5~8分。久呕不止者,加气海,直刺5~8分;或温和灸15分钟左右。大便秘结者,加上巨虚,直刺8分左右,用泻法。呕逆频发者,加食窦,温和灸15分钟左右。以上穴位留针均为30~60分钟。

【文献】《备急千金要方》:"膈俞主吐食,又灸章门、胃管。"

《千金翼方》:"灸干呕法:干呕不止,所食即吐不停,灸间使三十壮。若四厥,脉沉绝不至者,灸之便通,此法起死人。又,灸心主尺泽,亦佳。又,灸乳下一寸三十壮……灸吐法:吐逆不得食,灸心俞百壮。吐逆不得下食,今日食,明日吐,灸膈俞百壮。卒吐逆,灸乳下一寸七壮。吐变不下食,灸胸膛百壮。又,灸巨阙五十壮。又,灸胃管百壮三报之。又,灸脾募百壮,一名章门,在大横外直脐季肋端三报之。呕吐宿汁,吞酸,灸神光,一名胆募,百壮,三报之。呕吐咳逆霍乱吐血,灸手心主五十壮。"

《针灸集成》:"呕吐不下食,中脘、然谷、针心俞二十壮。"

《针灸神书》:"妇人呕吐不能止,中极圆盘阳在中;气海一穴升阳上,脘内关盘摄响攻;若是响声五七至,即将呕吐正心胸;三里照海施下法,大小便通即便通。"

呃逆方(《医学纲目》)

【组成】 期门　膻中　中脘

【用法】 期门斜刺3~5分,用泻法;或温和灸10分钟左右。膻中向上斜刺5~8分,用补法;或温和灸8分钟左右。太冲直刺3~5分,用泻法;或雀啄灸15分钟左右。以上穴位留针均为30~60分钟左右,呃逆较重者,可以留针至呃逆缓解或停止后出针。

【功用】 降逆止呃。

【主治】 本方为各种急性呃逆的常用方。若是久病后出现呃逆,多属于危症,应以治本为主,此方只能是协助治疗。

【方解】 呃逆主要是因为肝气横逆脾胃,造成脾胃不调,胃气上逆而成。亦有过食生冷寒凉之品,寒气阻于中焦,胃阳被遏,气不顺行,上逆而成。少数因病久耗伤胃阴,虚火上逆而发。治疗上,一是疏散条达肝气,二是强健脾胃之气,其中还要调理脾胃之间的关系,使之协调平和。因此选用期门,为肝之募穴,位置在胁下,又是肝胆之气运行之处的局部穴,既有疏理肝气的作用,又能调理十二经经气,故为主穴。配以膻中,其为气之会穴,有疏散气机、降气止逆的作用,可助主穴散气、降气,使横逆之气得以平和而安详。佐以中脘,其是胃之募穴,又是腑会,可调补腑气,增强胃气,调整脾胃关系,六腑以通为用,故可使胃气得降,呃逆自止。

【加减】 肝火上炎者,加太冲,直刺3~5分,用泻法,或雀啄灸10分钟左右。胃中寒饮者,加膈俞,向脊椎方向斜刺3~5分,用平补平泻法;或温和灸10分钟左右。胃气衰败者,加乳根,先直刺3~5分,用补法,后向外提针少许,再向上斜刺留针。顽固性呃逆者,加承光,向后斜刺或平刺5~8分,用补法;或回旋灸8分钟左右。以上穴位留针均为30~60分钟;或留针至呃逆缓解或停止后出针。

【文献】 《医学纲目》:"苦逆,期门、膻中、中院,用灸法。"

《卫生宝鉴》:"呃逆不止,灸乳下黑尽处一韭叶许。"

《类经图翼》:"哕逆,灸乳根、承浆、中府、云门、肩井、膻中、中脘、期门、气海、足三里、三阴交。"

《证治准绳》:"产后呃逆,灸期门三壮,乳直下一指陷中。"

下食方(《神灸经纶》)

【组成】膈俞　三焦俞　巨阙

【用法】膈俞向脊椎方向斜刺5~8分,用平补平泻法;或温和灸10分钟左右。三焦俞直刺5~8分,用平补平泻法;或温和灸15分钟左右。巨阙略向下斜刺8分左右,用平补平泻法;或温和灸8分钟左右。以上穴位留针均为30分钟左右。

【功用】理气宽膈,开胃下食。

【主治】本方主要针对噎膈证。初则饮食梗塞不顺,在胸膈处有食物停留不下的感觉,甚则朝食暮吐,或暮食朝吐,精神抑郁、紧张时加重;或胸膈疼痛,食水不下,大便秘结,或大便柏油状,形体消瘦,口燥咽干,舌质黯,舌下静脉充盈凸起,边缘有齿印;舌苔燥,中有裂纹,脉细促。本症相当于西医之食管癌、食管痉挛、贲门痉挛等病。

【方解】本病主要是因情绪紧张,实物阻塞等导致胃肠道梗塞所致。病因主要是气机不畅,甚或不通;气滞血瘀而成梗阻,以致食物不能顺下,影响消化吸收。治疗上,一是行气活血,化滞通瘀;二是调理气机,解除紧张情绪。本方选用膈俞,其为血会,又是靠近于膈的部位,故可调气行血,理气宽膈,以解除阻滞,是为主穴。配以巨阙,为心之募穴,既可调理心气,理神明而化瘀阻,又因其位于胸膈部,还可和降胃气,启膈下食,是为主要配穴。佐以三焦俞,行三焦之气,补元气而行水气,使上焦开发、中焦和降、下焦温煦。全身气机运转,而阻滞得消。三穴合用,达到理气宽膈、开胃下食的功用。

【加减】吐、食不下者,加膻中,向上斜刺5~8分,用补法,或温和灸5分钟左右;内关,直刺8分左右,用泻法,或温和灸15分钟左右,以加强和胃降气之力。胃气衰败者,加中脘,温和灸15分钟左右;或隔物灸(可隔白术或菟丝子)7~14壮。以上穴位留针均为30分钟左右。

【文献】《神灸经纶》:"呕吐食不下,膈俞、三焦俞、巨阙。"

《类经图翼》:"诸膈证:心俞(七壮)、膈俞(七壮)、膏肓(百壮,以多为佳)、脾俞、膻中(七壮)、乳根(七壮)、中脘(七壮)、天府(七壮)、足三里(三七壮)。气噎:天突、膈俞、脾俞、肾俞、乳根、关冲(三五壮)、足三里、解溪。气逆噎将死:大钟。劳噎:劳宫。思虑噎:神门、脾俞。"

《针灸大成》:"噎食不下:劳宫、少商、太白、公孙、三里、中魁(在中指第二节尖)、膈俞、心俞、胃俞、三焦俞、中脘、大肠俞。"

《医学纲目》:"五噎。吞酸多唾,呕吐不止:天突(五分,留三呼,得气即泻三吸)。通关(在中脘旁各五分),针入八分,左捻能进饮食,右捻能和脾胃。许氏云:此穴一针四效,凡下针后,良久觉脾磨食、觉针动为一效;次针破病根,腹中作声为二效;次觉流入膀胱为三效;又次觉气流行腰后骨空间为四效。"

小 结

止吐泻类处方是治疗呕吐、泄泻、痢疾、下血、呃逆、噎膈等症的一类处方。

止吐泻类处方,主要治疗各种原因引起的以脾胃功能紊乱为主的泄泻病证。其中吐泻方清利湿热,调和胃肠,治疗急性吐泻。暑泻方清暑泄热,和胃止泻,治疗暑天感受暑湿之邪引起的吐泻。四神止泻方温补脾肾,固肠止泻,治疗脾肾阳虚的五更泻。寒水泻方补气散寒,化湿止泻,治疗寒湿滞留胃肠引起的泄泻。驻泻方补元温阳,健脾止泻,治疗脾阳虚引起的大便溏泄,多用于老年人和体质虚弱者。滑泻方升阳益气,固脱止泻,治疗中气下陷、泄泻滑脱不禁等病症。运脾止泻方温补脾胃,化湿止泻,治疗脾胃气虚引起的大便溏泄、饮食不消等病症。

止痢类处方,主要治疗肠腑热滞,以大便有黏液状,伴里急后重为主要症状的痢疾。其中止痢方清热利湿,调气止痢,治疗急性下痢,里急后重。久痢方温脾益气,化湿止痢,治疗下痢时发时止、日久难愈者。脏毒下血方清热解毒,健脾固肠,治疗大便下血,日久不愈者。

止呕逆类处方,主要治疗胃气上逆而成的呕、逆、哕为主要症状的病证。其中呕吐方和胃降逆,益气止吐,治疗各种原因引起的呕吐。呃逆方疏肝和胃,降气止呃,主要治疗各种呃逆为主要表现的病症。下食方理气宽膈,开胃下食,治疗气滞血瘀,情绪不调,正气虚弱的噎膈症。

以上13方异中有同,共同特点都是以肠、胃、脾、肝、肾等经的经穴为主,急性病者多用针,慢性病者多用灸或针灸并用。

止吐泻类针灸处方歌诀

一、止泻类

1. 吐泻方

针灸霍乱吐泻方,中脘天枢气海藏,气海穴上多加灸,清热利湿调胃肠。

2. 暑泻方

清暑止泻用十宣,委中合谷曲池添,再加百劳与三里,暑湿吐泻治为先。

3. 四神止泻方

四神止泻方命门,气海关元天枢存,针灸并用多奇效,五更肾泻记要真。

4. 寒水泻方

寒水泄泻水分藏,气海三里用相当,重艾长灸效果好,驱寒止泻是良方,

5. 驻泻方

驻泻方中共四穴,关元脾俞与神阙,大肠俞入多多灸,老弱久泻功最捷。

6. 滑泻方

滑泻方中用百会,再用脾俞调脾胃,肾俞可把关门守,升阳止泻功可贵。

7. 运脾止泻方

运脾止泻方大都,更用阴陵与商丘,艾炷重灸多奇效,健脾化湿功最优。

二、止痢类

1. 止痢方

止痢方中下脘藏,天枢照海有特长,针用泻法多著艾,下痢赤白功最良。

2. 久痢方

久痢中脘与天枢,脾俞三里大肠俞,三焦俞合三阴交,扶正祛邪功最著。

3. 脏毒下血方

脏毒下血不要慌,承山脾俞与长强,更配精宫补泻施,清热止血效非常。

三、止呕逆类

1. 呕吐方

千金呕吐膈俞寻,章门上脘用很灵。

2. 呃逆方

呃逆方中用膻中,中脘期门有神功。

3. 下食方

下食方中用巨阙,膈俞三焦俞特别。

复 习 题

1. 试述吐泻方与暑泻方的针灸法有何不同? 主治有何不同?

2. 四神止泻方、驻泻方、滑泻方都是治疗久泻的,其功用和主治有何不同? 刺灸法有何相似之处?

3. 呕吐方和呃逆方在组方配穴上有何异同?

第十二章　消食化虫类方

　　消食化虫类处方适用于食积、虫积、蛔厥等证的治疗。食积与虫积都属胃肠实证,治疗方法相似,故在一起论述。

　　《素问·痹论》云:"饮食自倍,肠胃乃伤。"饮食过量或暴饮暴食,都可伤胃而形成食积证,其主要症状有胸脘痞闷,嗳腐吞酸,恶心呕吐,腹痛泄泻,泻下恶臭或口臭,厌食,舌苔黄厚腻,脉多滑数。

　　食积多属于胃肠有形之实邪,故多选用胃与大肠的募穴、下合穴、背俞穴等。脾主运化,加强脾之运化功能,亦可促进宿食的排泄与吸收,故又常用脾的募穴,背俞及脾经输穴。此外,还应配合具有消食化滞作用的穴位,常用穴位有天枢、中脘、足三里、胃俞、脾俞、太白、厉兑、内庭、璇玑等。

　　疳积是指寄生于胃肠道的各种虫类导致的疾病。其中以蛔虫、蛲虫为主。外因是由于饮食不洁,误食沾染虫卵的食物而引起;内因是体内(尤其是肠胃内)多有湿热。寄生于体内的虫类,其卵随大便排出,又传染他人。其共同症状有胃脘嘈杂,腹痛,时发时止,日久则面色萎黄、消瘦等。蛔虫若钻入胆道可引起上腹部剧痛、呕吐清水、时发时止的胆道蛔虫症,甚者可有汗出肢冷,中医称蛔厥。《黄帝内经》把蛔虫称为"蛟蛕"。《灵枢·厥病》云:"肠中有虫瘕及蛟蛕……心肠痛,憹作痛,肿聚,往来上下行,痛有休止,腹热喜渴,涎出者,是蛟蛕也。"详细介绍了蛔虫成团及虫病发生时特有的症状。《伤寒论》载:"蛔厥者,其人当吐蛔。今病者静,而复时烦者,此为脏寒。蛔上入其膈,故烦,须臾复止,得食而呕,又烦者,蛔闻食臭出,其人常自吐蛔,蛔厥者,乌梅丸主之。"指出蛔厥证的症状及治法。

　　虫积的病因是饮食不洁,内有肠胃湿热;病机是由虫积胃肠,阻塞气机,使胃肠运化失司,日久则营养精微不足,故见腹痛时发时止,萎黄消瘦。若饥饱不节,驱虫不当,可使蛔虫上窜胆道,阻塞肝胆气机而致上腹部剧痛,胃气上逆则呕吐清水。针灸治疗本病,应明辨病证所在部位。虫积病位主要在于胃肠,由于脾与胃相表里,故与脾亦有关。其次,蛔厥又与肝胆有密切关系。因此,治疗主要取胃经、大肠经、脾经、肝经、胆经及有关经穴,如中脘、大都、太白、足三里、日月、阳陵泉、太冲等,还应配合有驱虫止痛作用的穴位,如四缝。

　　食积、虫积、蛔厥多属实证,故针法多用泻法。蛔厥证表现肝胃气滞,故应用捻转催气法使气至病所则疗效显著。蛔厥用针灸治疗有止痛、止吐、缓解症状的效果,但虫积及蛔厥缓解后,应及时配合中、西药物进行驱虫,才能彻底治愈。另外,虫积还应采用西医诊查手段查明属于何种寄生虫,采用相应的驱虫药物,才能取得更好的效果。

一、消食类

消食和胃方(《杂病穴法歌》)

【组成】 璇玑 三里

【用法】 璇玑向下斜刺或平刺5~8分,用平补平泻法。足三里直刺8分~1.2寸,用补法;或温和灸15~20分钟。手三里直刺5分左右,用泻法。以上穴位留针均为30分钟左右。

【功用】 理气和胃,消食化积。

【主治】 本方主要针对食积而设。症见胃脘胀满,腹部时痛,嗳腐吞酸,厌食,或大便秽臭不爽,舌苔厚腻,舌质黯,脉滑或涩。

【方解】 本病主要因为饮食不当或过量,以致脾胃功能失职,消化不良,多为急性症状。治疗时,一是消食化积,二是健运脾胃。故选用璇玑,穴主胃中有积,可布达上焦之气而促中焦运化,故可行气导滞、消宿食,是为主穴。若胃气不足,配用胃之合穴足三里,有理气和胃的作用,助主穴消食化积。二穴上下相配,可通畅条达中上二焦之气,以强脾气,以降胃气,故而食积可化,诸症全消。若因感受风寒之后引起食积不化,则可用手三里,行阳明之气,通达胃肠,抵御风寒。在病情较重,病程稍长的时候,也可手、足三里同时使用,使阳明之气贯通,祛邪之力更强。

【加减】 胃脘胀闷而痛欲呕吐者,加中脘,直刺5~8分,用平补平泻法,以行气消食,和胃化积。腹痛泄泻者,加天枢,直刺8分左右,用泻法,以消食导滞,行气止痛。呕逆者,加内关,直刺5分左右,用泻法。以上穴位留针均为30分钟左右。

【文献】 《杂病穴法歌》:"内伤食积针(手足)三里、璇玑。"

《扁鹊神应针灸玉龙经》:"食积脐旁取章门,气癖食关中脘穴;脐上一寸名水分,腹胀更宜施手诀。"

《灸法秘传》:"若饮食不思,灸其上脘;饮食减少,灸其中脘;饮食不化,灸其下脘,或灸天枢;食不下,欲干呕者,宜灸胆俞。"

消食导滞方(《备急千金要方》)

【组成】 天枢 厉兑 内庭

【用法】天枢直刺5～8分,用平补平泻法;或温和灸15分钟左右。厉兑刺入1分左右,刺入即留针,一般不使用手法。内庭直刺3分左右,用泻法。以上穴位留针均为30分钟左右。

【功用】消积导滞,清利湿热。

【主治】本方主治饮食积滞症。也可治疗小儿积食、虫积或积滞等。常见腹痛肠鸣,大便泄泻,泻后痛减,脘腹痞满,口臭或口中黏腻,嗳气不欲饮食,甚至大腹凸起,四肢消瘦,腹皮青筋暴露,舌苔垢浊,舌质青黯,边有齿印,脉象细数,或见沉弦。

【方解】本病多因素体脾胃虚弱,而又饮食不当,导致积食不能消化,所以在治疗中,一是调理、补益脾胃,使升降得体;二是通行肠道之气,以消食导滞。故选用大肠募穴天枢,补养肠道之气,以加强通降之力,是为本方之主穴。配用足阳明胃之经穴厉兑,以开通阴阳经气,调整脾胃升降,以助主穴解除阻塞,消导积滞。佐以足阳明经之荥穴内庭,可清胃中积热,湿去热消,气机通畅,则食去滞消。三穴合用,使土气充实而积滞消除,故能取得较好效果。

胃肠虚弱,积滞不消,互为因果。如若小儿,则可能出现食积、虫积等积滞病,其中湿热生虫,阻滞生瘀,最终可能出现气血阻滞,身体消瘦,大腹凸起。本病较多为长期不调而致,故多为慢性病症,治疗时必须坚持一段时间方有较为明显的效果。

【加减】食积较重者,加章门,直刺5分左右,或温和灸10分钟左右。若有泻下者,加大肠俞,直刺5～8分,用泻法,或温和灸15分钟左右;中脘,直刺8分左右,用补法,或温和灸15分钟左右,或隔物灸(可隔白术或葱白)7～14壮。以上穴位留针均为30分钟左右。

【文献】《备急千金要方》:"天枢、厉兑、内庭,主食不化,不嗜食。"

《扁鹊神应针灸玉龙经》:"食积脐旁取章门,气癖食关中脘穴;脐上一寸名水分,腹胀更宜施手诀。"

《针灸大全》:"食积血瘕,腹中隐痛。胃俞二穴,行间二穴,气海一穴。"

《针灸聚英》:"泻痢:气虚兼寒热、食积、风邪、惊邪、热湿、阳气下陷、痰积,当分治。泻轻痢重,陷下则灸之。脾俞、关元、肾俞、复溜、腹哀、长强、太溪、大肠俞、三里、气舍、中脘。白痢:大肠俞。赤:小肠俞。"

二、化虫类

四缝安蛔方(《现代针灸医案选·杨介宾》)

【组成】四缝　内关　中脘　足三里　阳陵泉　灵台　督俞

【用法】四缝用三棱针点刺,挤出黄白色黏液,若内火偏重,可少许出血。四缝可根据情况点刺其中某些穴点,一般情况,不必全部点刺所有穴点。内关直刺5～8分,用平补平泻法。中脘直刺5～8分,用补法;或针上加灸。足三里直刺8分～1.2寸,用补法;或温和灸15分钟左右。阳陵泉沿腓骨小头前下缘直刺8分～1.2寸,用平补平泻法。灵台刺入骨缝中2分左右,用平补平泻法。督俞向脊椎方向斜刺5分左右,用补法;或用拔罐疗法。以上穴位留针均为30分钟左右。若兼有胆道蛔虫症,则留针时间可以延长至2小时左右,或延至疼痛缓解或解除后出针。

【功用】通调腑气,安蛔止痛。

【主治】本方主要治疗虫积腹痛。症见腹痛时作时止,疼痛严重时有肢冷汗出,面白唇淡,痛时腹部有条索状包块,起伏不定,痛吐食物和涎水,口渴,便干,小便黄,舌质淡红,舌苔薄白,脉沉细微数。

【方解】本病属"蛔厥"范畴,证属肝胃不和。多由饮食不洁,脏腑虚寒,气滞食阻肠腑,郁久化热生虫;或饥饱不匀,蛔不得安,窜扰胆腑而为病。四缝主治疳积、肠虫等症,可安蛔止痛,是为本方之主穴。配以胃之募穴中脘,胃之下合穴足三里,上下通行气机,有健胃行气、通腑止痛的作用,是为本方之主要配穴。佐以内关,其为心包经络穴,又是八脉交会穴,通于阴维脉,可助主穴宽胸理气,调胃止痛;阳陵泉是胆之下合穴,可助主穴通胆腑之气,理气止痛。使以灵台、督俞近心胃部,为局部取穴,可调心胃气血、理气止痛。故上七穴合用,能通调腑气,安蛔止痛。

【加减】若兼有腹部青筋暴露,加地机,直刺5～8分,用泻法。留针为30～60分钟左右。

【文献】《现代针灸医案选·杨介宾》:"虫痛,治以通调腑气,安蛔止痛。针取:四缝穴、内关、中脘、足三里、阳陵泉、灵台、督俞。"

《理瀹骈文》:"虫痛,用川椒、乌梅各一两,炒,熨并缚脐当下。虫重,则加雄黄、明矾、三棱、槟榔。"

《针灸集成》:"虫痛,胸多涎:上脘在鸠尾下二寸,灸二七壮至百壮,未瘥,宜倍灸。虫咬心痛,或上或下,时作时止,善渴,呕吐,恶心,涎出,面色白斑,红唇乍青白乍白赤,痛定后,能食是也。以手紧按,坚持勿令得移,以针刺虫,久,待虫不动乃出针。上半月虫头向上,下半月虫头向下,每食前先嚼肉,而不吞则虫头向上,然后用针药。"

日月蛔厥方(《现代针灸医案选·陈全新》)

【组成】日月(右)　太冲(右)　阳陵泉(右)　足三里(左)

【用法】日月直刺3～5分,用泻法,然后提针至皮下,转行斜刺5分左右后留针;或温和灸 8 分钟左右。太冲直刺 5 分,用泻法。阳陵泉沿腓骨小头前缘直刺 8 分~1.2 寸,用泻法。足三里直刺 8 分~1.2 寸,用平补平泻法;或温和灸 15 分钟左右。以上穴位留针 30~60 分钟;或留针至疼痛缓解或停止后出针。若蛔厥急性发作之当时,可先刺远端穴,待疼痛有所缓解后,再刺局部穴。

【功用】 疏利肝胆,解痉止痛。

【主治】 本方主要针对蛔厥证而设。症见上腹阵发性疼痛,突发性疼痛,或右胁剧痛,严重时手足厥冷,烦闷呕吐,甚至吐蛔,小儿多有巩膜颜色稍见灰蓝,血管末端出现蓝斑,有时唇内黏膜有隆起透亮小颗粒,舌苔薄白腻,舌质黯,脉滑数。

【方解】 本病多由饮食不洁或驱蛔不当等原因,促使蛔虫躁动,钻进胆道而成。治疗时,一是疏泄肝胆气机,使蛔虫得以退出;二是安定蛔虫,不使其躁动。故本方选用胆之募穴日月,疏通胆腑之气,且穴位又位于胆腑附近,而有明显止痛作用,是为主穴;配用胆之合穴阳陵泉,以使募、合相配,加强疏通胆囊郁结之气,故为本方之主要配穴。佐以肝经原穴太冲,以助主穴疏肝解郁,使以胃之合穴足三里,可扶土抑木,安蛔止痛。上四穴合用,有较好疏肝解郁、行气利胆、扶土解痉、安蛔止痛的作用。

【加减】 本病缓解后,应取四缝点刺后挤出黄白色黏液。百虫窝直刺 5 分左右,用泻法。再取三阴交直刺 5~8 分,用补法,以健脾驱虫。以上穴位留针均为 30~60 分钟左右。

【文献】 《现代针灸医案选·陈全新》:"顿厥证,治取足少阳足厥阴经穴为主,用泻针法,以疏泄肝胆气郁及解痉止痛。待疼痛缓解后,再理脾和气,驱除蛔虫,以防复发。取阳陵(右)、日月(右)、太冲(右)、足三里(左)。"

《现代针灸医案选·黄建章》:"蛔厥:治取阳陵泉、中脘、胆俞,施以龙虎交战法,当针刺阳陵泉得气后,感传循胆经至上腹,痛立减,留针 20 分钟以上,在留针 15 分钟以后如法再施一次,起针后疼痛基本消失。"

消食化虫方(《类经图翼》)

【组成】 巨阙 大都 太白 足三里 承山

【用法】 巨阙向下斜刺 5 分左右,用平补平泻法;或温和灸 8 分钟左右。大都直刺 5 分左右,用泻法。太白直刺 5 分左右,用补法。足三里直刺 8 分~1.2 寸,用补法;或雀啄灸 15 分钟左右;承山直刺 8 分~1.2 寸,用泻法。以上穴位留针均为 30 分钟左右。

【功用】 清利湿热,健脾化食。

【主治】 本方主要治疗蛔虫所致的心(胃、腹)痛。患者面黄体瘦,饮食异

常,消化不良,经常腹痛,食酸后疼痛能缓解,大便不规律,睡眠时磨牙,巩膜发蓝,血管末端有蓝斑,舌苔腻,舌质黯,脉沉数

【方解】虫积多由患者中焦脾胃虚弱,运化无力,水湿停留,久生湿热,加以饮食不洁而致生虫。虫积阻塞气机,促使脾胃运化更加失职,饮食停积而加重病情。治疗时,首先健运脾胃,升降得调;二是祛除湿热,消除蛔虫生长的条件。本方选心之募穴巨阙,振奋心气,火旺而土亢,以此调理、苏醒脾胃气机;该穴又是心胃部的局部穴,对蛔虫引起的心窝部疼痛有直接的治疗效果,故为主穴。大都是脾经荥穴,泻之可清脾胃郁热;太白是脾经原穴,补之可健运脾气,是为本方之主要配穴。佐以胃之合穴足三里,补之可补充脾胃之气,以助主穴振奋脾胃的能力。使以承山可治疗肠道气滞,以助主穴祛除湿热。诸穴合用,使脾胃旺盛,热去湿消而虫去。

【加减】病情较重,可加四缝,用三棱针刺后挤出黄白黏液,以加强化虫之力。若湿热较重,可加关元,直刺5分左右,用平补平泻法,留针30分钟左右。

【文献】《类经图翼》:"蛔虫心痛,巨阙二七壮,大都、太白、足三里、承山。"

《针灸资生经》:"幽门,(明)铜云:治蛔虫心痛。"

《得配本草》:"葱茎白……合铅粉,止蛔虫心痛。"

《针灸逢源》:"九种心痛及脾疼,曲泽太陵三里寻;上中脘与冲阳穴,内关公孙主客针。"

小　　结

消食化虫类方主要治疗食积、虫积、蛔厥等证。根据处方的治疗主证,又可分为消食类和化虫类。

消食类处方,主要通过调整阳明经气以壮脾胃功能,从而使中州运化有权,升降得调,燥湿有度。其中消食和胃方,具有理气和胃、消食化积之功,主要治疗食停胃脘之证。消食导滞方,主要通达阳明经气、调整阳明腑气,以达到消积导滞、清利湿热之功,主治食积肠胃、腹痛泄泻之证。

化虫类处方,重在调整木土关系,以消肠腑湿热,从而使食物得以正常消化,使寄生虫失去寄生的条件。其中四缝安蛔方,有祛积安蛔之功,主要治疗虫积引起的腹痛。日月蛔厥方,有疏利肝胆、解痉止痛的作用,主要治疗蛔厥证。消食化虫方,有清利湿热、健脾化食之功,主要治疗虫积引起的心窝部疼痛及消化不良症。

消食化虫类针灸处方歌诀

一、消食类

1. 消食和胃方

消食和胃用璇玑,化食更用足三里。

2. 消食导滞方

消食导滞用天枢,厉兑内庭效不巫,肠鸣腹痛兼泄泻,上巨虚加体更舒。

二、化虫类

1. 四缝安蛔方

四缝安蛔用内关,阳陵三里合中脘,再加灵台与督俞,虫积腹痛此方安。

2. 日月蛔厥方

日月蛔厥用太冲,阳陵三里建奇功。

3. 消食化虫方

消食化虫足三里,大都太白承山取,更用巨阙艾炷灸,虫积消瘦此方宜。

复　习　题

1. 分析比较消食和胃方和消食导滞方的异同。
2. 为什么化虫类处方要选用肝胆经的穴位?
3. 试述日月蛔厥方的配伍特点及针刺手法。

第十三章　止咳平喘类方

止咳平喘类处方是一类具有肃降肺气、止咳平喘功效,适用于咳嗽、哮喘、呼吸困难、胸憋气闷等肺气上逆所致病症的针灸处方。

肺主气,司呼吸,宣发肃降,上连气道、喉咙,开窍于鼻,外合皮毛,内为五脏之华盖,其朝百脉而通诸脏,不耐寒热而为娇脏。因此,内外致病因素如外感六淫、饮食不当、情志失调、劳欲久病等皆可侵犯于肺,使肺失宣降、肺气上逆而发咳嗽哮喘诸证。正如《素问·咳论》所说:"五脏六腑皆令人咳,非独肺也。"《医学三字经·咳嗽》曰:"肺为脏腑之华盖,呼之则虚,吸之则满。只受得本然之正气,受不得外来之客气,客气干之则呛而咳矣。只受得脏腑之清气,受不得脏腑之病气,病气干之亦呛而咳矣。"虽然引起咳喘的原因较多,但终究不外乎"肺虚"。所谓"邪之所凑,其气必虚"(《素问·评热病论》),"正气存内,邪不可干"(《素问·刺法论》)。故调补肺脏,肃降肺气、止咳平喘乃为治之大法。本类处方皆具有上述功效,其中常用穴为肺俞、膻中、天突、足三里、风门、中脘、大陵、乳根等。

使用本类处方时应注意以下几点:①因多用胸背部穴,故在临床应用时,要严格掌握针刺深度,切忌刺伤胸腔脏器。②因"五脏六腑皆令人咳,非独肺也",故临证时要注意辨证选方配穴。对咳喘较重者,"急则治其标",以肃肺降气、止咳平喘为治疗大法;对缓解期患者,当"缓则治其本",究治五脏六腑之病本。③胃气主降、胃居中州,为肺气肃降之要塞,故胃气和降则有利于肺之肃降,因而在选用本类处方时,要注意足三里、中脘等和降胃气诸穴的运用。

一、止咳嗽类

天突泻肺方(《丹溪心法》)

【组成】　天突　肺俞

【用法】　天突沿胸骨向下斜刺5~8分,用平补平泻法;或用麦粒灸5~7壮,用泻法;或温和灸8分钟左右。肺俞向脊椎方向斜刺5分左右,用平补平泻法;或温和灸10分钟左右;或隔物灸(可隔白及或独角蒜或葱白)5~7壮。以上穴位留针均为30分钟左右。

【功用】　调理肺气,降逆祛邪。

【主治】本方主要治疗急性咳嗽,或慢性咳嗽急性发作。咳嗽痰多,色白或黄,气急胸闷,咽干喜饮,大便干结,小便黄赤,严重者伴有哮喘。舌质稍红,舌苔黄白相间,脉数。

【方解】本病多为外感所致。外邪入里,侵犯肺脏,邪郁化热,出现肺气壅遏;或久病劳伤引起肺气上逆,变生咳嗽。治疗时,一是急则治其标,尽早祛除外邪,解除致病之因;二是调理肺气,使宣散得体。因邪气较盛,故选用肺之上盖天突,宣散肺气,降逆止咳;因肺气不足,故选用肺俞,以调动肺气,加强抗邪之力。二穴合用,互为主次,宣散得体,能起到调理肺气、降逆泻邪的作用。

【加减】咳嗽频、气急甚者,加膻中,斜刺 5~8 分,用平补平泻法;或雀啄灸 5~8 分钟。痰多者,加丰隆,直刺 8 分左右,用泻法,以化痰止嗽。发热较重者,加曲池,直刺 8 分左右,用泻法。以上穴位留针均为 30 分钟左右。

【文献】《丹溪心法》:"治嗽,灸天突穴,肺腧穴,大泻肺气。"

《备急千金要方》:"嗽,灸两乳下黑白际各百壮,即瘥。又以蒲当乳头周匝围身,令前后正平,当脊骨解中,灸十壮。又以绳横量口中,折绳从脊,灸绳两头边各八十壮,三报,三日毕。两边者是口合度。灸从大椎数下行,第五节下第六节上,穴在中间(即神道穴)。随年壮。并主上气。灸手屈臂中横纹外骨捻头,得痛处十四壮。上气咳嗽,短气气满,食不下,灸肺募五十壮。上气咳逆短气,风劳百病,灸肩井二百壮。"

《针灸聚英》:"劳气咳嗽,身热目眩,腹痛,僵仆不能久立,烦满里急,身不安,筋挛癫疾,身蜷急。东垣曰:五脏气乱,在于头。取之天柱、大杼,不补不泻,以导气而已。"

魄户止咳方(《针灸甲乙经》)

【组成】魄户　气舍　噫嘻

【用法】魄户先直刺 3 分左右,然后提针向外斜刺 5 分左右,用泻法后留针;或温和灸 5~8 分钟。气舍直刺 5 分左右,用泻法。噫嘻向外斜刺,刺入肩胛骨下、肋骨上 5~8 分,用平补平泻法;或温和灸 5~8 分钟。以上穴位留针均为 30 分钟左右。

【功用】宣降肺气,祛邪止咳。

【主治】本方主要治疗久咳症。症见咳逆上气,喉间痰鸣,胸部憋闷,痰稠量多,色白或青,或呈泡沫状,早起咳嗽加剧,甚至咯痰,纳呆脘痞,舌质淡或黯,舌苔白厚或腻,脉濡或滑。

【方解】本病久咳而致肺失宣降,肺气虚衰,邪气停留不去,子病及母,致使脾胃受损。治疗上,一是调理肺气,使宣降得体,以止咳平喘;二是培补脾胃,补土生金,使肺气充实,邪气得以祛除,咳嗽因而停止。因足太阳膀胱经循行于背腰部,足阳明胃经循行于胸腹部,故取足阳明胃经、足太阳膀胱经之胸背部腧穴,以宣降肺气、补养肺气,降气止咳。魄户为膀胱经背部穴位,可通利经络、宽胸肃肺、祛除邪气,是为本方之主穴(这里要注意的是,若是病程较短的慢性咳嗽,可改用魄户旁的肺俞为主穴)。配以足阳明经在胸颈部的穴位气舍,可助主穴,内补脾胃,培土生金;外助太阳,祛邪止咳。佐以譩譆,以解除久咳邪停的窘境,加强行气祛邪之力。总之,三穴合用可收宣降肺气、祛邪止咳之功,则咳逆上气自愈。

【加减】 兼脘痞纳呆者,加中脘,直刺 5~8 分,用补法;或温和灸 15 分钟左右。咳而不止者,加天突,沿胸骨向下斜刺 5 分左右,用泻法。痰多者,加丰隆,直刺 8 分~1.2 寸,用泻法。久咳病程较长者,加膻中,向上斜刺 5 分左右,用平补平泻法;或温和灸 5~8 分钟左右。以上穴位留针均为 30 分钟左右。

【文献】《针灸甲乙经》:"咳逆上气,魄户及气舍、譩譆主之。"

《针灸资生经》:"然谷、天泉、陷谷、胸堂、章门、曲泉、天突、云门、肺俞、临泣、肩井、风门、行间,主咳逆。"

《针灸大全》:"久咳不愈,咳唾血痰:风门二穴、太渊二穴、膻中一穴。"

《针灸易学》:"久咳不愈:肺俞、三里、膻中、乳根、风门、缺盆。"

寒嗽方(《神灸经纶》)

【组成】 天突 肺俞 膏肓 灵台 至阳 合谷 列缺 足三里

【用法】 天突沿胸骨向下斜刺 5 分左右,用平补平泻法。肺俞向脊椎方向斜刺 5 分左右,用补法;或温和灸 8 分钟左右。膏肓向外斜刺,刺入肩胛骨下方、肋骨上方,用平补平泻法。灵台刺入骨缝中 1 分左右,用平补平泻法;或温和灸 5 分钟左右。至阳刺入骨缝中 1 分左右,用泻法;或温和灸 8 分钟左右。合谷直刺 5~8 分,用平补平泻法;或温和灸 15 分钟左右。列缺沿桡骨向上斜刺或平刺 3~5 分,用泻法。足三里直刺 8 分~1.2 寸,用补法;或温和灸 15 分钟左右。以上穴位留针均为 30 分钟左右。

【功用】 肃肺散寒(外寒与内寒同时存在,以内寒为主),止咳平喘。

【主治】 本方主要治疗素有慢性咳喘,又因外邪引发急性咳喘发作者。

【方解】 本病患者素有慢性咳喘病史。由于卫阳不足,外邪侵犯肺卫,邪盛而正弱,外邪从表入肺,新感引动旧疾,而致肺失宣肃,肺气上逆则发为风寒咳嗽。故治疗上,一是祛除入侵的外邪;二是补充正气,扶正祛邪。故选用天突肃降肺气,止咳平喘。配以肺俞补益肺气,使肺气充足,提高肺的宣散能力,以祛除外感之邪;列缺行手太阴肺经之气,可助主穴止咳平喘,起到宣降肺气、逐散风寒之作用。上二穴为本方的主要配穴。佐以膏肓,其为足太阳膀胱经之穴,太阳为三阳之首,六经之藩篱,不仅能祛除外邪,有散表寒、清肺热的作用,还能清除膏之下、肓之上稽留的邪气,故能助主穴肃肺散寒;灵台、至阳为督脉之穴,督脉总督诸阳,为阳脉之海,阳主表,故可助主穴祛除风寒外邪,还有通督行气的作用,用于温阳祛内寒。使以合谷,其为手阳明大肠经之原穴,大肠与肺相表里,而合谷还可与列缺进行原络配伍,可起到利大肠、降肺气、止咳嗽的作用;足三里为足阳明胃经合穴,取其降胃气、肃肺气、止咳逆的作用。总之,诸穴配用,起到肃肺散寒、止咳平喘之效,风寒咳嗽自愈。

【加减】外邪较重者,加大椎;发热较重者,加曲池;痰多者,加丰隆;内热较重者,加鱼际、翳风。以上穴位留针均为30分钟左右。

【处方比较】

	解表清热方	寒嗽方
邪正情况	外邪(寒)较重,正气抗邪力也较强,多为外邪直接侵犯人体,邪正剧烈斗争	外(寒)邪较轻,内寒较重,正气抗邪力相对较弱,发病多为内寒招致外寒侵犯
病情表现	外寒内热,多为外寒化热入里,实证表现	内外皆寒,虚实夹杂证,故有虚火表现
处方类比	大青龙汤	苏子降气汤

【文献】《神灸经纶》:"寒嗽:肺俞、膏肓、灵台、至阳、合谷、列缺、天突、三里。"

《针灸资生经》:"施秘监尊人患伤寒咳甚,医告技穷。施检灸经,于结喉下灸三壮,即瘥。盖天突穴也,神哉神哉。"

《扁鹊神应针灸玉龙经》:"伤寒咳嗽寒痰:少商、列缺(泻)。"

热嗽方(《神灸经纶》)

【组成】肺俞　膻中　尺泽　太溪

【用法】肺俞先直刺3~5分,然后提针外出少许,转向脊椎方向斜刺5~8分,用平补平泻法;或雀啄灸10分钟左右。膻中向上斜刺5~8分,用平补平泻法;或雀啄灸5分钟左右。尺泽直刺8分左右,用泻法;或温和灸15分钟左右。太溪直刺5分左右,用平补平泻法;或温和灸8分钟左右。以上穴位留针均为30分钟左右。

【功用】清泻肺热,肃肺止咳。

【主治】本方主要治疗风热咳嗽,可伴有表证。症见发热咳嗽,气促面赤,咽痛口干,嗜饮,胸闷胸痛,咯痰不爽,痰黄而稠,舌质红,舌苔黄,脉数。

【方解】本病主要为邪热犯肺,肺失肃降,肺气上逆而发。故清泻肺热,肃肺止咳是为治疗之重点。本方首选肺俞,其为肺脏的背俞穴,可扶助肺气;又在足太阳膀胱经上,还有祛除表邪的能力,故为本方之主穴。尺泽为手太阴肺经之合穴,属五行之水,可以协助主穴调动肺气,疏通经络,散除表邪,是本方之主要配穴。佐以膻中能宽胸利气,清热止咳。太溪为足少阴肾经之原穴,肾主纳气,引气下行,且能养阴清热,泄热而不伤阴。诸穴合用,可收清泻肺热、肃肺止咳之功,则肺之热咳可愈。

【加减】 发热较重者,加曲池,直刺 8 分左右,用泻法。痰热较重者,加少商,可点刺出血。咳嗽频频者,加太冲,直刺 3 ~ 5 分,用泻法。以上穴位留针均为 30 分钟左右。

【处方比较】

	喉风痰热方	热嗽方
体质	体质正常,多为外邪直接侵犯	多有过敏体质,内外因均能引起发病
症状特点	内有湿热,邪正斗争剧烈,以咳为主,由于咳嗽引起哮喘	内有风热,可有虚火,以热为主,由于肺热引起咳嗽
治疗方式	降气为主	纳气为主

【文献】《神灸经纶》:"热嗽,肺俞、膻中、尺泽、太溪。"

《灸法秘传》:"气促咳逆,觉从左升,易于动怒者,灸肝俞。咳嗽见血者,灸肺俞,或灸行间。吐脓者,灸期门。"

《寿世保元》:"冷嗽热嗽伤风,贴肺俞,焙手摩百次。"

平逆方(《针灸大成》)

【组成】 膻中　中脘　大陵

【用法】 膻中向上斜刺 5 ~8 分,用平补平泻法;或温和灸 8 分钟左右。中脘直刺 5 ~8 分,用补法;或温和灸 15 分钟左右。大陵直刺 2 分左右,用泻法。以上穴位留针均为 30 分钟左右。

【功用】 降气平逆,泻肝补胃。

【主治】 本方主要治疗咳逆发噎为主的病症。症见噎气、呛咳、呃逆阵作,严重者久久不能自止,伴胸胁胀痛,呃时牵引两胁,脘腹满胀,甚至呕逆,舌苔薄白,舌质淡胖,脉弦或细。

【方解】 本病主要是因情志刺激,神情紧张,郁怒伤肝,肝失条达,壅而乘胃土,乃致肝强胃弱,胃气不降,上逆而起。另外,肝气犯肺,木火刑金,肺气亦不得肃降则上逆为呛咳。在治疗时,一是平息肝火,以祛致病之源;二是强壮脾胃,培土生金,以平复木土关系。其中以行气降逆为先。本方以气会之穴膻中降气平逆,以行上焦,宣降肺气,安抚脾胃之气,故为主穴。配以手厥阴心包经之原穴大陵,泻心火而祛肝火。手厥阴心包经与足厥阴肝经为同名经,心包属火而为肝木之子,实则泻其子,故泻心包之原大陵即可泻肝火。佐以中脘补脾胃之气,清利中焦,使木火无隙可乘而助主穴平抑肝火。三穴合用,可降气平逆、泻肝补胃,则咳逆发噎自平。

【加减】胃气虚弱者,加足三里,直刺 8 分~1.2 寸,用补法;或温和灸 15 分钟左右。肺气虚弱者,加肺俞,向脊椎方向斜刺 5 分左右,用补法;或温和灸 8 分钟左右。肝火较重者,加行间,直刺 3~5 分,用泻法。以上穴位留针均为 30 分钟左右。

【文献】《针灸大成》:"咳逆发噎:膻中、中脘、大陵。问曰:此症从何而得?答曰:皆因怒气伤肝,胃气不足。亦有胃受风邪,痰饮停滞得者;亦有气逆不顺者,故不一也。刺前未效,复刺后穴:三里、肺俞、行间(泻肝经怒气)。"

《针灸聚英》:"噎气劳宫与大敦,少商太渊与神门,太溪陷谷与太白,八穴治之神效臻。"

《针灸资生经》:"太渊,治噎气哕逆。少商,治烦心善哕,心下满,汗出而寒,咳逆。温溜,治伤寒哕逆、噎哕……吐血唾血,上气咳逆,肺俞随年壮……面赤而热,咳、唾、噎、善咳,气无所出:先取三里,后取太白、章门。"

肺壅咳嗽方(《针灸大成》)

【组成】肺俞　膻中　支沟　大陵　风门　足三里

【用法】肺俞向脊椎方向斜刺 5 分左右,用平补平泻法;或温和灸 10 分钟左右。膻中向上斜刺 5~8 分,用平补平泻法;或温和灸 8 分钟左右。支沟直刺 5~8 分,用泻法。大陵直刺 1~3 分左右,用泻法。风门直刺 5~8 分,用泻法。足三里直刺 8 分~1.2 寸,用平补平泻法;或温和灸 15 分钟左右。以上穴位留针均为 30 分钟左右。

【功用】宣散肺热,通络降气。

【主治】本方主要治疗外邪犯肺,表证未解,里证偏重,表里同病者。症见发热,甚至壮热,微恶风,胸痛胸闷,咳嗽气喘,咯吐浊痰,痰中带血,严重者可见脓血,舌质红,舌苔黄腻,脉滑数。

【方解】因外感表邪,肺气受损,里热亢盛,热壅于肺,血瘀络阻,肺失宣肃,甚至肉腐血败,变生脓血之证。因此,宣散肺热、通络降气乃为治疗大法。选肺俞,其为肺气所注之俞,胸中为气之所会,以补肺气而祛邪;膻中补上焦之气,宽胸利肺气,以宣泄肺气。二穴可起到宣泻肺热、通达肺络、调理肺气之作用,是为本方主穴。配以支沟,其具有开窍通络的作用,能助主穴祛邪化痰浊;大陵为手厥阴心包经之穴,可清心火,降肺火,可助主穴清热理肺。佐以风门,以加强祛除外邪之力,以助肺俞清宣肺卫,祛未解之表证。使以足三里,功能补益中焦之气,培土生金,以壮肺气,从而达到和降胃气、肃降肺气的目的。诸穴配用,可奏宣泻肺热、通络降气之效,则肺壅咳嗽必愈。

【加减】 热甚者,加曲池,直刺 8 分左右,用泻法;鱼际(点刺放血),以清泻肺热。胸痛甚者,加内关,直刺 5 ~ 8 分,用泻法。咯脓血者,加天突,沿胸骨向下斜刺 5 分左右,以排脓止血。以上穴位留针均为 30 分钟左右。

【文献】 《针灸大成》:"肺壅咳嗽:肺俞、膻中、支沟、大陵。问曰:此症从何而得? 答曰:因而伤风,表里未解,咳嗽不止,吐脓血,是肺痈也。复刺后穴:风门、三里。"

《备急千金要方》:"天容、廉泉、魄户、气舍、扶突,主咳逆上气喘息,呕沫,齿噤。"

《针灸神书》:"肺壅咳嗽泻膻中,肺俞先提后补攻;三里烧来取气下,先提后补列缺同;曲池要补咳生呕,中脘盘盘三次通;穴法已分先后取,其中妙用要据从。"

止咳方(《针灸大成》)

【组成】 肺俞 足三里 膻中 乳根 风门 缺盆

【用法】 肺俞向脊椎方向斜刺 5 分左右,用平补平泻法;或温和灸 8 分钟左右。足三里直刺 8 分 ~ 1.2 寸,用补法;或温和灸 15 分钟左右。膻中向上斜刺 5 ~ 8 分左右,用平补平泻法;或温和灸 10 分钟左右。乳根向外斜刺 3 ~ 5 分,刺入即留针,一般不使用手法;或温和灸 5 分钟左右。风门直刺 5 ~ 8 分,用泻法。缺盆直刺 3 ~ 5 分,用补法;或用梅花针在锁骨上凹陷处轻轻敲击 5 分钟左右。以上穴位留针均为 30 ~ 60 分钟左右。

【功用】 补益肺气,降逆止咳。

【主治】 本方主要治疗久嗽不愈证。症见咳嗽连绵,以早起咳嗽为甚,天气变化咳嗽加重,咽喉部梗塞不适,胸闷或胸痛,痰白而多,大便干结,小便清长,多有自汗,多易感冒,舌质淡,舌苔白,脉细或涩。

【方解】 本病主要是久咳伤肺,肺脏虚弱,肺气不足,卫外功能失司,外邪易于入侵,形成恶性循环。严重者影响到脾胃,中土不足,肺气生化无源,咳嗽反复发作。在治疗上,一是补益肺脾,增强肺脾之气,固本以祛邪;二是调理肺气,使其内能宣降有序,外能祛除有力。选用肺俞培补肺气,使气机宣降有序;足三里补益脾胃,培土以生金。二穴合用,能有效调整土金关系,补充肺气,清理肺脏,理顺气机,具有止咳化痰作用,是为本方之主穴。配以上气海膻中,可以蕴育上焦气机,能助主穴补益肺气。佐以足阳明经上的乳根、缺盆,其又分别在肺脏之上、下部,既可行气调气,又可协助主穴降气、宣散,使气机升降得调,咳嗽可止。使以风门,有协助主穴祛除外邪之力。六穴合用,能补益肺脾,调理肺脏,祛除外邪,化痰止咳。

【加减】痰多者,加丰隆,直刺到腓骨,在骨膜上轻轻敲击数下,然后提针少许,用平补平泻法后留针。气虚较重者,加气海,直刺 5~8 分,用补法;或温和灸 15 分钟左右。自汗较多者,加复溜,直刺 5 分左右,用补法;百会,向后斜刺 3~5 分,用补法;或温和灸 5 分钟左右。以上穴位留针均为 30~60 分钟左右。

【文献】《针灸大成》:"久嗽不愈:肺俞、三里、膻中、乳根、风门、缺盆。问曰:此症从何而得? 答曰:皆因食咸物伤肺,酒色不节,或伤风不解,痰流经络,咳嗽不已。可刺前穴。"

《针灸大全》:"久咳不愈,咳唾血痰。风门二穴,太渊二穴,膻中一穴"

《扁鹊心书》:"久咳而额上汗出,或四肢有时微冷,间发热困倦者,乃劳咳也。急灸关元三百壮,服金液丹、保命丹、姜附汤,须早治之,迟则难救。"

《针灸资生经》:"久嗽最宜灸膏肓穴,其次则宜灸肺俞等穴,各随证治之。若暴嗽则不必灸也。有男子忽气出不绝声,病数日矣,以手按其膻中穴而应,微以冷针频频刺之而愈。初不之灸,何其神也。"

二、止哮喘类

理肺化痰方(《针灸大成》)

【组成】 肺俞　俞府　天突　膻中　足三里　中脘

【用法】 肺俞向脊椎方向斜刺 5 分左右,用泻法;或温和灸 10 分钟左右。俞府直刺 3 分左右,用泻法。天突沿胸骨向下斜刺 5 分左右,用泻法。膻中向上斜刺 5~8 分,用平补平泻法;或温和灸 10 分钟左右。足三里直刺 8 分~1.2寸左右,用平补平泻法;或温和灸 15 分钟左右。中脘直刺 5~8 分左右,用平补平泻法;或温和灸 15 分钟左右。以上穴位留针均为 30~60 分钟左右。

【功用】 宣肃肺气,化痰平喘。

【主治】 本方主要治疗哮喘病急性发作期的病症。症见哮喘突然发作,喉间有声,呼吸困难,不能平卧,多有发热恶风,发作间歇时大量涌痰,黏稠状,色白或略黄,舌边尖红,苔厚腻黄白相间,脉浮弦或滑。

【方解】 本病多为肺脏虚弱,肺气不足,感受外邪或过敏物质,促使肺气壅闭,不能宣降气机,同时脾不健运,以致津液凝聚成痰,伏藏于肺而致,证属本虚标实。发作期当以理肺化痰治标为主,缓解期则以治本为主。本方为标本兼顾之方。选肺俞理肺行气,调理肺脏,顺达气机,可止咳平喘,是为主穴。配天突助主穴降气,使喘平而哮止,是为主穴之配穴。佐以气之所会膻中,可伍天突以降气平喘,可伍肺俞以补益肺气;俞府为足少阴肾经之穴,取其降纳肺气,藏津化液,上下通畅。故二穴可助主穴化痰降气。使以足三里,为胃之合,合治内府;中脘为胃之募(阳病行阴,从阴引阳),二穴相配可斡旋中州,降胃气,肃肺气,并助脾之运津化痰。诸穴合用,标本兼顾,可收宣肃肺气、化痰平喘之功,哮吼嗽喘必平。

【加减】肺气虚者,加中府,以与肺俞俞募配伍,直刺3～5分,用平补平泻法。气虚较重者,加气海,直刺5～8分,用补法;或温和灸15分钟左右。肺热较重者,加膏肓,向外斜刺,在肩胛骨下,肋骨上约5分,用平补平泻法。以上穴位留针均为30～60分钟左右。

【文献】《针灸大成》:"哮吼嗽喘:俞府、天突、膻中、肺俞、三里、中脘。问曰:此症从何而得?答曰:皆因好饮热酸鱼腥之物,及有风邪痰饮之类,串入肺中,怒气伤肝,乘此怒气,食物不化,醉酒行房,不能节约。此亦非一也,有水哮,饮水则发;有气哮,怒气所感,寒邪相搏,痰饮壅满则发;咸哮,则食咸物发;或食炙爆之物则发,医当用意推详。小儿此症尤多。复刺后穴:膏肓、气海、关元、乳根。"

《针灸资生经》:"凡有喘与哮者,为按肺俞,无不酸疼,皆为谬刺肺俞。令灸而愈,亦有只谬刺不灸而愈。此病有浅深也。舍弟登山,为雨所搏,一夕气闷几不救,见昆季必泣,有欲别之意。予疑其心悲,为刺百会不效,按其肺俞,云其疼如锥刺,以火针微刺之即愈。因此与人治哮喘,只谬肺俞,不谬他穴,惟按肺俞不疼酸者。然后点其它穴云。"

《针灸大全》:"哮喘气促,痰气壅盛:丰隆二穴,俞府二穴,膻中一穴,三里二穴。吼喘胸膈急痛:彧中二穴,天突一穴,肺俞二穴,三里二穴。吼喘气满,肺胀不得卧:俞府二穴,风门二穴,太渊二穴,膻中一穴,中府二穴,三里二穴。"

天突止喘方(《神灸经纶》)

【组成】天突　璇玑　华盖　膻中　乳根　期门　气海

【用法】天突沿胸骨向下斜刺5分左右,用平补平泻法。璇玑略向下斜刺5分左右,用平补平泻法。华盖直刺3～5分,用平补平泻法。以上三穴,可以同时使用回旋灸8分钟左右。膻中向上斜刺5～8分,用补法;或温和灸5分钟左右。气海直刺5～8分,用补法;或隔物灸(可隔菟丝子或白术)7～14壮。乳根直刺3～5分,用平补平泻法。期门向内直刺5分左右,轻轻上下敲击数下,然后向外提针少许,再斜刺5分后留针。以上穴位留针均为30～60分钟左右。

【功用】降气平喘。

【主治】本方主要治疗哮喘病病程长,反复发作,导致肺气不降,肾气不纳者。临床表现为慢性病急性发作时的病症。症见喘息气急,吸入更加困难,张口抬肩,胸闷气憋,喉间有声,痰多色白,舌质淡,舌苔白,脉濡或细。

【方解】本病患者频繁感冒,宿疾未去,新邪又起,反复伤及肺脏,穷必及肾而出现肺气虚弱、不能宣降,肾气不足、肾不纳气的表现。治疗上以肺气得降为要务。一是肃降肺气;二是补益肾气,使肺气下降有所依存。故选用天突、璇玑、华盖同时使用,该三穴既是任脉上的穴位,任脉属阴,可以阴纳阳,降逆平喘疗效较佳,又都在肺脏之上部,可降肺气,故为本方之主穴。配以膻中、气海,一上一下,一宣一纳,可助主穴降气平喘。佐以乳根,其为胃经穴,主降,又是局部穴,故有开胸降气作用,可助上穴降气。使以期门,其为肝之募穴,又是局部穴,能条达肝气,与乳根相配,以协调升降。总之,诸穴合用,可起到降气平喘、调理气机之作用,诸喘气急自愈。

【加减】有外感时,加风府,直刺 3 ~ 5 分,用泻法。痰多时,加支沟,直刺 5 分左右,用泻法;丰隆,直刺 8 分左右,用泻法。以上穴位留针均为 30 ~ 60 分钟左右。

【文献】《神灸经纶》:"诸喘气急:天突、璇玑、华盖、膻中、乳根、期门、气海。"

《针灸资生经》:"三间,治气喘。神门,治喘逆。不容,治喘咳。商阳,治喘咳支肿,明下云:胸鬲气满喘急。大钟,治胸张喘息。期门,治大喘不得卧。俞府,治咳逆上喘,呕吐胸满,不得食……天府,治逆气,喘不得。云门、人迎、神藏,治咳逆,喘不得息。气户,治喘逆上气。"

《针灸聚英》:"喘息难行治中脘,期门上廉三穴善。"

养肺平喘方(《现代针灸医案选·李志明》)

【组成】肺俞 膻中 大椎 风门

【用法】肺俞向脊椎方向斜刺 5 分左右,用补法;或温和灸 8 分钟左右。膻中向上斜刺 5 ~ 8 分,用补法;或温和灸 8 分钟左右。大椎刺入骨缝中 3 分左右,用泻法;或针上加灸。风门直刺 5 分左右,用泻法;或温和灸 5 分钟左右。以上穴位留针均为 30 ~ 60 分钟左右。

【功用】扶正固本,养肺平喘。

【主治】本方主要治疗肺虚作喘的病症。症见咳喘不能平卧,呼吸困难,张口抬肩,秋冬两季发病重,夜晚加重,口干,怕冷,喜热饮,舌无苔,舌质淡,脉濡或细数。

【方解】本病主要为肺气虚弱作喘,为邪气犯肺,咳喘日久,肺之气阴两伤,肺之肃降无权,肺气上逆。因此扶正固本、养肺平喘乃治之大法。方中以肺气所注之俞肺俞以益肺之气阴,扶正固本,使肺之宣降有权,是为本方之主穴。膻中为气之会穴,取之一方面补益肺气,另一方面降气平喘,是为本方之主要配穴。大椎为督脉之穴,督脉总督诸阳,为阳脉之海,若因外感诱发宿疾,则以此穴为主穴,以风门为主要配穴,急则治其标。若病程较长,则以大椎、风门为佐使,以调动督脉和太阳经之阳为主,针刺可稍深,灸时可稍长,扶助正气以祛邪。总之,诸穴配合,可收扶正固本、养肺平喘之功,则肺虚作喘自愈。

【加减】痰多者,加丰隆,直刺8分左右,用泻法。病程较长者,加膏肓,斜刺5分左右,用补法;或温和灸8分钟左右。以上穴位留针均为30～60分钟左右。

【文献】《现代针灸医案选·李志明》:"陈某,男,34岁……印象为肺气肿,支气管喘息。根据久喘气虚,且舌无苔,脉细数,证属虚喘。治以扶正固本,养肺平喘。第一次灸大椎、左风门、右肺俞,膻中各5壮,灸后化脓情况良好,灸疮45天愈合。灸后4个月喘病未发……第二次瘢痕灸,灸右风门、左肺俞、紫宫各5壮……灸后10年未发……如肺虚痰喘,加中脘、丰隆,各灸3～9壮……肾虚喘,加膏肓、肾俞、气海,各灸3～9壮。轻者灸1次见效,重者灸2～3次,一般半年或1年灸1次。按中医冬病夏治的原则,以夏天灸为宜。"

———————— 小　　结 ————————

止咳平喘类处方共收10则,根据其功效和所治病证的不同,分为止咳嗽和止哮喘两类。

止咳嗽类处方,天突泻肺方和魄户止咳方皆选胸背部穴位,具有肃肺、降逆、止咳之功效,用于治疗咳嗽气逆而寒热虚实症状不甚明显者。其中魄户止咳方的特点是降胃和膀胱经之气,以利肺气之肃降,适用于咳嗽因于膀胱和胃气之上逆而发者。寒嗽方的作用是肃肺散寒、止咳平喘,用于治疗风寒咳嗽,其组方特点是原络配穴,表里同治,开肺气,利大肠,使阴阳得调,升降相宜。热嗽方清泻肺热、肃肺止咳,用于治疗肺热咳嗽,其组方特点是用水穴尺泽和太溪,泻肺金之子,清肺之实热。平逆方降气平逆、泻肝补胃,适用于治疗肝气郁结、上干犯肺胃所致之咳逆发噫之症。肺壅咳嗽方宣泻肺热、通络降气,适用于治疗肺气壅遏而致咳嗽不止的病症。止咳方补益肺气、降逆止咳,适用于治疗久嗽不愈、肺气虚损者,其组方特点是,补胃土以实肺金,固藩篱以养肺气。

止哮喘类处方均有宣肃肺气、化痰平喘的作用。理肺化痰方适用于治疗哮吼嗽喘之疾。天突止喘方降气平喘、调理气机,适用于治疗诸喘气急之证,其组方特点是选用肝、胃经穴,疏肝和胃,调理气机,使气机升降有常,以利肺气之肃降。养肺平喘方扶正固本、养肺平喘,用于治疗肺虚之喘,其特点是用大椎、风门组合,既可驱散表邪,又可固表养肺。

根据本类处方分析,我们总结以下规律:

1. 调补肺气、止咳平喘,以肺俞、膻中、天突等穴为最常用。咳喘无论寒热虚实,皆可运用之。因正气存内,邪不可干。三穴相伍,可以调补肺气,使肺气和则邪气除。咳喘的原因虽多,但肺气上逆却为本病的发病机制,而三穴皆可肃肺降气,恰中病机,故凡治咳喘皆不可少此三穴。

2. 治肺应不忘治胃。三里、中脘为常用穴。因胃主和降,与脾相表里,脾胃共主中焦升降之枢机。胃气和降,则利于肺气肃降,故运用三里、中脘以和胃肃肺。

3. 辅以调肝和胃,亦是常用的治疗法则。使气机升降有常,亦利于肺之肃降,故常用期门、乳根等穴(如天突止喘方)。

4. 固表以安肺,主要选用风门。风门有表证可解表(如肺壅咳嗽方),无表证可固表以安肺(如养肺平喘方、止咳方)。

5. 寒热虚实,审因而治。实则泻其子(如热嗽方),虚则补其母(如止咳方)。

6. 远近配穴、标本同治。如热嗽方、平逆方、肺壅咳嗽方等。

止咳平喘类针灸处方歌诀

一、止咳嗽类

1. 天突泻肺方

天突泻肺配肺俞,泻肺降逆功效殊。

2. 魄户止咳方

魄户止咳用气舍,宽胸肃肺又止咳,方中再把譩譆入,加灸去寒功显赫。

3. 寒嗽方

寒嗽灵台合至阳,肺俞列缺天突强,更用合谷与三里,膏肓一入喜洋洋。

4. 热嗽方

热嗽方中用肺俞,更用膻中逆气除,泽溪水穴泻金子,清泻肺热嗽亦无。

5. 平逆方

平逆膻中配大陵,中脘调气咳噫清。

6. 肺壅咳嗽方

肺壅咳嗽用支沟,膻中肺俞不可丢,风门更合足三里,大陵泻邪乐悠悠。

7. 止咳方

止咳肺俞膻中悟,三里缺盆效可数,风门一穴固藩篱,乳根合入久嗽除。

二、止哮喘类

1. 理肺化痰方

理肺化痰用膻中,俞府天突肺俞同,三里中脘调中州,哮止喘平效力宏。

2. 天突止喘方

天突止喘用华盖,璇玑膻中合气海,乳根期门调气机,喘急平息病自泰。

3. 养肺平喘方

养肺平喘用肺俞,膻中风门效力出,大椎通阳更调气,虚喘用后自能舒。

复 习 题

1. 本章处方分几类? 各方的适应证是什么?

2. 试述天突泻肺方与魄户止咳方的异同点?

3. 寒嗽方、热嗽方、平逆方、止咳方、天突止喘方和养肺平喘方的组方特点是什么?

第十四章 通利类方

以具有通利作用的穴位为主组成,具有通导大便,排除肠胃积滞,利水通淋等功能,以治疗大便秘结,小便不通,乳汁不下,水肿及水臌的处方,称通利类处方。

"其实者,散而泻之"(《素问·阴阳应象大论》),"通可行滞","泄可启闭"(《药对》),是通利法的理论依据,也是治疗闭塞不通之证的基本原则。

由于人体体质有寒热虚实的差异,致病因素又有三因之不同,临床表现则有气闭、寒结、水结等证候,因此立法处方也相应各异。

通利类处方,适用于闭塞不通之证,其功能主要有三:一为清除肠内的宿食燥屎,使邪气从大便而去;一为疏通气机,调畅气血,而达到通乳、通溺;一为利水退肿,使水肿停饮得以消除。

燥屎内结往往出现腹部胀满、气机不畅,故应配合行气之穴。用于通乳、通溺、利水之处方,则应根据病情适当配伍,气滞者加行气穴,津液枯者加养液穴,血虚者加补血穴,阴虚者加养阴穴。

在使用通利类处方时,既要注意病症"闭"的一面,更应考虑有无"虚"的存在,一般偏于里实者,先予通利,兼顾其虚;偏于虚者,则攻补兼施。因病有邪实正虚者,攻邪则正气不支,补正则实邪愈壅,必须通利与补益同用,祛邪而又扶正,方为万全之策。在运用本类处方时,应得效即止。如《赤水玄珠》所说:"夫治气之法,惟在适中,气积于中,固宜疏顺。疏导过剂,则又反耗元气,元气走泄,则下虚中满之证生焉。"

一、通便通乳类

通便方(《针灸大成》)

【组成】章门　照海　支沟　太白

【用法】章门沿肋骨前端下缘进针,刺入3～5分,用平补平泻法,注意避免伤及内脏。照海直刺5分左右,用补法,注意不要伤及血管。支沟直刺8分左右,用泻法。太白直刺5分左右,用平补平泻法。以上穴位留针均为30分钟左右。

【功用】行气开结,润肠通便。

【主治】本方主要治疗便秘。症见大便干燥,欲便不得,或大便不畅,解出困难,时有嗳气,口气较重,胁腹痞满,甚则腹大胀痛,但饮食照常,舌质红,舌苔薄腻,脉弦。

【方解】本病缘由:一是忧思过度,肝郁化热,熏及脾胃,以致消化功能低下,肠胃活动能力降低,食物不能正常消化吸收,糟粕停留不去;二是心火亢旺,小肠不能主液,以致肠液缺乏,大便干燥,肠道运行不畅;三是久坐少动,每致气机郁滞,肠胃消化障碍,通降失常,传导失职,致使糟粕内停。故治疗时选脏会穴章门,章门在肝经上,又是脾之募穴,故可行肝气,运脾气,强五脏之气,是为本方之主穴。配以足少阴经上的照海,养阴以增液,使肝火得平,传导润滑。佐以手少阳三焦经上的支沟,开通经络,布散水液,补充原气,疏通阻滞,以助主穴开结通便。使以太白,补养脾气,以升促降,濡养津液,以祛燥结。上穴合用,可以起到行气开结、润肠通便的效果。

【加减】肝火旺盛者,加太冲,直刺3~5分,用泻法。肝气抑郁较重者,加期门,直刺5分左右,用平补平泻法,然后提针外出少许,斜刺留针,注意避免伤及内脏。若肾气较虚,加肾俞,直刺5~8分,用补法。若阴液不足,加太溪,直刺5分左右,用补法。若传导不力,加上、下巨虚,直刺8分~1寸,用泻法。若便秘较重,应先用开塞露,使大便解除,然后针灸。可配合食物或中药疗法。以上穴位留针均为30分钟左右。

【文献】《针灸大成》:"大便不通:章门、照海、支沟、太白。""女人大便不通:申脉、阴陵泉、三阴交、太溪。""大便不通:承山、太溪、照海、太冲、小肠俞、太白、章门、膀胱俞。"

《灵枢·杂病》:"腹满,食不化,腹响响然,不能大便,取足太阴。"

《针灸资生经》:"大钟、中髎、石门、承山、太冲、中管、大溪、承筋,主大便难。昆仑,主不得大便。肓俞,主大便干,腹中切痛。石关,主大便闭,寒气结,心坚满。承山、太溪,治大便难。大钟、石关,治大便秘涩。肓俞,治大便燥。中注,治小腹有热,大便坚燥不利。太白,治腰痛大便难。太冲,治足寒大便难。石关、膀胱俞,疗腹痛大便难。大便难,灸七椎旁各一寸七壮,又承筋三壮。大便不通,大敦四壮。大便闭塞,气结,心坚满,石门百壮。腹中有积,大便秘,巴豆肉为饼,置脐中,灸三壮即通,神效。"

《针灸大全》:"大便艰难,用力脱肛:照海二穴,百会一穴,支沟二穴。"

去癃方(《灵枢·热病》)

【组成】照海 大敦

【用法】照海直刺3~5分,用补法。大敦略斜刺1~2分,用泻法。以上穴位留针均为30分钟左右。

【功用】 养阴清热,通利小便。

【主治】 本方主要治疗阴虚火旺,小便短小黄赤,或点滴不尽,淋漓不止的膀胱湿热证。如男子前列腺炎所引起的癃闭等。

【方解】 本病主要由于肝火旺盛,肾阴不足;或下焦湿热,肾阳虚衰,膀胱气化不利,引起癃闭。故治疗上清泻肝火,滋养肾阴是关键。在急性发作时,以大敦为主穴,开窍通经,条达肝胆,解除肝郁,以清利下焦之热。若在缓解期,应以照海为主穴,滋养肾阴,以水平火,通利膀胱,以强气化之力。二穴,一以泻火见长,一以养阴见长,由于肝肾均居下焦,故可滋养肾阴,清泻肝火,协调阴阳,通利小便。

【加减】 若急性发作期,加关元,直刺 5 分左右,用平补平泻法;若在缓解期,加气海,直刺 5~8 分,用平补平泻法;或雀啄灸 15~20 分钟。若肾虚甚,加肾俞,直刺 5~8 分,用补法;或温和灸 15 分钟左右。若火象较重,加太冲,直刺 3~5 分,用泻法。若急性尿闭,一时无法解决,应导尿后再行针灸疗法。以上穴位留针均为 30 分钟左右。

【文献】《灵枢·热病》:"癃,取之阴跷及三毛上,及血络出血。"

《灵枢·四时气》:"小腹痛肿,不得小便,邪在三焦约,取之太阳大络。视其络脉与厥阴小络结而血者,肿上及胃脘,取三里。"

《针灸资生经》:"曲泉,主癃闭。行间,主癃闭,茎中痛。然谷,主癃疝。曲骨,主小腹胀,血癃,小便难。胞肓、秩边,主癃闭下重,不得小便。"

《针灸大成》:"小便不利:阴陵泉、气海、三阴交、阴谷、大敦。"

《医学纲目》:"小便闭不通,取阴陵泉、阴谷、三阴交、气海,关元灸三十壮。"

《针灸逢源》:"转胞:脐下急痛,小便不通,取阴陵泉,灸关元二七壮。"

《证治准绳》:"小腹满痛,小便难,取横骨、大巨、期门、阴交、石门、委阳、关元、漏谷、涌泉、足三里。小腹胀,血癃,小便难,取曲骨。小腹疼痛,小便不通,灸三阴交。"

气闭方(《针灸大成》)

【组成】 阴陵泉　气海　三阴交

【用法】 阴陵泉直刺 8 分左右,用补法。气海直刺 5~8 分,用补法;或温和灸 20~25 分钟,若有针感向会阴部放散,则效果更好。三阴交直刺 8 分左右,用补法。以上穴位留针均为 30 分钟左右。

【功用】 温阳益气,行气利尿。

【主治】 本方主要治疗肾气虚弱,膀胱气化功能不足之癃闭。西医诊断多有前列腺肥大病史。可见下腹胀,小便点滴而下,甚至闭塞难通,或小便排出无力,尿意频频,点滴不尽,或白天小便失控而夜尿多,腰膝酸痛,四末不温,舌质淡有齿痕,苔薄白,脉沉细而尺弱。

【方解】本证多因久病损伤肾阳,或年老体衰,肾阳不足,或因纵欲伤肾,致使肾气不化,排尿无力。治疗主要在于补益肾气,温煦下焦,通调水道,增强膀胱气化功能。故以任脉之气海,以补下焦之原气,如肾气虚损较重者,则可在气海用灸,时间宜长。如《经脉图考》云:"此气海也,凡脏气虚惫,一切真气不足,久疾不瘥者,悉皆灸之。"肾为水脏,肝脉络阴器,脾主运化,三经均抵少腹,辅以足三阴经之会穴三阴交以疏通三经经气,调理下焦膀胱之气机,此时虽一针能通三经,但针刺应较深,以治肾经为主。佐使以脾经之合穴阴陵泉以健脾,通利三焦而开通水道。诸穴合用,以起补肾气、理三焦、通尿闭的作用。湿热下注及外伤之尿闭不在本方应用范围。

【加减】如腰膝酸痛者,加腰阳关,刺入骨缝中 1 分左右,用补法。四末不温者,加命门,刺入骨缝中 2 分左右;或用温和灸 15 分钟左右。小便排出无力,尿意频频者,加中极,直刺 3 ~ 5 分,用泻法;膀胱俞,直刺 5 分左右,用补法;或温和灸 15 分钟左右,以调节膀胱之经气。如长久排尿不畅,引起膀胱湿热者,加阴谷,直刺 5 分左右,用平补平泻法;大陵,直刺 2 分左右,一般不使用手法。以上穴位留针均为 30 分钟左右。注意尿闭甚或膀胱过度充盈时,下腹部穴位宜浅刺、斜刺,或弃刺用灸。忌深刺、直刺。或先行导尿后使用针刺疗法。

【文献】《针灸大成》:"小便不通,阴陵泉、气海、三阴交。问曰:此症缘何得之? 答曰:皆因膀胱邪气,热气不散,或劳役过度,怒气伤胞,则气闭入窍中,或妇人转胞,皆可致此症。复刺后穴:阴谷、大陵。"

《灵枢·癫狂》:"内闭不得溲,刺足少阴、太阳与骶上,以长针。"

《针灸资生经》:"曲泉,主癃闭。行间,主癃闭,茎中痛。胞肓、秩边,主癃闭下垂,不得小便。"

《备急灸法》:"转胞不得溺,取关元、曲骨。转胞,小便不通,烦闷气促,用盐填脐中,大艾炷灸三七壮,未通更灸,已通即住。"

《类经图翼》:"又取三焦俞、小肠俞、阴交、阴陵泉、中极、阴谷、中封、太冲、至阴。"

《神灸经纶》:"小便闭:阴谷、关元、阴陵泉。"

通乳方(《针灸大成》)

【组成】少泽 合谷 膻中

【用法】少泽斜刺 1 分左右,一般不使用手法,刺入即留针。膻中斜刺5 ~ 8 分,用补法,以局部胀为主,针后有两乳房发胀感更好;或温和灸 8 分钟左右。

合谷直刺 5~8 分,用平补平泻法,使针感向手臂部更好;或温和灸 15 分钟左右。以上穴位留针均为 30 分钟左右。

【功用】 通经行滞,益气下乳。

【主治】 本方主要治疗情绪压抑,肝脾不调,致使经络不通,乳汁不行等病症。症见产后乳房无充盈感,饮食正常,但乳汁偏少或无乳,头晕耳鸣,心胸不舒,两胁胀满,情绪紧张,长有叹息,舌黯少苔,脉沉弦或沉细。

【方解】 本病患者主要因为情绪激动,宣泄不利,因而情志抑郁,肝气不舒,而致经络阻滞,心气浮动,脾胃升降不调,气血生化不足,小肠化源受阻,从而导致乳汁分泌减少。治疗主要以调节情绪,开通经络,静心安神,养益脾胃为主。小肠主液,少泽为小肠井穴,脉气所发,可协调心与小肠,能降心火而抚小肠,缓解心情紧张,养液而补乳,为开通经络、补液下乳之要穴,是为本方之主穴。配以膻中,其为气之会穴,有上气海之称,性善补气调气,又在乳房之间,可疏通乳房阻滞,调和气血,生化乳汁,为本方主要配穴。乳房属胃,故取手阳明经原穴合谷以养脾益胃,疏导阳明经气,催生乳汁。三穴合用,可收通经行滞、益气下乳之功。注意在使用本方时,进行心理辅导也十分重要。还可以使用吸乳器,或按摩乳房、提拉乳头等方法,亦有利于乳汁的产生。

【加减】 若情志抑郁较重,加期门,直刺 5 分左右后提针少许,然后斜刺留针,用平补平泻法。心情紧张者,加神门,直刺 2 分左右,用补法。脾胃虚弱较重者,加中脘,直刺 5~8 分,用补法;或温和灸 15 分钟左右。以上穴位留针均为 30 分钟左右。

【文献】 《针灸大成》:"妇人无乳:少泽、合谷、膻中。"

《千金翼方》:"妇人无乳法,初针两手小指外侧近爪甲深一分,两手腋门深三分,两手天井深六分。"

《类经图翼》:"少泽,疗妇人无乳,先泻后补。"

《针灸聚英》:"乳难,太冲及复溜主之。"

《神灸经纶》:"产后无乳,前谷。"

二、去水肿类

石水方(《针灸甲乙经》)

【组成】 章门 然谷

【用法】 章门沿肋骨下缘进针,刺入 5 分左右,用补法;或温和灸 15 分钟左右。然谷直刺 3~5 分,用补法;或温和灸 10 分钟左右。以上穴位留针均为 30 分钟左右。

【功用】温脏补阳,化气行水。

【主治】本方主要治疗石水证。症见面浮身肿,腰以下尤甚,按之而不起。多见于腹部肿大,腹冷足冷,小便不利;或小腹肿,腰间冷痛酸重,渐至肿及遍身;或腹内肿块,面色黑黄,心悸气促,大便溏薄,四肢沉重,怯寒神疲,面色灰滞或苍白,舌质淡胖,苔白厚,脉沉细或沉迟。

【方解】本病主要为下焦虚寒,不能司其开阖,聚水不化所致。其要点是肾阳虚衰,气化不利而为患。盖水之所制在脾,水之所主在肾。脾肾阳虚,故寒水内停,此证多为慢性病,多有"穷必及肾"之虞,病情较长或症情严重者,如腹内多有癥瘕积聚,治疗更为困难,往往需要长期坚持治疗。治疗上,一是补益五脏六腑之气,使全身气机得以旺盛;二是要考虑先天原气的补充。故选用脏会之章门,又是脾之募穴,补后天以强脏腑;选肾经之荥穴然谷,补先天以益火祛寒,化气行水。二穴如此配合,可视症情,以决定主配穴。

【加减】脾胃虚损较重者,加气冲,温和灸 10 分钟左右。肾虚较重者,加气海,温和灸 15 分钟左右。上肢肿者,加天泉,温和灸 10 分钟左右;下肢肿者,加阴陵泉,温和灸 10 分钟左右。足背肿者,加商丘,温和灸 10 分钟左右。大腹肿较重者,加四满,温和灸 15 分钟左右。注意在浮肿局部不宜使用针刺方法。以上穴位留针均为 30 分钟左右。

【文献】《针灸甲乙经》:"石水,章门及然谷主之。石水,刺气冲。石水,天泉主之。石水,痛引胁下胀,头眩痛,身尽热,关元主之。振寒,大腹石水,四满主之。"

《灵枢·邪气脏腑病形》:"三焦病者,腹气满,小腹尤坚,不得小便,窘急,益则水,留即为胀。候在足太阳之外大络,大络在太阳少阳之间,亦见于脉,取委阳。"

《针灸聚英》:"皮水、正水、石水、风水、因气湿食。刺胃仓、合谷、石门、水沟、三里、复溜、曲泉、四满。"

利水方(《浮肿病中医简易方选》)

【组成】水分 脾俞 肾俞 列缺 天枢 关元 足三里 复溜

【用法】水分温和灸 15 分钟左右,用补法。脾俞、肾俞均直刺 5 分左右,用补法;或温和灸 10 分钟左右。列缺向上斜刺 3 ~ 5 分,用平补平泻法。天枢温和灸 15 分钟左右,用补法。关元温和灸 15 分钟左右,用补法。足三里直刺 8 分~1.2 寸,用补法;或温和灸 15 分钟左右。复溜直刺 3 ~ 5 分,用补法;或温和灸 10 分钟左右。以上穴位留针均为 30 分钟左右。注意:在浮肿部位应使用灸法,不要使用针刺疗法。

【功用】温阳健脾,行气利水。

【主治】本方主要治疗阳虚水肿。症见半身以下肿甚,多有大腹水肿,胸腹胀满,身重食少,手足不温,口中不渴,小便短少,大便溏薄,舌淡苔腻,脉沉迟或沉细。

【方解】本病为阴水,缘于脾肾阳虚,阳不化水,水气内停所致。治疗上,一是利水,二是温补脾肾。故选用任脉之水分导气利水,是为主穴。配用脾俞、肾俞以温补脾肾;辅以关元,其为足三阴与任脉之会,小肠之募,壮阳益气,助命门真火而散阴寒;天枢主气化而利小便,与主穴组成本方的主要配伍结构。佐以足三里,以温补脾胃之气而助主穴制水;复溜补肾益精调治三焦,而调理水液。使以手太阴之络穴列缺,通任脉,理肺气,通调水道,下输膀胱。诸穴合用,有温阳健脾、行气利水的作用,可以治疗以阳虚为主的各种水肿。

本方很重视肺、脾、肾三脏功能的恢复,反映出肺、脾、肾三脏在水肿治疗中的重要作用。正如《景岳全书·肿胀》所说:“凡水肿等证,乃肺脾肾三脏相干之病。盖水为至阴,故其本在肾;水化于气,故其标在肺;水惟畏土,故其制在脾。”

【加减】面部眼睑浮肿者,加人中,略向上斜刺2~3分,一般不使用手法,进针即留针。半身以下肿甚者,加阴陵泉,直刺5~8分,用补法;或温和灸15分钟左右。食欲不振者,加中脘,直刺5~8分,用补法;或温和灸15分钟左右。小便短少者,加中极,温和灸15分钟左右,用补法,以疏利膀胱气机。以上穴位留针均为30分钟左右。

【文献】《浮肿病中医简易方选》:“水分(灸)、脾俞、肾俞、列缺、天枢、关元、足三里、复溜。面部眼睑浮肿:人中、合谷;下肢肿明显:阴陵泉;全身无力嗜睡:大椎(灸)、关元(灸);头晕:风池、合谷;腰酸:上髎、昆仑;阳痿:命门、中极;经闭:血海、地机、三阴交;便燥结:支沟、丰隆;小便频数:气海、三阴交。”

《扁鹊神应针灸玉龙经》:“先灸水分通水道,后针三里及阴交。”

《针灸聚英》:“水肿气胀满复溜,并兼神阙功效收;水胀胁满阴陵泉,遍身肿满疾久缠;更兼饮食又不化,肾俞百壮病即痊。”

《针灸大成》:“肿水气胀满:复溜、神阙。腹胀胁满:阴陵泉。遍身肿满,食不化:肾俞(百壮)。鼓胀:复溜、公孙、中封、太白、水分。”

《针灸易学》:“水肿脐盈:阴陵、水分。”

水气方(《类经图翼》)

【组成】水沟　水分　神阙

【用法】水沟略斜刺2~3分,一般不使用手法,刺入即留针;或麦粒灸3~5壮。水分直刺3~5分,用补法;或温和灸15分钟左右。神阙温和灸15分钟左右,或隔姜灸7~14壮。以上穴位留针均为30分钟左右。

【功用】温阳通经,化气行水。

【主治】本方主要治疗臌胀。症见腹大胀满,如鼓之形,皮肤光亮,腹筋暴露,面色苍黄,脘闷纳呆,神倦怯寒,小便短少,舌质胖淡紫,舌苔白厚,脉沉细而弦。

【方解】本病主要由于情志郁结,饮食不洁,嗜酒过度,或虫积日久,肝脾受损,气滞血瘀,水湿不行所致。亦有由癥瘕、积聚发展而成。病延稍久,肝脾日虚,进而穷必及肾,肾阳不足,不能温养脾土,水寒之气失运。另一方面,肾与膀胱相表里,肾虚则膀胱气化不利,水浊血瘀,壅结更甚,故实者愈实,使病情陷入危境。故方中主用艾炷直接灸或隔姜灸神阙,具有健运脾阳、温通肾阳、回阳救逆之效。配用针或灸督脉、手阳明与足阳明之会穴水沟,以开窍宁神、回阳救逆;当神宁阳回之际,为促进水湿之排出,佐以擅于泻水之水分,以泌别清浊。诸穴合用,脾得健运,水湿不生,肾得开阖,则水液代谢有序,气化有权,臌胀消矣。

【加减】如腹大胀满甚,加章门,温和灸10分钟左右,用补法。脘闷纳呆者,加中脘,温和灸15分钟左右,用补法。

注意:如病人腹胀满甚,可以采用器械抽去部分腹水,但一次不能抽尽,否则会加重病情,甚至出现危象。可少量多次多天抽水,以配合治疗。

【文献】《类经图翼》:"臌胀大抵水肿,极禁针刺,水沟三壮,水分灸之大良,神阙三壮,主水臌甚妙。"

《灵枢·四时气》:"徒㽷,先取环谷下三寸,以铍针针之,已刺而筒之,而内之,入而复之,以尽其㽷,必坚,来缓则烦悗,来急则安静,间日一刺之,㽷尽乃止。"

《灵枢·水胀》:"鼓胀……先泻其胀之血络,后调其经,刺去其血络也。"

《针灸资生经》:"水分,治腹坚如鼓,水肿腹鸣,胃虚胀不嗜食,绕脐痛,冲胸不息。神阙、公孙,治腹虚胀如鼓。水分,治腹坚如鼓,疗鼓胀。复溜,治腹中雷鸣,腹胀如鼓,四肢肿十水病。章门,疗身黄羸瘦,四肢怠惰,腹胀如鼓,两胁积气如卵石。中封、四满,主鼓胀。太白、公孙,主腹鼓胀,腹中气大满。三阴交、石门,主水胀,小腹皮敦敦然。鼓胀,中封二百壮。贲豚冷气,心间伏梁,状如覆杯,冷结诸气,针中管八分,留七呼,泻五吸,疾出针,须灸,日二七壮,至四百止。忌房室。"

《灸法秘传》:"余谓:臌胀在上,灸于上脘;在中,灸于中脘;在下,灸于下脘,或灸气海。至若胀及两胁者,灸于期门;胀及背腰者,灸于胃俞;胀至两腿者,灸足三里;胀至两足者,灸行间可也。"

《针灸大成》:"单腹胀,取气海、行间、三里、内庭、水分、石关。"

悬饮方(《针灸聚英》)

【组成】 膈俞　通谷

【用法】 膈俞向脊椎方向斜刺5分左右,平补平泻法;或隔物灸(可隔牵牛子或白术)5~7壮。(腹)通谷直刺5~8分,用泻法,或温和灸20分钟左右;若病情较重,可与足通谷同用,直刺3~5分,用平补平泻法,或雀啄灸15分钟左右。以上穴位留针均为30~60分钟。

【功用】 温化痰饮。

【主治】 本方主要治疗悬饮。症见咳嗽,痰多,泡沫状,色黄或青,咳引胸痛、胸闷、缺盆部位胀痛,时有呕恶,食欲减退,胸背部寒冷如巴掌大,得温热后疼痛缓解,苔白厚或滑,质淡,脉沉细濡或数。

【方解】 本病主要为肺部有留饮,患者肺气素虚,脾气不足,水饮停滞不化,而遭受寒湿侵入,由表入肺,肺卫抗邪不力,水饮停留上焦而引起。《金匮要略心典》云:"夫心下有留饮,其人背寒冷如掌大。留饮者,胁下痛引缺盆,咳嗽则辄已。胸中有留饮,其人短气而渴。四肢历节痛,脉沉者有留饮,留饮即痰饮之留而不去者也。背寒冷如掌大者,饮留之处,阳气所不入也。魏氏曰,背为太阳,在易为艮止之象,一身皆动。背独常静,静处阴邪常客之。所以风寒自外入,多中于背,而阴寒自内生,亦多踞于背也。胁下痛引缺盆者,饮留于肝,而气连于肺也;咳嗽则辄已者,饮被气击而欲移,故辄已。一作咳嗽则转甚,亦通。盖即水流胁下,咳唾引痛之谓。气为饮滞,故短;饮结者津液不周,故渴。四肢历节痛,为风寒湿在关节。若脉不浮而沉,而又短气而渴,则知是留饮为病,而非外入之邪矣。"若水饮较重,以膈俞为主穴化饮逐水;若寒湿外邪为主,则以足通谷为主穴,以祛外邪为主;若内外俱重,则足通谷与腹通谷同用合为主穴,加以灸法效果更好。

本病与湿性胸膜炎有近似之处,肺部结核时多见,其他原因引起的胸部积液也可参照使用。

【加减】 若外邪较重,加大椎,直刺入骨缝中2分左右,针时加温和灸15分钟左右。若胸肺部痰饮较重,加章门,直刺5分左右,针时加温和灸20分钟左右;加丰隆,直刺8分左右,针时加灸20分钟左右。若肺气较虚,加肺俞,向脊椎方向斜刺5分左右,用补法;或温和灸10分钟左右。若脾气较虚,加中脘,直刺5~8分,用补法;或温和灸20分钟左右;或隔物灸(可隔白术或苍术)7~14壮。若正气较虚,加气海,直刺5~8分,用补法;或隔物灸(可隔白术或菟丝子或生姜)7~14壮。以上穴位留针均为30~60分钟。

【文献】 《针灸聚英》:"结积留饮病不瘥,膈俞五壮通谷灸。"

《备急千金要方》:"治结积留饮囊胸满,饮食不消方:灸通谷五十壮……

凡头目痛肿,留饮胸胁支满,刺陷谷出血立已。"

《针灸集成》:"结积留饮:膈俞五壮,照海三壮,中脘针留十呼而出。"

《针灸经论》:"结积留饮:通谷　上脘　中脘。"

小　结

通利类处方共选 8 则,主治水道闭塞、津液不通引起的一系列病症。

通便通乳类处方以通利大小便、乳汁为主要功用,以疏达肝肾气机,调和脾胃之气为主要治法。其中,通便方适用于气机阻滞、肠腑不通而致的大便秘结;去癃方用于肝火旺盛、肾阴不足或下焦湿热、肾阳虚衰、膀胱气化不利引起的癃闭;气闭方用于肾气不足之小便不通;通乳方则用于情绪压抑,脾胃不调,致使经络不通,乳汁不行等病症。

去水肿类方以解散全身性水肿和腹部水肿为主要功用。由于此类病证大多病程较长,穷必及肾,故多有肾气不足、下元亏虚的表现。以温补下元、温散水气、温阳利水为主要治法。其中又多以下腹穴位施灸为多见。其中石水方用于少阴阳衰、水气泛滥的石水证;利水方则用于阳虚水肿证;水气方则用于水臌。

通利类针灸处方歌诀

一、通便通乳类

1. 通便方

大便秘结莫小看,通便方要记心坎,支沟通气合章门,太白照海求针感。

2. 去癃方

大敦照海去癃方,肝郁溺难效自强。

3. 气闭方

气闭方主肾气虚,温灸气海效不低,阴陵泉合三阴交,尿频腰酸正好医。

4. 通乳方

通乳方中用少泽,疏通气机用井穴,气会膻中刺宜补,配用合谷调气血。

二、去水肿类

1. 石水方

石水多因肾阳衰,然谷章门多灼艾。

2. 利水方

利水方主阳气虚,水分关元赶快医,脾肾俞合复溜穴,列缺天枢足三里。

3. 水气方

水气方用治水臌,脾肾虚寒水当辱,水沟水分通水道,艾灸神阙补中土。

4. 悬饮方

结积留饮病不瘳,膈俞五壮通谷灸。

复 习 题

1. 何谓通利类处方？临床可用于哪些病证？灸疗法有何特点？
2. 试比较石水方、利水方、水气方在治疗水气为患方面的异同点。

第十五章 温里类方

凡是由温里散寒功效的腧穴组成,具有温经散寒、通经活络作用,驱除脏腑及经络寒邪,用于治疗阴寒之证的处方,统归为温里类方。

寒邪为病,有在表在里之分。表寒证当以辛温解表法治疗,已在解表类处方中述及。本章则专论里寒证的治疗处方。

里寒证的成因,有素体阳虚,寒从中生者;有外寒直中三阴,深入脏腑者;有表寒未解,寒邪乘虚入里者;也有因误治或治疗不当,伤及人体阳气者。总之,不论是外来之寒,还是内生之寒,治疗上均以"寒者热之"为原则,多采用灸法,或针上加灸的方法。但是,里寒证又有轻重之别,所伤之处有中经络、中脏腑之不同,所以,本类处方中又分别采用温经散寒、回阳救逆、温经活络、行气止痛等不同的治疗方法。

《素问·阴阳应象大论》指出:"阳气者,若天与日,失其所则折寿而不彰。"寒为阴邪,易伤人阳气,寒主收引,其性凝滞,故寒邪为病,多伤及人体阳气;寒阻血脉,使经络失养,筋脉拘急、疼痛,故本类处方中选用具有温经散寒、回阳救逆、通经止痛作用的腧穴,使寒去病除。

应用温里类处方时,要注意以下几点:一是辨别寒热之真假,以便选用针或灸不同的刺灸方法;二是注意人体的体质,若素体阴虚、失血较重,虽有寒象,但温灸不宜太过,否则化燥伤阴;三是应用灸法时,应根据病变部位及病情之轻重,选用不同的灸法及壮数。

一、回阳救逆类

四逆方(《针灸聚英》)

【组成】 气海　肾俞　肝俞

【用法】 气海直刺 5～8 分,用补法;或温和灸 15～20 分钟。肾俞直刺 5 分左右,用补法;或温和灸 10 分钟左右。肝俞先直刺 5 分左右,然后提针少许,转而向脊椎方向斜刺 5～8 分,用补法;或温和灸 8 分钟左右。以上穴位留针均为 30～60 分钟左右。

【功用】 温补元气,祛寒回阳。

【主治】 本方主要治疗肾阳虚衰之证。症见四肢厥冷,意识朦胧,面朝里卷曲而卧,或病程较长;或下利清谷;或出虚汗;或干呕;或恶寒怕冷。舌淡苔白,脉沉弱或脉象模糊。

【方解】本病主要是因肾阳虚衰,元气不足,不能温煦经络、脏腑,或突发寒邪直中入里所致。所以治疗上,一是温补元气,使元气布散全身,以尽快恢复全身气机;二是尽快祛除寒邪,宜重用温补,且外寒入里,还需要注意结合祛除表寒之法。故选用气海以化生元气,"益火之源,以消阴翳"。配以肾俞,调动肾精,补肾气以充元气,以使化物有源,可助主穴迅速生长、补益元气。佐以肝俞,以条达肝气,在下协调肾气,在上生元气以布散全身。并结合温灸之法以鼓动元阳,祛除寒邪。故三穴合用,可以迅速温补元气,祛寒回阳。

【加减】神昏厥冷者,加百会,斜刺 3～5 分,用补法;或针上加灸;或温和灸 8 分钟左右。下利较重者,加脐中,隔物灸(可隔附子或菟丝子)7～14 壮。恶寒较重者,加命门,刺入骨缝中 2 分左右,用补法;或针上加灸;或温和灸 10 分钟左右。以上穴位留针均为 30～60 分钟左右。

【文献】《针灸聚英》:"四肢逆冷而不温,积凉成寒,六腑气绝于外,四肢手足寒冷,足胫寒逆,少阴也。四肢厥冷,身寒者,厥阴也。四逆灸气海、肾俞、肝俞。"

《针灸大全》:"白砂(注:应为痧症之一),腹痛吐泻,四肢厥冷,十指甲黑,不得睡卧。大陵二穴,百劳一穴,大敦二穴,十宣十穴。"

《类经图翼》:"尸厥卒倒气脱:百会、人中、合谷、间使、气海、关元。"

补火灸方(《扁鹊心书》)

【组成】关元　命关

【用法】关元温和灸 15 分钟左右,用补法;或隔物灸(可隔附子或菟丝子)7～14 壮。命关这里指食窦(主要使用左命关),可温和灸 10 分钟左右,用补法;或隔物灸(可隔白术或干姜)5～7 壮。病情较重者,可 1 天两灸。

【功用】壮火回阳。

【主治】本方主要治疗素体阳虚或病后伤及脾肾之阳,致使元阳衰微的病症。可见神志昏糊,喜暗怕光,手足厥冷,腰脊冰冷,如坐水中,口淡无味,涎沫较多,自汗不止,遗尿或小便失禁,舌质淡或淡紫,苔白厚或灰黑,脉沉细或沉伏。

【方解】本病主要是脾肾阳气极度虚衰或虚脱的状态。根据阴阳互根之理,元阳外脱则从阴救治。任脉为阴脉之海,关元为任脉与足三阴经的会穴,为三焦原气所出,联系命门真阳,是阴中有阳的穴位,故可补益元气。命关这里指食窦,归脾经,在上焦心胸部位,脾为五脏之母,后天之本,属土,生长万物,脾经过膈入肺,化生气血形成宗气,补养全身。二穴相配,一为先天之治,一为后天之治,加用灸法,以加强补气壮火、回阳固脱之力,故可治疗脾肾虚弱、元阳衰微所致的各种病症。

【加减】脉微欲绝者,加太渊,略斜刺 3 分左右,用补法。四肢厥冷者,加灸足三里,直刺 8 分 ~ 1.2 寸,用补法;或温和灸 15 分钟左右。汗多者,加合谷,直刺 8 分左右,用补法,或温和灸 15 分钟左右;阴郄,直刺 3 分左右,用补法,或温和灸 5 ~ 8 分钟。以上穴位留针均为 30 ~ 60 分钟。

【文献】《扁鹊心书》:"一老人大便不禁,乃脾肾气衰,灸左命关、关元各二百壮。"

《玉龙歌》:"肾败腰虚小便频,命门若得金针助,肾俞艾灸起遭迍。"

《神灸经纶》:"瘤冷,此肾与膀胱虚寒也,多灸愈妙,脾俞、神阙、关元、气海(此穴亦治阳脱)。"

《医学入门》:"膏肓,主阳气亏弱,诸虚瘤冷,梦遗,上气呃逆,膈噎,狂惑忘误百病。取穴须令患者就床平坐,曲膝齐胸,以两手围其足膝,使胛骨开离,勿令动摇。以指按四椎微下一分,五椎微上二分,点墨记之,即以墨平画相去八寸许,四肋三间胛骨之里,肋间空处,容侧指许,摩脊肉之表筋骨空处,按之患者,觉牵引胸户,中手指痹,即真穴也。灸至百壮千壮,灸后觉气壅盛,可灸气海及足三里,泻火实下,灸后令人阳盛,当消息以自保养,不可纵欲。"

温下方(《神灸经纶》)

【组成】气海　膀胱俞　曲泉

【用法】气海直刺 5 ~ 8 分,用补法;或温和灸 15 分钟左右;或隔物灸(可隔菟丝子或干姜)7 ~ 14 壮。膀胱俞直刺 5 ~ 8 分,用补法;或温和灸 15 分钟左右。曲泉直刺 8 分左右,用补法;或温和灸 10 分钟左右。以上穴位留针均为 30 ~ 60 分钟。

【功用】温补下焦,壮肾强腰。

【主治】本方主要治疗老年肾气虚惫或久病伤及肾阳,见有脐腹冷痛,白天小便点滴不尽,入夜小便频数,面色㿠白,神情怯弱,腰酸膝软,融融如坐水中,语言无力,大便溏泄,舌淡胖,舌质黯,脉沉迟。

【方解】本病多由年轻时耗伤肾精,以致年老体弱,肾气虚惫,元气衰败,不能行水化气,而致下焦虚寒,水湿结聚;或久病伤及肾阳,下焦虚寒,气化失司,小便不利,脐腹冷痛。肾阳不能温煦脾阳,以致脾胃失煦,出现腹泻便溏。腰为肾之府,肾阳虚则腰府失养,腰膝冷痛、无力。故选气海培补下焦元气,以强脏腑之源,多灸能振奋阳气,补脏腑之虚损而祛散阴寒之邪,是为本方之主穴。膀胱俞为膀胱经之背俞,能疏利足太阳经经气,以助主穴气化之力,故为本方主要配穴。由于肝肾同居下焦,下焦阴寒,故选肝经之合穴曲泉行气化水,以协调下焦阴阳。元气得补,水湿得化,从而达到温补下焦、壮肾强腰的目的。

【加减】小便不利者,加中极,直刺5~8分,用平补平泻法;或温和灸10分钟左右。腹泻者,加天枢,直刺5~8分,用平补平泻法;或温和灸15分钟左右,以健脾止泻。腰酸膝软者,加命门,刺入骨缝中2分左右,用补法;或针上加灸;或温和灸15分钟左右。以上穴位留针均为30~60分钟左右。

【文献】《神灸经纶》:"脐下冷痛:气海、膀胱俞、曲泉。"

《备急千金要方》:"虚劳尿精,灸第十九椎两旁各二十壮。"

《针灸资生经》:"舍弟行一二里路,膝必酸疼不可行,须坐定以手抚摩久之,而后能行,后因多服附子而愈,予冬月膝亦酸疼,灸犊鼻而愈。以此见药与灸不可偏废也。若灸膝关三里亦得,但按其穴酸疼,即是受病处,灸之不拘。"

《类经图翼》:"小便不禁:气海、关元、阴陵泉、大敦、行间。"

《针灸大成》:"小便不禁:承浆、阴陵、委中、太冲、膀胱俞、大敦。"

扶阳祛寒方(《伤寒论针灸配穴选注·单玉堂》)

【组成】大椎　膈俞　关元　气海

【用法】大椎刺入骨缝中3分左右,用补法;或针上加灸;或温和灸15分钟左右。膈俞直刺3~5分,用补法;或加灸8分钟左右;或温和灸10分钟左右。关元、气海均直刺5~8分,用补法;或温和灸15分钟左右;或隔物灸(可隔附子或菟丝子)7~14壮。以上穴位留针均为30~60分钟。

【功用】温经扶阳消阴。

【主治】本方主要治疗少阴病阳衰阴盛之证或素有肾阳虚衰而外寒直中少阴之证。症见口中和,背恶寒,或发热,手足寒,骨节痛,男子可有阳痿,女子多有白浊,严重时喜暗恶光、神情恍惚,或面部浮肿,小便不利,大便软泻,舌质淡胖或黯紫,舌苔白厚,脉沉微。

【方解】本病主要为肾阳虚衰、阴寒内盛而致,多为久病或老年肾衰;或素有肾阳虚弱,复遭外感风寒,寒邪直中入里,出现表里俱寒。治疗上,一是温补肾阳,颐养先天,益火之源,以消阴翳;二是养护肺脾,振奋后天,培育少火,补益元气。选用督脉与手三阳之会大椎,扶阳益气,通达全身阳气,固其表阳而治外寒,在外寒直中为主之时可作为主穴使用。配以膈俞,其为足太阳膀胱经之背俞兼血之会,肾与膀胱相表里,灸膈俞可调肾与膀胱脏腑精气的输转,使表里气血充盈;其穴又处上中二焦之间,下达于脾,上行于肺,温补后天之气,以后天而养先天。若少阴肾阳虚衰,则可选用气海,灸之能振奋阳气,补脏腑之虚损而祛阴寒,补肾阳而益命火。配以任脉穴关元,共同温煦下焦丹田,既补益元气,祛除阴寒;又可直达膀胱,利水以祛寒湿。关元又是小肠之"募穴",

亦可助小肠化物吸收而生血。如此气血双补，确有"阳生阴长"之妙。同时灸气海与关元，为固本之治。《难经·八难》云："凡十二经脉者，皆系于生气之源，所谓生气之源者，谓十二经之根本也，谓肾间动气也。此五藏六府之本，十二经脉之根，呼吸之门，三焦之源。"故此四穴合用，可达到温经扶阳消阴的目的。

【加减】　畏寒重者，加命门，刺入骨缝中 2 分左右，用补法；或针上加灸；或温和灸 15 分钟左右，以温阳散寒。神情恍惚者，加百会，斜刺 3 ~ 5 分，用补法；或回旋灸 8 分钟左右。大便稀软者，加足三里，直刺 8 分 ~ 1.2 寸，用补法；或针上加灸；或温和灸 15 分钟左右。以上穴位留针均为 30 ~ 60 分钟。

【文献】　《伤寒论针灸配穴选注·单玉堂》："少阴病，得之一二日，口中和，其背恶寒者，当灸之，附子汤主之……仲师言'当灸之'，结合本证病机，宜灸大椎、膈俞、关元、气海四穴。"

《备急千金要方》："膈俞、谚语、京门、尺泽，主肩背寒，肩胛内虚痛。"

《扁鹊心书》："一老人腰脚痛，不能行步，令灸关元三百壮，更服金液丹强健如前……淋病，若包络闭涩，则精结成砂子，从茎中出，痛不可忍，可服保命丹，甚者灸关元。（淋浊之证，古人多用寒凉厘清通利之品，然初起则可，久而虚寒，又当从温补一法。）"

《针灸逢源》："白浊，肾俞、关元、中极。阳痿，此乃肾与膀胱虚寒之症，肾俞、气海（多灸妙）。"

二、温中祛寒类

寒滞方（《伤寒论针灸配穴选注·单玉堂》）

【组成】　脾俞　三阴交　后溪　委中

【用法】　脾俞直刺 5 分左右，用补法；或温和灸 15 分钟左右。三阴交直刺 5 ~ 8 分，用补法；或温和灸 15 分钟左右。后溪直刺 3 ~ 5 分，注意避开血管，用补法。委中直刺 5 ~ 8 分，用补法；或温和灸 10 分钟左右。以上穴位留针均为 30 分钟左右。

【功用】　温经和营，通络祛滞。

【主治】　本方主要治疗外寒未解，脾络已伤，气滞血凝，脉络阻滞，以腹满时痛为主的病症。症见腹部胀满，时时肠鸣，隐痛喜按，食欲减退，或腹泻或便秘，畏寒，四肢冷，面色苍白，舌苔白，舌质黯，脉沉无力。

【方解】　本病主要是患者素有脾虚，外感寒邪，而又误治伤及脾胃，以致外寒内陷，使脾胃进一步受伤，导致脾胃升降失调，运化失职。治疗上，一是扶助脾胃气机,除了培补脾胃之气外,还应温补肾阳,以助补火生土之力;二是祛除外感寒邪,疏通阳气。故选用足太阳膀胱经上的背俞穴脾俞,既健脾益气,又通达太阳经以含祛外邪之意,是为本方之主穴。配以足太阴脾经上的三阴交,既可助主穴以强太阴,又可温三阴以行阴经气血,疏通阻滞,是为本方主要配穴。佐以手太阳经之后溪,以加强主穴驱除外邪的能力。使以足太阳经之合穴兼血之郄委中,通阳降逆,活血逐瘀,以祛外邪而调肾气。故四穴合用,能起到温经和营、通络祛滞的作用。

【加减】若大便秘结,加脾之络穴公孙,直刺 5 分左右,用泻法;上巨虚,直刺 8 分左右,用泻法。若大便泄泻,加神阙,温和灸 15 分钟左右;或隔物灸(可隔生姜或盐)7 ~ 14 壮。以上穴位留针均为 30 分钟左右。

【文献】《伤寒论针灸配穴选注·单玉堂》:"本太阳病,医反下之,因尔腹满时痛者,属太阴也,桂枝加芍药汤主之……治则:益脾通络止痛,疏经调卫和营……配穴:脾俞、三阴交、后溪、委中。"

《针灸大全》:"腹中寒痛,泄泻不止:天枢二穴,中脘一穴,关元一穴,三阴交二穴。"

《灸法秘传》:"脐下冷痛,灸气海、关元。少腹寒痛,灸中极。夹脐而痛,上冲心痛,灸天枢。"

《普济方·针灸》:"治腹中满向向然,不便,心下有寒痛:穴商丘。治腹鸣强欠,心悲气逆,腹肿满急:穴漏谷。"

寒厥方(《伤寒论针灸配穴选注·单玉堂》)

【组成】关元　太冲　中脘　足三里

【用法】中脘直刺 8 分左右,用补法;或温和灸 15 分钟左右。关元直刺 5 ~ 8 分,用补法;或温和灸 20 分钟左右。太冲直刺 3 ~ 5 分,用补法;或温和灸 10 分钟左右。足三里直刺 8 分 ~ 1.2 寸,用补法;或针上加灸;或温和灸 15 分钟左右。以上穴位留针均为 30 ~ 60 分钟。

【功用】养血散寒,温中蠲饮。

【主治】本方主要治疗厥阴病所引起的寒厥。患者素体脾阳虚弱,寒邪阻滞肝经,出现手足厥寒;或手足肌肉紧张,活动受限,甚至抽搐;或下肢静脉充血,青紫高起,冷痛;或突发性头痛,时轻时重;头晕,食欲不振,时有呕逆,腹阵痛,便溏,舌质黯,舌苔白,脉细欲绝。

【方解】本病主要是因为寒凝肝经,血脉凝涩而外见手足厥寒。治疗上,一是温养肝经,补肝经之气,行运脾之功;二是温煦脾肾,补后天以养血和血,恢复中焦升降之力;补先天以充实元气,协调下焦肝肾阴阳。故选用肝经原穴太冲,补充肝之元气,温肝经,行肝气,舒筋脉,止寒厥,为本方之主穴。配以胃之募穴中脘,以主持中焦,提升元气;其穴又为腑会,胃为六腑之长,使腑气得以充足。并配以关元,以聚集元气,清理下焦,使厥阴之寒滞得去,水饮得除。故二穴可助主穴散寒蠲饮,是主要的配穴。佐使以足阳明经之合穴足三里,与中脘相配,亦可温运中宫,散寒蠲饮,振兴中阳,调运升降。故四穴合用,可以起到温养血脉以散寒凝,温运中宫以蠲饮邪的作用。

【加减】下肢血脉充盈明显者,沿血脉进行梅花针敲击。全身肌肉紧张者,加大椎,刺入骨缝中3分左右,用补法;或针上加灸;或温和灸20分钟左右,以温通督脉,调动全身阳气。头痛较重者,加百会,斜刺3~5分,用补法;或回旋灸10分钟左右。以上穴位留针均为30~60分钟。

【文献】《伤寒论针灸配穴选注·单玉堂》:"手足厥寒,脉细欲绝者,当归四逆汤主之。若其人内有久寒者,宜当归四逆加吴茱萸生姜汤……治则:温阳血脉以散寒凝,温运中宫以蠲饮邪。配穴:关元、太冲、中脘、足三里。"

《针灸聚英》:"寒厥:太渊、液门穴。"

《针灸大成》:"逆厥:阳辅、临泣、章门。如脉绝,灸间使,或针复溜。尸厥:列缺、中冲、金门、大都、内庭、厉兑、隐白、大敦。四肢厥:尺泽、小海、支沟、前谷、三里、三阴交、曲泉、照海、太溪、内庭、行间。"

《针灸资生经》:"凡卒厥逆上气,气攻两胁,心下痛满,奄奄欲绝,此为贲豚气,即急作汤,以浸两手足,数数易之。贲豚腹肿,灸章门百壮。贲豚,灸气海百壮,或期门,或关元百壮。贲豚抢心不得息,灸中极五十壮。贲豚上下,腹中与腰相引痛,灸中府百壮。贲豚上下,灸四满一七壮。期门、阴交、石门,主贲豚。贲豚腹肿,章门主之。"

三、温宫类

温宫方(《扁鹊心书》)

【组成】胞门 子户

【用法】胞门这里指石门,可温和灸20分钟左右,用补法;或隔物灸(可隔菟丝子或当归片)14~21壮。子户这里指关元,可温和灸15~20分钟,用补法。

【功用】温宫散寒。

【主治】本方主要治疗妇人冲任虚损,子宫虚寒,浊气凝结下焦,冲任脉不得相荣,故腥物时下等病症。症见白带多,有腥臭味,腰酸膝软,精神疲乏,月经后期,色黑量少,呈水液样,伴有血块,行经腹痛,不易怀孕,严重者有崩中漏下,或妊娠下血(胎漏),胎动不安等,舌苔白或灰黑,舌质淡或黯紫,脉沉弱或沉细而涩。

【方解】本病主要为冲任虚损所致。盖冲为血海,任主胞胎,血信之行,皆由冲任而来,若一月一次为无病,愆期者为虚,不及期者为实,脉沉细而涩,月信不来者,虚寒也。血崩者,冲任虚脱也。崩者,倒也。白带者,任脉寒也。任为胞门子户,故有此也。方中胞门、子户本书指石门和关元,石门为任脉在下腹部的穴位,是古代常用避孕穴,但在不孕症时,又是促生育之穴,此因穴位的双向性所致。宫寒之时,多不能怀孕,故针灸石门,可温开下焦气血之门户,养育子宫,是为本方之主穴。关元既可补益下焦之元气,又有清利下焦湿热的能力,故可助主穴温养子宫,散下焦之湿。二穴灸之能调理冲任,温宫散寒,调经止血。

注:《备急千金要方》认为是在关元左边二寸是胞门,右边二寸为子户。《针灸聚英》认为是气穴(一名胞门,一名子户)。《经穴汇解》认为胞门在太仓左右三寸,太仓中脘别名也。以上这些看法,可在临证中参考使用。

【加减】崩漏者,加三阴交,直刺8分左右,用补法,以健脾益气,统摄血液。产后恶露不绝者,加气冲,直刺5分左右,注意避开血管,用补法;地机,直刺5~8分,用泻法,以调理冲任,活血行瘀。白带多者,加带脉,直刺5~8分,用补法;或温和灸15~20分钟。以上穴位留针均为30~60分钟左右。

【文献】《扁鹊心书》:"子宫虚寒,浊气凝结下焦,冲任脉(即子宫也)不得相荣,故腥物时下。以补宫丸、胶艾汤治之。甚者灸胞门、子户穴各三十壮,不独病愈而且多子。"

《针灸大全》:"妇人虚损形瘦,赤白带下:百会一穴,肾俞二穴,关元一穴,三阴交二穴。女人子宫久冷,不受胎孕:中极一穴,三阴交二穴,子宫二穴(在中极两旁各二寸)。"

《针灸大成》:"妇女血崩不止:丹田、中极、肾俞、子宫。问曰:此症因何而得?答曰:乃经行与男子交感而得,人渐羸瘦,外感寒邪,内伤于精,寒热往来,精血相搏,内不纳精,外不受血,毒气冲动子宫,风邪串入肺中,咳嗽痰涎,故得此症。如不明脉之虚实,作虚劳治之,非也。或有两情交感,百脉错乱,血不归元,以致如斯者,再刺后穴:百劳、风池、膏肓、曲池、绝骨、三阴交。"

正胎方(《针灸学》)

【组成】至阴

【用法】一般使用麦粒灸,7~14壮,用补法。也可使用温和灸,15~20分钟左右。

【功用】调理肾气,矫正胎位。

【主治】本方主要治疗胎位不正。还可以用于着床不易的不孕症、幼稚子宫症等。

【方解】本病因气血虚弱，气滞血瘀，或阴阳气血转换、交移困难，甚至阴阳异位而成。着胎又主要依靠肾气，故选用足太阳膀胱经与足少阴肾经交接处的穴位至阴，通行阴阳经气，以使阳交阴得以顺利进行。只有胎儿头阳在下、足部在上，与母亲头阳在上、足部在下，形成母子阴阳相合，方能进行正常交流。故母亲阴阳协调之后，胎儿自然能顺从母亲阴阳，转成头下足上的正位。至阴不仅能使子宫产生动力，而且还能使子宫获得较好的气血供应，故还可治疗与子宫发育不良有关的一些妇女病证。

【加减】若血瘀甚者，加地机，直刺 5 分左右，用泻法。气滞较重者，加阳陵泉，直刺 8 分左右，用补法。神志不安者，加百会，向后斜刺 3～5 分，用补法。气虚者，加气海，直刺 5 分左右，用补法；或使用温和灸 15 分钟左右。以上穴位留针均为 30 分钟左右。

【文献】《针灸学》(上海中医学院版)："胎位不正，施治原则：调节足少阴之气。常用穴：至阴。方法：用艾条灸 30 分钟左右，灸时裤带要放松，每天一次，灸到胎正为止。或先针，中刺激，针后加灸如前法。"

《针灸资生经》："产难月水不禁，横生胎动，针三阴交。"

《类经图翼》："妇人瘦损，赤白带下，子宫久冷，不受胎孕，经水正行，头眩小腹空痛，月水不调，脐腹疼痛，及淋漏不断等证。以上诸证，先以照海为主，后随证加穴分治。"

《针灸聚英》："妇人不孕，月不调匀，赤白带下，气转连背引痛不可忍，灸带脉二穴。"

《备急灸法》："张文仲治横产手出者，诸般服药不效，急灸右脚小指尖三壮，炷如绿豆大。如妇人扎脚，先用盐汤洗脚令温，气脉通疏，然后灸，立便顺产。"

小　　结

温里类方共选 8 则。因寒邪所伤部位不同及程度有异，故温里类处方的作用各有所别。

回阳救逆类共选 4 则处方，主治阳气衰微、阴寒内盛而致的四肢厥逆，呕吐下利，脉微欲绝之证。其中，四逆方主治肾阳衰微而致的四肢厥逆、面目清冷、下利清谷等症；补火灸方主治脾肾阳虚所致的神昏、手足厥冷、目合口张、流涎等症；温下方主治肾气虚所致的脐腹冷痛、小便不利、神气怯弱、腰膝酸软等症；扶阳祛寒方主治少阴病阳衰阴盛之证。

温中祛寒类共选 2 则处方，主治中、下焦虚寒之证。其中，寒滞方主治脾胃受损所致的元气虚衰，腹满时痛等症；寒厥方主治脾胃阳虚，寒滞肝脉所致的手足厥冷等症。

温宫类共选2则处方,其中温宫方具有温宫散寒的作用,主治妇人冲任虚损、子宫虚寒、浊气凝结所致之证;正胎方具有调理肾气、协调阴阳的作用,主要用于矫正胎位,某些子宫病变也可参照使用。

总之,温里类处方中,回阳救逆类以温肾阳、壮命门火为主;温中祛寒类以温中焦脾胃为主,兼治肝肾;温宫类以温宫散寒为主。

温里类针灸处方歌诀

一、回阳救逆类

1. 四逆方

四逆方主四肢厥,多因肾阳不能接,气海先灸三七壮,肝肾还当用俞穴。

2. 补火灸方

补火灸方能壮阳,命门关元效能长。

3. 温下方

温下方中气海选,膀胱俞当和曲泉。

4. 扶阳祛寒方

扶阳祛寒主少阴,气海关元艾灸行,膈俞能和阴阳气,大椎一用身便轻。

二、温中祛寒类

1. 寒滞方

寒滞方中用脾俞,后溪委中上下同,温经通络三阴交,虚寒阻滞力能通。

2. 寒厥方

温补脾胃寒厥方,补火关元土自壮,中脘配用足三里,太冲一用气便畅。

三、温宫类

1. 温宫方

温宫方灸温子宫,胞门子户调任冲。

2. 正胎方

正胎方能正胎位,至阴艾灸为主配。

复 习 题

1. 回阳救逆类所选用的4则处方在治疗上有何异同?
2. 寒滞方与寒厥方有何区别?
3. 温宫方的选穴及治疗特点是什么?

第十六章 补益类方

凡是具有提升阴阳、补养气血、补益脏腑、补充原(元)气之功效,用以治疗各种虚证的针灸处方,皆属补益类处方。

邪气久留,大病之后,饮食失度,情志不遂,房劳过度,妇女产后及汗、吐、下后,失血过多等等,皆可导致气血阴阳不足和脏腑虚损。根据"虚则补之"的原则,凡属虚证,皆用补虚之法。除了直接补益之外,还有诸如"补火生土"、"培土生金"、"滋水涵木"、"交通心肾"、"益火之源,以消阴翳"、"壮水之主,以制阳光"、"甘温除大热"等间接补益的方法。

在使用补益类处方时,要注意以下几点:

1. 无盛盛,无虚虚 注意辨证,尤其至实至虚时出现的真实假虚、真虚假实,即所谓"大实有赢状,至虚有盛候"者,尤要审慎,切勿犯虚虚实实之戒。

2. 益源补虚 由于人体气血、阴阳,先天、后天等都是互为根系的。因此,除气虚补气、血虚补血、阴虚补阴、阳虚补阳、肺虚补肺、肾虚补肾等外,还应注意补益其根系,以求生化有源,虚证得复。如凡气血阴阳虚损及脏腑虚损较重者,均宜补先、后天之本,以益生化之源。还应注意阴阳互根的道理,阴虚应不忘补阳,阳虚应不忘补阴,才能有益于化源,所谓"善补阳者,必于阴中求阳……善补阴者,必于阳中求阴"(《景岳全书》)。又如中气虚弱、脾气不足,宜从补胃降浊入手,因脾胃共居中州,一脏一腑,一表一里,一阴一阳,一升一降,相反相成,互为根系,补脾从补胃入手,意在浊降则清自升。

3. 标本兼顾 补益虚损,不忘治标,如肾虚腰痛,除补肾强腰外,还要调经止痛;虚损发热,除补益虚损外,还要清退虚热。

另外,脏病取原俞,腑病用合募,也是在补益处方中常常应用的方法。

本类处方根据功用不同,分为补益气血阴阳和补益脏腑虚损两类。补益气血阴阳类的代表方如百会提肛方、补气益血方、虚劳方、补气退热方等;补益脏腑虚损类的代表方如复脉方、补心肾方、灸补脾胃方等。

一、补益气血阴阳类

百会提肛方(《席弘赋》)

【组成】 百会 鸠尾

181

【用法】百会斜刺或平刺3～5分,用补法,或针加灸;或温和灸10分钟左右。鸠尾略向下斜刺5分左右,用补法;或再加温和灸5分钟左右。以上穴位留针均为30～60分钟。

【功用】补气升阳。

【主治】本方主要治疗脱肛。每次大便时均有脱肛,严重者需人工复位。脱肛日久则多有局部感染,肛门部红肿、疼痛,坐卧不安,行动不便,食欲减退,精神萎靡。舌体胖,舌质淡,舌苔薄黄,脉虚细。

【方解】本病一是因为脾胃虚弱,元气不足,中气下陷,脏腑升举无力而致;二是因脾胃虚弱,水湿运化受阻,湿滞下焦而致。在治疗上应提升元气,补益脏腑。故选用百会升阳补气为主穴,若脱肛较重,应使用灸法,以加强提升之力。配以任脉之络穴、膏之原穴鸠尾,补充中、上焦之原气,沟通任督之气,充实脏腑气机,以加强主穴补益气机的能力。故二穴合用,有较好地补气升阳。

【加减】气虚较重者,加气海,温和灸15～20分钟,用补法。有湿滞者,加关元,直刺5分左右,用泻法;温和灸15～20分钟。有湿热者,加曲骨,直刺3～5分(排尿后针刺),用泻法;或温和灸10分钟左右。若有脏腑下垂,可根据不同脏腑而用该脏腑的背俞穴,用温和灸10分钟左右,用补法。以上穴位留针均为30～60分钟。

【文献】《席弘赋》:"小儿脱肛患多时,先灸百会后鸠尾。"

《针灸大全》:"大肠虚冷,脱肛不收:百会一穴,命门一穴,长强一穴,承山二穴。"

《针灸聚英》:"小儿脱肛泻血,秋深不效,灸龟尾一壮。脱肛,灸脐中三壮。"

《针灸大成》:"大便艰难,用力脱肛:照海、百会、支沟……脱肛:百会、尾闾(七壮)、脐中(随年壮)……脱肛:百会、长强……脱肛久痔:二白、百会、精宫、长强……小儿脱肛:百会、长强、大肠俞。"

《针灸逢源》:"脱肛:此由气血虚而下陷:脐中(灸随年壮)、长强(三壮)、水分(灸百壮,治洞泄脱肛)。"

补气益血方(《现代针灸医案选·姜德绪、朱洪亮》)

【组成】足三里　三阴交　绝骨　血海

【用法】足三里直刺8分～1.2寸,用补法;或温和灸15～20分钟。三阴交直刺8分左右,用补法。绝骨向腓骨前缘刺入5分左右,用补法;或温和灸15～20分钟。血海直刺8分～1寸,用补法。以上穴位留针均为30分钟左右。

【功用】补气益血。

【主治】本方主要治疗气血两虚证。症见头晕眼花,心悸易惊,手颤,纳差,身疲乏力,两腿酸软,易神疲,腹隐痛,时有恶心,严重者因呕逆不能进食,便溏,语音低微,面色苍白,舌质胖、边有齿印,舌苔淡,脉细数。西医检查多有白细胞、血红蛋白、血小板等低于正常值。若为化疗或放疗引起,则还会出现其他检查指标的异常。

【方解】本病主要由气血极度虚弱引起,故在治疗上,一是调理脾胃,激励后天之本,使气血来之有源;二是守护先天之本,阻断"穷必及肾"的通路,并从养精出发,以培补气血。故当选足阳明胃经之合穴足三里,振奋脾胃之阳,补益脾胃之气,以求化源之本,是为本方之主穴。配以足太阴脾经之三阴交,可调理脾胃,和谐阴阳,气行而血至,以壮气血之源。佐以髓之会穴绝骨,髓为肾精所聚,髓又可化生气血,因此取该穴有补益精髓的作用,可助主穴补益气血。使以足太阴脾经之血海,益阴和阳,养血益气,使阴阳协调,气血生长旺盛。总之,四穴合用,兼顾先、后天之本,使气血生化有源,则气血两虚之证必除。

若病情十分严重,已有"穷必及肾"的表现,则应以绝骨为主穴,血海为主要配穴,再佐使以足三里和三阴交。

【加减】若脾胃虚弱,加脾俞、胃俞,均直刺 5 分左右,用补法。或温和灸 10 分钟左右。脾胃虚衰者,加食窦,温和灸 10 ~ 15 分钟,用补法。若肾精不足,加肾俞,直刺 5 ~ 8 分,用补法;或温和灸 10 ~ 15 分钟。若虚火上炎,口唇溃烂,加内庭,直刺 5 分左右,用泻法。若呕逆甚,加太冲,直刺 5 分左右,用泻法。以上穴位留针均为 30 分钟左右。

【文献】《现代针灸医案选·姜德绪、朱洪亮》:"宋某,女,44 岁,工人,自诉:因卵巢癌手术切除后转移直肠……共治疗 18 次,患者感头昏易倒,心慌易惊,手颤,纳差,1980 年 6 月 11 日,血象:白细胞 1500,血红蛋白 8 克,血小板 3.9 万,当即输血 200ml,于 7 月 2 日转中医科治疗。查:头晕眼花,心悸,手颤,纳差,身乏无力,两腿酸软,语音低微,面色苍白,脉细数,舌质淡苔白。白细胞 1250,血红蛋白 9.8 克,血小板 2.9 万。诊断:化疗后全血减少症。辨证:气血两虚。针取足三里、三阴交、绝骨、血海,平补平泻,以补为主,隔天针刺 1 次,每次留针 30 分钟。针刺治疗 3 次,症状明显减轻,头晕大减,精神、睡眠、食欲均好转,血象明显上升:白细胞为 3350,血红蛋白 9.2 克,血小板 8.3 万。共治疗 9 次,患者食欲增加,面色红润,体力增强,主要症状消失。多次化验血象,全血均保持在正常范围。8 月 18 日,又化验检查:白细胞 5800,血红蛋白 12.8 克,血小板 17.5 万。已痊愈上班。"

《针灸资生经》:"逆气虚劳,寒损忧患,筋骨挛痛,心中咳逆,泄注腹满,喉痹,颈项强,肠痔逆气,痔血阴急,鼻衄,骨痛,大小便涩,鼻中干,烦满狂走易气,凡二十二病,皆灸绝骨五十壮。凡上气冷发,腹中雷鸣转叫,呕逆不食,灸太冲,不限壮数,从痛至不痛,从不痛至痛止。上气厥逆,灸胸堂百壮,穴在两乳间。"

《针灸聚英》:"有风寒、气血虚、食积热,针太谿、然谷、尺泽、行间、建里、大都、太白、中脘、神门、涌泉。"

虚劳方(《罗遗编》)

【组成】 崔氏四花六穴　气海　长强

【用法】 脊柱两旁的四穴同时灸,初灸 1 次 7 壮或 14 壮或 21 壮,以后每日灸或隔日灸,壮数累加至百壮为妙。俟灸疮将瘥,或火疮发时,灸脊柱上两穴,一次灸 3~5 壮,不可多灸;或使用隔物灸(可隔白术或隔面饼)。脊中刺入骨缝中 1 分左右,用补法;或温和灸 5 分钟左右。至阳刺入骨缝中 2 分左右,用补法;或温和灸 10 分钟左右。气海隔物灸(可隔菟丝子或盐)7~14 壮。长强温和灸 15 分钟左右。

注:此处崔氏四花六穴,是指心俞二穴、肝俞二穴、脊中一穴、至阳一穴。后世又有说四花穴为四穴,即膈俞、胆俞各二穴。可以互参。

【功用】 益阳补阴。

【主治】 本方主要治疗男女五劳七伤,气虚血损,久病不愈的病症。症见骨蒸潮热,五心烦热,咳嗽痰喘,肌肤甲错,消瘦疲乏,睡眠不佳,食欲不振,神情恍惚,思维迟钝,舌橘红,苔薄黄或黄白相间,脉细数。

【方解】 本病主要因气血虚损日久,致阴精大亏而成。治疗时,当遵从"阳病治阴,阴病治阳"的法则。因阳为阴之根本,故本方设益阳补阴、阴病治阳大法以治之。故选用专治虚劳证的崔氏四花六穴为主穴,其穴皆分布于督脉,足太阳膀胱经所循行之处,既可以补益阳气,又可以振奋脏腑之气,起到阴旺阳强、气血双补的作用。配以任脉上的气海,既可补益原气,又可协调督脉阳气。佐使以督脉与任脉交接处的长强,以交通阴阳。总之,诸穴合用,阴病治阳,可收益阳补阴之功,而羸虚劳损、阴精不足之疾自能痊愈。

【加减】 虚热较重者,加膏肓,向外斜刺 5~8 分,针尖留在肩胛骨与肋骨之间,用补法;或温和灸 10 分钟左右。食欲不振者,加中脘,直刺 5~8 分,用补法;或温和灸 15 分钟左右;足三里,直刺 8 分~1.2 寸,用补法;若体内因施灸时间较长而致热象较重,则足三里用针刺泻法或灸疗泻法,甚至可以使用出血(少量)疗法。以上穴位留针均为 30 分钟左右。

【文献】 《罗遗编》:"虚痨虚损注夏羸瘦:崔氏四花六穴、气海、长强。""崔氏四花六穴:凡男女五劳七伤,气血虚损,骨蒸潮热,咳嗽痰喘,五心烦热,四肢困倦,羸瘦等症并宜治之。先一次取二穴,其法令患人平身正立,取一细绳,约三四尺蜡之,勿令伸缩,乃以绳头与男左女右足大指端比齐,令其顺脚心至后跟踏定,却引绳向后从足跟足肚贴肉直上,比至膝弯曲腘中大横文截断。次令病者平身正坐,解发分顶,中露头缝,取所比蜡绳。一头齐鼻端按定,引绳向上,循头缝项背贴肉垂下,至绳头尽处以墨记之,此非灸穴。别又取一小绳,令患人合口,将绳双折,自鼻柱根按定,左右分开,比至两口角如人字样截断,却将此绳展直取中横加于前记脊背中墨点之上,其两边绳头尽处以墨记之,此第一次应灸二穴,名曰患门。若妇人足小者,难以为则。当取右臂自肩髃穴起,以墨点记伸手引绳向下,比至中指端截断,以代量足之法,庶乎得宜。中一次取二穴,其法令患人平身正坐,稍缩臂膊,取一蜡绳,绕项后,向前双垂头与鸠尾尖齐,双头一齐截断,却翻绳头向后,将此绳中折处正按结喉上,其绳头下垂脊间处,以墨记之,此非灸穴。又取一小绳,令患人合口,横量两口吻截断还加于脊上墨点处,横量如前,于两头尽处点记之,此是第二次应灸两穴,即四花之左右二穴也。前共四穴,同时灸之。初灸七壮或二七或三七壮,以至百壮为妙。俟灸疮将瘥,或火疮发时,又依后法灸二穴。后一次取二穴,以第二次量口吻短绳,于第二次脊间墨点处,对中直放,务令上下相停,于绳头尽处,以墨记之,此是灸穴,即四花之上下二穴也。右共六穴,宜择离日火日灸之,灸后百日内宜慎房劳思虑,饮食应时,寒暑得中,将养调护。若疮愈后,仍觉未瘥,依前再灸,无不愈者。故云累灸至百壮。但脊骨上两穴,不宜多灸,凡一次只可三五壮,多则恐人倦怠。若灸此六穴,亦宜灸足三里,泻火方妙。景岳曰,按灸脊旁四穴,上二穴近五椎心俞也,下二穴近九椎肝俞也。崔知悌不指穴名,而但立取法,盖欲人之易晓耳。"

《针灸聚英》:"四花穴法:崔知悌云,灸骨蒸劳热,灸四花穴。以稻秆心量口缝如何阔,断其多少,以如此长。裁纸四方,当中剪小孔,别用长稻秆,脚踏下,前取脚大指为止,后取脚曲瞅横纹中为止,断了,却环在结喉下垂向背后,看稻秆止处,即以前小孔纸当中安,分为四花灸纸角也,可灸七壮。初疑四花穴,古人恐人不识点穴,故立此捷法,当必有合于五脏俞也。今根据此法点穴,果合太阳行背二行鬲俞、胆俞四穴。《难经》曰:'血会鬲俞。'疏曰:'血病治此。'盖骨蒸劳热,血虚火王,故取此以补之。胆者肝之府,藏血,故亦取是俞也。崔氏止言四花,而不言鬲俞、胆俞四穴者,为粗工告也。今只根据揣摸脊骨鬲俞、胆俞为正。然人口有大小、阔狭不同,故四花亦不准。"

补气退热方(《现代针灸医案选·刘冠军》)

【组成】 中脘　足三里　脾俞　气海　大椎　阳池

【用法】 中脘直刺5~8分,用补法;或小艾炷灸5壮。足三里直刺8分~1.2寸,用补法;或温和灸15分钟左右;或小艾炷灸7壮。脾俞向脊椎方向斜

刺 3～5 分,用补法;或温和灸 10 分钟左右;或小艾炷灸 7 壮。气海直刺 5～8
分,用补法;或隔物灸(可隔白术或干姜面饼)7 壮;或小艾炷灸 5 壮。大椎刺
入骨缝中 3～5 分,用平补平泻法;或针上加灸;或小艾炷灸 5 壮。阳池刺入骨
缝中 2 分左右,一般不使用手法,刺入即留针;或小艾炷灸 5 壮。以上穴位留
针均为 30 分钟左右。

【功用】　培中补元,益气退热。

【主治】　本方主要治疗气虚发热证。症见午后低热不退,或晨起发热,倦
怠肢冷,纳少畏寒,自汗心悸,便溏腹鸣,体弱神疲,面淡黄,唇淡白,舌质橘红,
苔薄白,脉沉细无力。

【方解】　本病由寒温不适,饮食不节,久病伤及脾胃或思虑过度等造成脾
胃气虚,不能滋生元气,导致元气不足。由于"火与元气不两立,一胜则一负",
故元气虚损不制阴火而引起发热。此种发热可根据李东垣"甘温除大热"的思
想进行治疗,即可获得满意效果。故选用腑会之中脘,培护脾胃,协调阴阳,补
益元气,消除阴火,是为主穴。配以足三里为足阳明经之合穴,脾俞为脾气所
注之背俞,二者相合可协助主穴补益中气、健运脾胃,以益气退热。佐以气海,
其为肓之原,为下焦原气积聚之地,可以先天促进后天,故是主穴的一个主要
支撑;阳池为手少阳三焦经之原穴,通行三焦之气,故此二穴可助主穴以补元
养气。使以大椎,其为三阳督脉之会,督脉总督诸阳,为阳脉之海,既可壮表御
外邪,又可通督行阳以清内热。总之,诸穴配用,可奏培中补元、益气退热之
效。元气胜阴火,则虚热必除。

【加减】　自汗者,加百劳,直刺 3～5 分,用平补平泻法,以止虚汗。晨起发
热者,加百会,向后斜刺 3～5 分,用补法;或温和灸 8 分钟左右。虚火较重者,
加血海,直刺 8 分左右,用补法;或温和灸 15 分钟左右。以上穴位留针均为 30
分钟左右。

【文献】《现代针灸医案选·刘冠军》:"邱某,男,46 岁。于 1974 年 9 月
初诊。自诉:素体虚弱,胃纳不佳,近日过劳,复感外邪,头痛发烧,经治好转,
唯午后低烧不退,体温在 37～38℃,连续使用青、链、四环素等治疗,烧仍不退。
某医见其午后发烧,疑为阴虚,投给生地、黄芩、青蒿、地骨皮、龟甲等甘寒之品
20 余剂,出现倦怠肢冷,纳少畏寒,自汗心悸,便溏腹鸣。查:体弱神疲,面淡
黄,唇淡白,苔薄白,脉来沉细无力,血压 130/90mmHg,白细胞总数为 5500,中
性 76%。根据发烧,兼见畏寒、便溏,脉来沉细无力,知系脾虚,元气不足所致
阴火鸱张,形成低烧不退。治仿罗谦甫疗'虚中有热'案法,每日用麦粒大艾炷
灸中脘 5 壮,三里、脾俞 7 壮,气海、大椎、阳池 5 壮,连灸 7 日,烧退脉起,白细
胞上升为 6800。唯恐复发,又连续灸治 7 日,巩固疗效乃愈。

《脾胃论》:"若饮食失节,寒温不适,则脾胃乃伤。喜、怒、忧、恐,损耗元

气。既脾胃气衰,元气不足,而心火独盛。心火者,阴火也,起于下焦,其系系于心。心不主令,相火代之。相火,下焦胞络之火,元气之贼也。火与元气不两立,一胜则一负。脾胃气虚,则下流于肾,阴火得以乘其土位,故脾证始得,则气高而喘,身热而烦,其脉洪大而头痛,或渴不止,其皮肤不任风寒,而生寒热。盖阴火上冲,则气高喘而烦热,为头痛,为渴,而脉洪。脾胃之气下流,使谷气不得升浮,是春生之令不行,则无阳以护其营卫,则不任风寒,乃生寒热,此皆脾胃之气不足所致也。然而,与外感风寒所得之证颇同而实异。内伤脾胃,乃伤其气;外感风寒,乃伤其形。伤其外为有余,有余者泻之;伤其内为不足,不足者补之。内伤不足之病,苟误认作外感有余之病,而反泻之,则虚其虚也。实实虚虚,如此死者,医杀之耳!然则奈何?惟当以辛甘温之剂,补其中而升其阳,甘寒以泻其火则愈矣。经曰:劳者温之,损者温之。又云:温能除大热,大忌苦寒之药,损其脾胃。脾胃之证,始得则热中,今立治始得之证。"

诸虚劳热方(《神灸经纶》)

【组成】气海　关元　膏肓　足三里　内关

【用法】气海直刺5~8分,用补法;或温和灸20分钟左右;或隔物灸(可隔白术或菟丝子)5~7壮。关元直刺5~8分,或温和灸20分钟左右。膏肓向外斜刺5分左右,用补法;或温和灸10分钟左右;或隔物灸(可隔菟丝子或白及)5~7壮。足三里直刺1.2寸,用补法;或针上加灸。内关直刺5分左右,用平补平泻法。以上穴位留针均为30分钟以上。

【功用】补元填精,清透虚热。

【主治】本方主要治疗元气虚损导致肾气虚衰,肾精亏损,以致肾阳浮动之虚劳证。发热无定时,时重时轻,食欲不振,劳倦消瘦,大便溏泄,自汗或盗汗,咽干不欲饮,腰酸背痛,健忘遗精,五心烦热,睡眠不安,男子往往从阳强转为阳痿,妇女从崩漏转为闭经,舌质橘红,舌苔白,脉虚细数。

【方解】本病主要是久病、大病失于调养,由于脾胃受损而"穷必及肾"所引起的阴精虚损,故出现劳羸虚弱、阴虚发热等病症。治疗上当以大补元气以填补阴精为主,以求治病之本;以清透虚热为辅,以求治病之标。故选气海、关元大补元气,填补阴精,为治疗羸虚劳损之要穴,是为本方之主穴。配以膏肓补气清劳热,以助主穴长元气。佐以足阳明经之合穴足三里,以助主穴补益后天,使中焦元气得生,生化有源,甘温而除大热,以助下焦补元之力。使以内关,为手厥阴心包经之络穴,又内络于手少阳三焦经,且通于阴维脉。心包、三焦皆藏相火。阴维脉"起于诸阴交"(《难经》)而维系诸阴经。故可助主穴起到燮理阴阳、清透虚热之作用,因而作者于内关下注有"治劳热良"四字,可见内关退虚热确有良效。总之,诸穴合用,补透兼施,标本兼顾,而起到补元气、透虚热之作用,则诸虚劳热自除。

【加减】咳嗽者,加百劳,直刺 3~5 分,用平补平泻法。自汗较重者,加合谷,直刺 8 分左右,用补法。盗汗较重者,加复溜,直刺 5 分左右,用补法。如纳呆甚,加太白,直刺 3~5 分,用补法;脾俞,向脊椎方向斜刺 5 分左右,用补法。以上穴位留针均为 30 分钟以上。

【文献】《神灸经纶》:"虚劳热,气海、关元、膏肓、足三里,内关(治劳热良)。"

《素问·调经论》:"有所劳倦,形气衰少,谷气不盛,上焦不行,下脘不通,胃气热,热气熏胸中,故内热。"

《灵枢·五邪》:"邪在脾胃,则病肌肉痛。阳气有余,阴气不足,则热中善饥;阳气不足,阴气有余,则寒中肠鸣腹痛。阴阳俱有余,若俱不足,则有寒有热,皆调于三里。"

《针灸资生经》:"下管、胃俞、脾俞、下廉,治羸瘦。"

《针灸逢源》:"骨蒸寒热,蒸上则见喘咳痰血,唇焦面红,耳鸣目眩,肺痿肺痛;蒸中则见腹肋胀痛,体倦肉瘦,多食而饥;蒸下则见遗精淋浊,泻泄燥急,腰疼脚瘦,阴茎自强:肺俞、膏肓俞、足三里。"

二、补益脏腑虚损类

复脉方(《急症针灸疗法》)

【组成】太渊 尺泽 内关 曲池 心俞

【用法】太渊直刺 2 分左右;或向上斜刺 3~5 分,用补法;或温和灸 10 分钟左右。尺泽直刺 8 分左右,用补法;或针上加灸。内关直刺 5~8 分,用补法;或针上加灸。曲池直刺 8 分~1 寸,用平补平泻法;或针上加灸。心俞向脊椎方向斜刺 5 分左右,用平补平泻法;或温和灸 15 分钟左右。以上穴位留针均为 30~60 分钟左右。本病的治疗需要坚持较长时间。

【功用】益气复脉。

【主治】本方主要治疗无脉症。一手或两手的寸口脉不能切摸到,人迎脉和跗阳脉能切摸到,但脉跳较弱。精神萎靡,情绪低落,倦怠疲乏,目无神采,腰脊酸软,肌肉消瘦,活动能力减弱,常胸闷喘气,心慌心悸,面色灰黑,男子有遗精甚至阳痿,女子经少或闭经。舌苔灰白,舌质黯,若一手有脉,则脉沉而模糊。

【方解】本病主要是元气虚衰,阳气不足,内寒较重,气血流通无力,经络阻塞,中焦之元气不能上供于肺,而致宗气不足,心肺气虚,主脉无权,则会出现无脉症。或重病、久病及肾,元气虚衰,火不生土,而本方属于急则治其标的方法,故症状缓解后,还需培补肾之元气。治疗上首先是要培补上焦心肺之气,故补肺助心、益气复脉乃为本病的治疗大法,也是本方立法之根。方中太渊为手太阴肺经之原(输)穴,又为脉之所会,十二经之始,尺泽为肺经之合穴,可以补益肺气,充实宗气,是为主穴,可起到补益肺气、助心气、复血脉之作用。配以心俞,其为心之精气所注之俞,以助主穴培补上焦之气,亦可补心之虚,以运血主脉。佐以内关,其为手厥阴心包经之络穴,络于多气之三焦经,宽胸理气,与心俞相配,还可起到补心气、复血脉的作用。使以曲池,其为手阳明经之合穴,又上行于头面部,可补中焦之气,也可益上行之气。总之,诸穴合用,补肺助心,可收益气复脉之功,则无脉之症治疗有望。

【加减】若虚弱较甚或突发无脉,加气海,直刺 5~8 分,用补法;或隔物灸(可隔白术或附子或盐)14~21 壮。胸闷明显者,加膻中,向上刺 5 分左右,用补法,或温和灸 10 分钟左右。阳痿、遗精者,加肾俞,直刺 5~8 分,用补法;或针上加灸;或温和灸 20 分钟左右。以上穴位留针均为 30~60 分钟左右。

【文献】《急症针灸疗法》:"无脉症:太渊、尺泽、内关、曲池、心俞,中等刺激,留针不可超过十五分钟。"

《扁鹊心书》:"肾厥……一人因大恼悲伤得病,昼则安静,夜则烦,不进饮食,左手无脉,右手沉细,世医以死证论之。余曰:此肾厥病也。因寒气客脾肾二经,灸中脘五十壮,关元五百壮,每日服金液丹、四神丹。至七日左手脉生,少顷,大便下青白脓数升许,全安。此由真气大衰,非药能治,惟艾火灸之。(此证非灸法不愈,非丹药不效,二者人多不能行,医人仅用泛常药以治,其何能生。)"

《景岳全书·杂症谟》:"其有势在危急,唇青囊缩,无脉者,宜用华佗救阳脱方急治之。或仍灸气海、关元二三十壮,但得手足渐温,脉微出者,乃可生也。一方以胡椒研碎,用滚酒泡服,外用葱盐熨法。一方用黑豆二合炒热,以酒烹入,滚数沸,去豆取酒,服二碗即愈。"

补心肾方(《现代针灸医案选·楼百层》)

【组成】肾俞　心俞　关元　三阴交　神门

【用法】肾俞、心俞均先直刺 3~5 分,用补法,后向外提针,再向脊椎方向斜刺留针。关元直刺 5~8 分,用补法;或温和灸 15 分钟左右。三阴交直刺 5~8 分,用补法。神门直刺 2 分左右,一般不使用手法,刺入即留针。以上穴位留针均为 30 分钟左右。

【功用】养阴清火,交通心肾。

【主治】本方主要治疗心肾不交的失眠症。症见失眠,入睡较浅,夜梦纷纭,或久久不能入睡,心烦汗出,心悸怔忡,自汗或盗汗,男子遗精,妇女经期超前,量少色橘红,头昏耳鸣,精神不振,疲乏无力,记忆力减退,腰酸背痛,舌橘红,苔薄黄白相间,脉细。

【方解】本病主要是心火亢旺而肾阴虚,即由于劳神太过,思慕不已,心火亢盛,心血不足,肾阴暗耗,引动相火,扰动精室所致。故补心血,养心气,降心火,益肾阴,泻相火,固精室为治疗之大法。故以肾俞、心俞补益心肾,交通水火,协调阴阳,安神定志,是为本方之主穴。配以关元扶下元之虚,补元气而清理下焦,可助主穴补益心肾。佐以三阴交益肾阴,泻相火,以平虚火。使以心之原神门(脏病取原),补益行气,祛虚火以清理神府,降心火而养神安神。诸穴合用,共奏养阴清火、交通心肾之功。

【加减】耳鸣较重者,加听宫,直刺3~5分,用补法。胸闷不舒者,加内关,直刺5~8分,用平补平泻法。食欲不振者,加公孙,直刺3~5分,用补法。以上穴位留针均为30分钟左右。

【文献】《现代针灸医案选·楼百层》:"王某,男,26岁,职员。自诉:夜梦遗精每周2~3次,至今已半年余。自觉精神不振,倦怠乏力,头昏耳鸣,记忆力减退,腰背酸楚,饮食无味,每于就寝前思想负担很重。查:舌红苔薄,脉象细数。病由心血不足,肾阴亏损,相火内炽,扰乱精室所致。治取关元、肾俞、三阴交、心俞、神门。各穴均用平补平泻手法。每穴行针1~2分钟,初每日针治1次,3日后隔日针1次,共针10次为一疗程。患者自针后夜寐好转,奇梦未作,遗精也未出现。一疗程结束,诸恙悉平而愈。"

《神灸经纶》:"怔忡健忘不寐:内关、液门、膏肓、解溪、神门。"

《灸法秘传》:"大凡梦遗者,由于相火之强;精滑者,由于心肾之损。拟方当分虚实,灸法统宜于关元、中极及之阴交。设未瘥者,再灸肾俞可耳。"

灸补脾胃方(《卫生宝鉴》)

【组成】中脘 气海 足三里

【用法】中脘直刺5~8分,用补法;或温和灸20分钟。气海直刺5分左右,用补法;或隔物灸(可隔白术或生姜)7~14壮。足三里直刺8分~1.2寸,用补法;或温和灸15分钟左右。以上穴位留针均为30分钟左右。

【功用】补益脾胃,固本培元。

【主治】本方主要治疗脾胃虚弱,元气不足之证。常有低热,晨起疲乏,纳呆口淡,脘腹痞满,呃逆欲呕,大便溏泄,肠鸣喜按,身体羸瘦,四肢无力,气短懒言,舌质胖、边有齿印,舌苔白厚,脉濡缓。

【方解】本病主要是因久居湿地,劳倦过度,饮食失节,或过服苦寒药物等,伤及中焦脾胃,脾虚及肾,终至火不生土。脾胃为后天之本,元气所生之地;肾为先天之本,元气所出之地,二者可互补。本方以胃之募穴中脘为主穴,合以胃之合穴足三里,以补胃气、益脾气、生元气、培后天,是为本方之主穴。配以气海,其为肾精所化之处,元气所聚之地,能强脏腑之气,有补火生土之力,以资主穴生长元气。故三穴合用,可收补益脾胃、固本培元之功,则脾胃气虚诸症自除。

【加减】晨起低热不退者,加百会,向后斜刺 3 ~ 5 分,用补法;或留针加灸 8 分钟左右。全天低热持续者,加大椎,刺入骨缝中 3 分左右,用平补平泻法;或针上加灸 15 分钟左右。以上穴位留针均为 30 分钟左右。

【文献】《卫生宝鉴》:"虚中有热治验:建康道按察副使奥屯周卿子,年二十有三,至元戊寅三月间病发热,肌肉消瘦,四肢困倦,嗜卧盗汗,大便溏多,肠鸣不思饮食,舌不知味,懒言语,时来时去,约半载余。请予治之。诊其脉浮数,按之无力。正应王叔和浮脉歌云:脏中积冷荣中热,欲得生精要补虚。先灸中脘,乃胃之经也,使引清气上行,肥腠理。又灸气海,乃生发元气,滋荣百脉,长养肌肉。又灸三里,为胃之合穴,亦助胃气,撤上热,使下于阴分……以甘寒之剂泻热,仍以甘温养中气,粳米羊肉固胃气……病气日减,数月气得平复,逮二年,肥盛倍常。"

《针灸聚英》:"脾胃虚弱,感湿成痿,汗大泄,妨食:三里、气冲以三棱针出血。若汗不减,不止者,于三里穴下三寸上廉穴出血。禁酒湿面。"

《证治准绳·杂病》:"脾胃虚弱,元气不能荣于心肺,四肢沉重,食后昏闷,参术汤主之。针灸身重有二法:其一取脾。经云:脾病者,身重肉痿,取其经太阴、阳明、少阴血者。又云:脾足太阴之脉,是动则病腹胀,身体皆重,视盛、虚、热、寒、陷下取之也。其二取肾。经云:肾病者,身重,寝汗出,憎风,取其经少阴、太阳血者是也。"

降浊补脾方(《神灸经纶》)

【组成】内庭　公孙　三里

【用法】内庭直刺 3 分左右,用补法;或针后灸 15 分钟左右。公孙直刺 5 分左右,用补法;或温和灸 15 分钟左右。三里,主要指足三里,直刺 8 分 ~ 1.2 寸,用补法;或温和灸 20 分钟左右。以上穴位留针均为 30 ~ 60 分钟左右。

【功用】降浊升清,健脾补土。

【主治】本方主要治疗脾虚腹胀之证。症见腹部饱胀,饮食不化,口淡无味,食欲减退,怠倦无力,大便先硬后溏,或时结时泻,舌质胖淡,舌苔白厚,脉濡或细或弦。

【方解】本病主要是脾虚而湿阻证。《素问·阴阳应象大论》曰:"浊气在上,则生䐜胀。"胃主降浊,脾主升清,脾与胃,一阴一阳,一升一降,一纳一化,一燥一湿,二者相互配合,才可使中州健运,水谷生化,充养肌体。如果脾气虚弱,失于健运,脾气不升则胃气亦不能降,使阴阳反作,清浊异位,故而变生腹胀诸症。《素问·标本病传论》云:"病发而不足,标而本之,先治其标,后治其本。"又《类经》云:"病发中满,无论标本,皆先治之。"而病之本在于脾虚,其标在腹胀,故依《内经》大法,当以降浊为主治其标,浊降则清自升,脾气亦得补益。本方以胃经之内庭为主穴,配以足阳明胃经之合穴足三里(合治内腑),使胃气得降(胃气以降为补),脾清得升。公孙为足太阴脾经之络穴,内络于足阳明胃经,可起表里兼顾、健脾益胃、升清降浊的作用。总之,三穴配合,可收降浊升清、健运脾土之功,则脾虚腹胀自能痊愈。

【加减】便溏者,加阴陵泉,直刺 8 分左右,用补法;或温和灸 15 分钟左右。大便时结时溏者,加脐中,温和灸 15 分钟左右;或隔物灸(可隔白术或生姜)7 ~ 14 壮。腹胀甚者,加中脘,直刺 5 ~ 8 分,用补法;或温和灸 20 分钟左右。纳呆者,可加阳陵泉,直刺 8 分 ~ 1 寸左右,用平补平泻法;或温和灸 15 分钟左右。以上穴位留针均为 30 ~ 60 分钟左右。

【文献】《神灸经纶》:"脾虚腹胀,公孙、三里、内庭。"

《针灸聚英》:"假令得浮缓脉,病患腹胀满,食不消,体重节痛,怠惰嗜卧,四肢不收,当脐有动气,按之热刺商丘,(经)逆气而泄刺阴陵泉,(合)……脾虚腹胀谷不消,只治三里最为高。脾病溏泄若不愈,此病须治三阴交。脾虚不便治商丘,三阴交灸三十休。"

《灸膏肓腧穴法》:"余自许昌遭金狄之难,忧劳危难,冲冒寒暑,过此东下。丁未八月,抵泗滨,感痎疟。既至琴川,为医妄治,荣卫衰耗。明年春末,尚苦胕肿腹胀,气促不能食,而大便利,身重足痿,杖而后起。得陈了翁家专为灸膏肓俞,自丁亥至癸巳,积三百壮。灸之次日,既胸中气平,肿胀俱损,利止而食进。甲午已能肩舆出谒,后再报之,仍得百壮,自是疾证浸减,以至康宁。"

补气提胃方(《现代针灸医案选·邵经明》)

【组成】中脘　足三里　胃上穴(脐上 2 寸,任脉旁开 4 寸,当大横穴上 2 寸处)

【用法】中脘直刺 5 ~ 8 分,用补法;或温和灸 15 分钟左右。足三里直刺 8 分 ~ 1.2 寸,用补法;或针后加灸 15 分钟左右。胃上穴斜刺进针 2.5 ~ 3 寸,用平补平泻法。以上穴位留针均为 30 ~ 60 分钟。

【功用】补益脾胃,升阳举陷。

【主治】本方主要治疗脾胃虚弱、中气下陷之证,以胃下垂为主要治疗对象,或可用于西医所说其他内脏下垂之病。症见饭后胃部不适,胀满并有下坠感,有时微痛,口淡无味,疲乏懒动,动则气喘吁吁,形体瘦弱,面色无华,甚至面色黧黑,睡眠不安,时有昏晕,舌质淡,舌苔白或灰,脉沉濡弱。

【方解】本病主要是因劳倦过度,饮食不节,或素体脾胃虚弱,导致中气下陷而致。内脏各安己位,乃"大气举之也",若气虚较重或劳及他脏,也可引起其他脏器下垂。因此补益中气、升阳举陷乃为治疗大法。故选腑会之中脘,其又为胃气所注之腹募穴,胃属阳,腹属阴,取其阳病求阴,从阴引阳之意,在补益之中协调阴阳,是为本方之主穴。配足阳明胃经之合穴足三里,合治内腑,补益胃气之中,还有直达胃腑的效应,故可协助主穴直接提升胃气,可起到补益胃气、降浊升清、以益脾气之作用。佐使以胃上穴,其是治疗胃下垂的经验穴,位于脾经经线上,故取之可起到补益脾气、升阳举陷之作用。三穴配合,可奏补益脾胃、升阳举陷之功,则胃下垂之疾自愈。

【加减】若其他内脏下垂,可去胃上穴,加其他脏腑的背俞穴,如肾下垂者,加肾俞,直刺 5 分左右,用补法;或温和灸 15 分钟左右。其他脏腑下垂仿此。若气虚较重,加气海,直刺 5～8 分,用补法;或温和灸 20 分钟左右;或隔物灸(可隔白术或附子)7～14 壮。若下垂较重,加百会,向后斜刺 5 分左右,用补法;或回旋灸 8 分钟左右。若多脏腑均有下垂,加食窦,温和灸 15 分钟左右。以上穴位留针均为 30～60 分钟。

【文献】《现代针灸医案选·邵经明》:"马某,女,19 岁。于 1977 年 3 月 17 日初诊。自诉:胃下垂已半年,在去年参加挖河拉土重体力劳动后,始感饭后胃部下垂不适、胀满并有下垂感,有时微痛,饮食逐渐减少,经医治无效,体质较前瘦弱。1976 年 9 月经开封市第一人民医院 X 线钡餐透视:胃下极在两侧髂脊连线下方 9cm,诊为胃下垂。查:脉沉缓无力,舌苔薄白,舌质淡红,面色无华,平卧时上腹呈"舟状"。诊为脾胃虚弱,中气下陷。结合 X 线钡餐透视,符合二度胃下垂。治取中脘、足三里、胃上穴……隔日针刺 1 次,每次留针 20 分钟左右,中间行针 2～3 次,胃上穴斜刺进针 2.5～3 寸,采用中强刺激手法,患者自觉有较强的收缩上提感,连针 9 次,食欲增加,腹胀下坠均有明显减轻。休息 1 周后,又进行针治 3 次,自觉症状完全消失。于 4 月 13 日 X 线钡餐复查,胃部位置已回升至正常。半年后随访,身体康复,迄今未见病情反复。"

《针灸聚英》:"陷下则灸之:脾俞、关元、肾俞、复溜、腹哀、长强、太溪、大肠俞、三里、气舍、中脘。"

补肾荣耳方(《针灸大成》)

【组成】肾俞 三里 合谷 太溪 听会

【用法】肾俞直刺 5～8 分,用补法;或温和灸 15 分钟左右。三里,在经络阻滞较重时,用手三里,直刺 8 分左右,用平补平泻法;在气虚明显时,用足三里,直刺 8 分~1.2 寸,用补法;或温和灸 20 分钟左右。合谷直刺 5~8 分,用补法。太溪直刺 3~5 分,用补法。听会直刺 3~5 分,用平补平泻法。以上穴位留针均为 30 分钟左右。

【功用】 补肾益气,通经荣耳。

【主治】 本方主要治疗肾虚耳鸣。症见头昏头晕,耳鸣时作时止,声细调低,劳累则加剧,按之鸣声减弱,腰膝酸软,夜梦纷纭,心烦盗汗,遗精早泄,月经减少,甚至经闭,带下,舌淡苔薄白,脉细缓。

【方解】 本病多因劳作太过,房事不节,久病及肾等耗伤肾气,使肾之精气不能上荣耳窍而致。因此,补肾益气,通经荣耳乃为治之大法。故选肾俞,其为肾之背俞穴,为肾气所注之俞,有调动肾气、补益肾精的作用,为本方之主穴。配足少阴原穴太溪(脏病取原),以补充原气,故二穴配用可收补肾益原之功。佐以手、足三里,均为为阳明经腧穴,同气相求,可补后天之本,其中足三里为胃经之合;合谷乃足阳明胃经之同名经手阳明大肠经之原穴,阳明经多气多血,为人之气血生化之源,可起到补益后天之本,以益先天之本的作用,使肾气生生有源。使以听会,其为足少阳胆经之穴,胆经的循行“从耳后入耳中,出走耳前,至目锐眦后”,穴居耳周围,可行气通经祛虚火,又是局部穴,故刺之可助主穴调经止鸣。诸穴配合,可使肾气得到补充,经络畅通,耳鸣头晕得以自止。

【加减】 若有湿邪阻滞,加中渚,直刺 5 分左右,用泻法。若兼有热象,加太冲,直刺 5 分左右,用泻法。若虚象较重,加百会,向后斜刺 3~5 分,用补法;或回旋灸 8 分钟左右。以上穴位留针均为 30 分钟左右。

【文献】《针灸大成》:“耳内虚鸣:肾俞、三里、合谷。问曰:此症从何而得? 答曰:皆因房事不节,肾经虚败,气血耗散,故得此症。复刺后穴:太溪、听会、三里。”

《针灸大全》:“耳鸣腰痛先五会,次针耳门三里内。”

《针灸聚英》:“耳鸣百会与听宫,听会耳门络却中;阳镵阳谷前谷穴,后镵腕骨中渚同;液门商阳肾俞顶,总算十四穴里攻。”

《神应经》:“耳鸣:百会、听会、听宫、耳门、络却、阳溪、阳谷、前谷、后溪、腕骨、中渚、液门。”

强肾壮腰方(《针灸大成》)

【组成】 肾俞　委中　太溪　白环俞

【用法】 肾俞直刺 5~8 分,用补法;或针后加灸 15 分钟左右。委中直刺 5~8 分,用平补平泻法。太溪直刺 5 分左右,用补法。白环俞直刺 5 分左右,用平补平泻法。以上穴位留针均为 30 分钟左右。

【功用】补肾强腰,行气止痛。

【主治】本方主要治疗肾虚腰痛。症见男子遗精阳痿,女子赤白带下,活动能力减弱,容易疲倦,甚至耳鸣如蝉声,夜间明显,不易入睡,睡眠不踏实,五心烦热,怕冷,记忆力减退,大便干结,舌质淡、尖稍红,舌苔白,脉细或数。

【方解】本病主要是由于年老肾虚、久病肾亏、劳作太过、房事不节等导致肾气虚亏,不荣外府所致。肾之精气虚亏为病之本,腰痛为标,故治疗上,一是补肾气,益元气,强腰止痛;二是行气通经止痛。故选用肾俞,其为肾气所注之俞(阴病取阳),又为腰部局部穴,可以起到补益肾气、强壮腰脊的作用,是为本方之主穴。配以太溪,其为肾之原穴(脏病取原),可助主穴起到补益肾气的作用。因足太阳膀胱经与足少阴肾经相表里,足太阳膀胱经"挟脊抵腰中,入循膂,络肾,属膀胱",并"从腰中,下挟脊,贯臀,入腘中",因此,取膀胱经之委中,"腰背委中求",与主穴阴阳相合,协力补益肾气,通达经络。使以足太阳经上的白环俞,该穴是膀胱经内侧线的最后一个穴位,气血转弯处有行气止痛的作用,一方面可以辅佐肾俞、太溪二穴补益肾气,另一方面,则可调理膀胱经气以止疼痛。四穴合用,可收补肾强腰、行气止痛之功效。

【加减】肾虚较重者,加气海,直刺5~8分,用补法;或温和灸20分钟左右。有湿热者,加关元,直刺5分左右,用平补平泻法;或温和灸15分钟左右。阳虚较重者,加命门,刺入骨缝中2分左右,用补法;或温和灸15分钟左右。以上穴位留针均为30分钟左右。

【文献】《针灸大成》:"肾虚腰痛:肾俞、委中、太溪、白环俞。"

《针灸大全》:"肾虚腰痛,举动艰难:肾俞二穴,脊中一穴,委中二穴。"

《针灸集成》:"肾虚腰痛,取肾俞、人中、委中、肩井。"

《中医方药与针灸临床心得录》:"肾虚腰痛:选穴:肾俞、命门、夹脊(腰部)、大肠俞。用法:肾俞用补法,命门也用补法,另可大面积灸法,也可用大灸疗法。大肠俞用平补平泻。夹脊穴针尖稍向脊椎方向刺入0.8寸左右。此种病人多加用按摩的方法。若治疗一段时间后效果不理想,则加用胸腹部穴,如气海(或关元)、膻中、中脘,可适当加用灸法。另加太溪(补)、悬钟(灸)等穴。可采用一天用胸腹部穴,第二天用背部穴,反复交替使用。总之,腰痛病单一情况比较少,多是综合原因引起,在治疗时除了辨证外,还要注意以下几点:①手法复位,按压脊椎。先循腰部的脊椎两边从上向下摸,若发现有凸出的部位,则请人将脊椎拉松,然后突然发力,将凸出部位向脊椎内推压,待凸出部分消失,再扎针。然后注意保护腰部,暂时不要做运动,尤其是弯腰、用力等动作,避免凸出部分再次出现。②若寒湿比较重的时候,可以用硫黄火针在腰部脊椎附近进行治疗。③若肾虚比较明显时,可以配合服用中药和加强灸法。④若胃肠道功能不太好的时候,可以加强按摩疗法。"

小 结

补益类处方共收 12 则,其中属补益气血阴阳者 5 则,补益脏腑虚损者 7 则。

补益气血阴阳类处方,百会提肛方补气固根、升阳举陷,治疗脱肛日久不愈。补气益血方补气建中、养精益血,用于治疗气血两虚之证。虚劳方益阳补阴,阴病治阳,治疗虚劳之疾。补气退热方培中补元,益气退热,用于气虚发热。诸虚劳热方补原填精,清透虚热,用于诸虚劳热、虚热不退。补气退热方与诸虚劳热方均可用于治疗虚热,不同点在于补气退热方用于中气不足的发热,组方特点是以补中气为主,佐以气海补先天之本以益中气,选阳经穴退热。诸虚劳热方用于诸虚劳损、虚损较重,伤及原气阴精所致之虚热不退,组方待点是以补原填精为主,佐以足三里,补后天之本以益精气,并选阴经穴以透虚热。

补益脏腑虚损类处方中,复脉方补肺助心,益气复脉,用于无脉症。补心肾方养阴清火,交通心肾,用于夜梦遗精,心肾不交的失眠症。灸补脾胃方、降浊补脾方、补气提胃方皆可补益脾气,组方特点都是治胃降浊以补脾升清,用的是调胃补脾的方法。其不同点在于:灸补脾胃方以气海培元固本,补先天以益后天,治疗脾胃气虚。降浊补脾方以内庭、公孙降浊升清以治脾虚腹胀。补气提胃方以胃上穴提胃举陷,治疗脾胃气虚、中气下陷之胃下垂。补肾荣耳方,补益肾气,通经荣耳,用于肾虚耳鸣。强肾壮腰方,补肾强腰,行气止痛,用于肾虚腰痛。

补益类针灸处方歌诀

一、补益气血阴阳类

1. 百会提肛方
百会提肛用鸠尾,专治脱肛阳气亏。

2. 补气益血方
补气益血三里良,绝骨血海效力强,养血更合三阴交,气血两虚得安康。

3. 虚劳方
虚劳方中气海镶,四花六穴和长强,益阳补阴有奇效,诸虚劳损此方良。

4. 补气退热方
补气退热用三里,中脘脾俞气海宜,更用大椎阳池穴,气虚发热病能愈。

5. 诸虚劳热方
诸虚劳热用关元,三里膏肓气海填,更用内关透虚热,精元得补病自痊。

二、补益脏腑虚损类

1. 复脉方

复脉方中用太渊,尺泽曲池内关先,加入心俞补心气,脉搏停跳效不偏。

2. 补心肾方

补心肾方关元妙,心肾二俞三阴交,神门泻火又益心,水火相交梦遗疗。

3. 灸补脾胃方

灸补脾胃用中脘,气海三里功不缓。

4. 降浊补脾方

降浊补脾用内庭,公孙三里除胀灵。

5. 补气提胃方

补气提胃中脘好,三里胃上不可少。

6. 补肾荣耳方

补肾荣耳肾俞穴,三里合谷不可缺,听会一穴通耳窍,太溪养阴病自灭。

7. 强肾壮腰方

强肾壮腰肾俞良,委中太溪白环镶。

复 习 题

1. 临床运用补益类处方时应注意什么?
2. 试述补气退热方、诸虚劳热方的异同点。
3. 试述灸补脾胃方、降浊补脾方、补气提胃方的异同及组方特点。

第十七章 理气类方

凡具有调理气机、调整脏腑功能,治疗气阻、气滞、气结、气壅、气乱、气陷所出现的一系列病证的处方,统归于理气类方。

在人体中,肝气的变化较为迅达,所以对全身气机的影响较大,因此在理气类方中,条达肝气是一个很重要的方法,而肝气的变化与脾土的关系较为密切,脾土的变化又反映肝气的顺逆,所以调理脾气、解除脾胃气滞又是一个重要的辅助方法。

理气类方中常配补气穴位,其作用是从"虚实并调"着手,治疗某些正气本虚兼有气滞之病,如仅用行气之穴,则不能兼顾其正气虚的一面,会使正气更虚而延误病情。如《证治准绳》所说:"气无补法,世俗之言也,以其为病,痞闷壅塞,似难于补,不思正气虚者,不能运行,邪滞著而不出,所以为病。"《蜉溪医论选》云:"凡常人之于气滞者,惟知破之散之,而云补以行气,必不然也。不知实则气滞,虚则不足运动其气,亦觉气滞。再用消散,重虚其虚矣。"总之,使用理气类方时,勿犯虚虚实实之戒。如气滞实证需用行气而误用补气,则气滞愈甚;气滞虚证需用补气而一味行气,则其气更虚。如病情复杂,虚实兼杂者,可予行气中加补气之穴,方为恰当。

一、和气类

宽心止痛方(《现代针灸医案选·司徒铃》)

【组成】心俞　膏肓　足三里　内关

【用法】心俞向脊椎方向斜刺 3 ~ 5 分,用补法或平补平泻法;或温和灸10 分钟左右。膏肓向肩胛下斜刺 5 分左右,用平补平泻法;或温和灸10 分钟左右。足三里直刺 8 分 ~ 1.2 寸,用补法;或温和灸20 分钟左右。内关直刺5 ~ 8 分,用平补平泻法;或温和灸15 分钟左右。以上穴位留针均为30 分钟。

【功用】补益心气,调畅气血。

【主治】本方主要治疗虚劳心悸,心气不足所致厥心痛。症见心前区不适,胸闷背痛,心悸不宁,时有不寐,面色无华,头晕目眩,神疲气短,动则加剧,舌淡红少苔,脉沉缓或结代。

【方解】本病乃思虑劳伤,耗伤气血,寒湿停滞,阳气虚衰,造成心气不足所致。故选用心的背俞穴心俞,直达病所,其具有补益心气、振奋心阳、资助心气之功,用于心之气血不足的病证,是为本方之主穴。配以心包经之络穴内关,其别走手少阳,为八脉交会穴之一,通阴维脉,阴维之为病,令人苦心痛,故用为辅穴以助心俞,有宁心安神、调和气血之效。膏肓具有较强的宣通理肺、益气补虚的作用,能补气祛痰湿以开胸,为虚劳病的主要穴位之一,方用此穴为伍,主要是益肺气而助心行血,养心安神。因为心肺同居上焦,心主血,肺主气,互相依存之故。佐以足阳明之合穴足三里,所入为合,乃胃之枢纽,能补脾胃,益气血,调理阳明,补气去湿,助主穴益心气,补心血。因此,以上四穴合用,具有补益心气、调畅气血的作用,

【加减】若病情急骤,加极泉,直刺 5～8 分,用合谷刺、泻法。若症状较重,加巨阙,陷下斜刺 5～8 分,用平补平泻法;或温和灸 8 分钟左右。若气虚较重,加膻中,陷下斜刺 5～8 分,用补法;或温和灸 8 分钟左右。症状缓解后,可在气海进行温和灸,每次 15 分钟左右,7 天为 1 个疗程。以上穴位留针均为 30～60 分钟。

【文献】《现代针灸医案选·司徒铃》:"陈某,女,50 岁,医务人员,于 1976 年 3 月 8 日初诊。自诉:近 1 年来心前区不适,胸闷,心悸不宁,时有不寐,胃纳尚可,二便正常。查:面色无华,舌淡红少苔,脉沉缓而结,血压126/82mmHg,曾在某医院做心电图检查为早期冠心病(冠状动脉供血不足)。证属虚劳心悸,心气不足所致厥心痛。治以补益心气,调畅气血。针取心俞、膏肓俞、足三里、内关(交替使用),并用补法针刺内关与间使,隔天 1 次,10 次为一疗程。第一疗程后,症状无明显改善。再经研究认为患者属血管功能有关疾病,治当补益心气以调整心血管功能为主,加灸心俞,故第二疗程结束乃告临床治愈,并恢复正常工作。"

《针灸聚英》:"假如胸痹治太渊,胸中淡者间使宜,胸满支肿治膈俞,再兼内关通二穴,得效最速定不迟,胸胁引满腹下廉,丘墟侠肾俞连。"

《神应经》:"心胸痛:曲泽、内关、大陵。"

《神灸经纶》:"肺心痛,卧若伏龟:太渊、尺泽、上脘、膻中(胸痹痛)。又治心痛,灸虎口白肉际各七壮。"

支沟开心方(《备急千金要方》)

【组成】 支沟 太溪 然谷

【用法】 支沟直刺 5 分左右,用泻法;或雀啄灸 15 分钟左右。太溪直刺 3～5 分,用补法;或温和灸 8 分钟左右。然谷直刺 5 分左右,用补法;或温和灸 15 分钟左右。以上穴位留针均为 30 分钟左右。

【功用】 通阳开窍,化痰通络。

【主治】本方主要治疗胸心痛。心痛突发如针锥刺,疼痛甚剧,心跳紊乱,可每日多次发作,痛发欲死,缓解后多有腹部蕴蕴气满,心悸气短,纳呆倦怠,往往在夜间症状加重,甚至突然死亡,舌黯唇紫,舌下脉充盈青紫,苔滑腻,脉滑缓或细芤。

【方解】本病主要由于脾虚不能运化,寒逆中焦,致痰湿上乘心络,胸阳不振,气血阻滞不通而致。治疗上,一是开闭通阻,化痰祛湿;二是培补元气,振奋阳气。故选用手少阳三焦经的经穴支沟,通达经气,祛湿化痰,是为本方之主穴。而足少阴肾经的络脉,当踝后绕跟,别走太阳,并正经从肾上贯肝膈走于心包,故配以太溪、然谷二穴,益肾壮肾,充实原气,化生中焦元气,健脾助运,可助主穴通经活络,消除痰湿。如张介宾说:"盖湿因寒滞,则相挟乘心,须泄肾邪,当刺此也。"此三穴相合,则可阳振、痰去、痛止。

【加减】如痰浊甚,加丰隆,直刺8分左右,用泻法;或温和灸20分钟左右。突发心绞痛时,可立即针刺极泉,用泻法,可持续捻针;足三里,以健脾助运,蠲化痰浊。胸痛甚者,加灸心俞、厥阴俞,以助心阳而散寒湿。心悸者,加内关,以宁心安神。纳呆者,加中脘,以温运中土。以上穴位留针均为30分钟左右。

【文献】《备急千金要方》:"支沟,太溪、然谷,主心痛如锥刺,甚者,手足寒至节,不息者死。"

《灵枢·厥病》:"厥心痛,痛如以锥针刺其心,心痛甚者,脾心痛也,取之然谷、太溪。"

《扁鹊心书》:"脾心痛发而欲死,六脉尚有者,急灸左命关五十壮而苏,内服来复丹、荜澄茄散。"

《丹溪手镜》:"脾心痛,状若死,终日不得休息,取行间、太冲。"

《针灸大成》:"脾心痛,急寻公孙。"

《神灸经纶》:"脾心痛,痛如针刺:内关、大都、太白、足三里(连承山)、公孙。"

胃痛方(《针灸治验录·杨永璇》)

【组成】中脘　足三里　公孙　三阴交　内关

【用法】中脘直刺5~8分,用平补平泻法;或温和灸20分钟。足三里直刺8分左右,用补法;或温和灸20分钟左右。公孙直刺5分左右,用补法。三阴交直刺8分左右,用补法;或温和灸10分钟左右。内关直刺5分左右,用平补平泻法;或温和灸15分钟左右。以上穴位留针均为30~60分钟。

【功用】调理脾胃,行气活血。

【主治】本方主要治疗瘀血性胃脘痛,其他型胃脘痛可以在此方的基础上化裁加减。症见胃痛不止,阵发性加重,以刺痛为主,泛恶吐涎,纳食减少,疲乏嗜睡,形瘦神疲,肢凉手冷,小便清长,大便溏薄,舌质淡,苔薄白,脉沉细少力。

【方解】 本病主要是因中焦元气不足,脾胃升降失常,运化失职,加以饮食失调,胃络受损,瘀血阻滞,络脉不通而致。治疗上,一是调理脾胃,补益中焦,生化元气;二是通经活络,活血化瘀。故选胃之募穴、腑之会穴中脘,以补益脾胃,生化元气,温煦中焦,调中行滞,为本方之主穴。配以足阳明经之合穴足三里,以配合主穴调动胃气,消纳水谷,运化精微。佐以三阴交,协同足三里,可达到补脾胃、助运化、通经活络、调和气血的作用,可振奋脾阳;以足太阴经的络穴公孙,交通脾胃,协调阴阳,可以协助主穴温中燥湿,扶土益气。使以内关,其与公孙为八脉交会配穴法,二穴配伍有宽胸解郁、行气通络、化瘀止痛的作用,能加强主穴调理脾胃、行气活血的能力。故以上五穴相配,能对胃脘痛,尤其是瘀血型胃脘痛起到较好的治疗作用。

【加减】 脾胃虚寒者,加建里,直刺5分左右,用补法;或温和灸15分钟左右。脾胃虚寒性疼痛者,加神阙,温和灸15分钟左右;或隔物灸(可隔白术或盐或干姜)7～14壮。脾胃有热者,加内庭,直刺3～5分,用泻法。痰湿阻滞者,加丰隆,直刺8分左右,用泻法;或温和灸20分钟左右。瘀血较重者,可加地机,直刺5～8分,用泻法。气虚较重者,可加气海,直刺5～8分,用补法;或温和灸20分钟左右。以上穴位留针均为30～60分钟。

【文献】 《针灸治验录·杨永璇》:"解某,男,37岁,曙住60—4632。脘痛引腹,已历一年。时有泛恶,疼痛阵作,纳呆,形瘦神疲,嗜睡,大便溏薄,色黑,小溲清长,肢冷。经X线诊断为胃幽门前区溃疡,大便隐血检查阳性(＋＋＋)。脉沉细少力,苔薄腻。证由阳分久损,脾胃受病,运化不建,便血则为络亦损,所谓络虚则痛。法当温中散寒,以调脾胃。处方:中脘、足三里2、公孙2、三阴交2(以上补法)、内关2(泻法),用提插补泻法。中脘针后加拔火罐。"

《灵枢·厥病》:"厥心痛,腹胀胸满,心尤痛甚,胃心痛也,取之大都、太白。"

《针灸资生经》:"胃痛(寒热):鱼际,疗胃气逆……膈俞,治胃脘暴痛。下管,治腹胃不调腹痛。肾俞,主胃寒胀。胃俞,治胃中寒。水分,治胃虚胀。三里,治胃中寒,心腹胀满,胃气不足,恶闻食臭,肠鸣腹痛。"

《神应经》:"胃痛:太渊、鱼际、三里、肾俞、肺俞、胃俞、两乳下(灸,一寸,各二十壮)。"

《针灸大全》:"脾胃虚寒,吐不已:内庭、中脘、气海、公孙。"

《神灸经纶》:"胃痛:膈俞、脾俞、胃俞、内关、阳辅、商丘,均灸。"

二、升提类

脱肛久痔方（《针灸大成》）

【组成】　二白　百会　精宫　长强

【用法】　二白直刺 3 ~ 5 分,用泻法。百会向后斜刺 3 ~ 5 分,用补法;或温和灸 10 分钟左右。精宫这里指志室,向内斜刺 3 ~ 5 分,用补法;或温和灸 15 分钟左右。长强沿尾椎骨斜刺 5 分左右,一般不使用手法,刺入即留针;或在肛门附近寻找充盈的络脉,将其刺破,出尽紫血后再止血。以上穴位留针均为 30 分钟左右。

【功用】　益气升阳。

【主治】　本方主要治疗脱肛及痔疮。大便时肛门脱垂,开始能自行回缩,病延日久,脱出较长,需用手托纳方回;或肛门处有痔疮,多有便血。每于行走、劳累、咳嗽、用力、饮食不当、腹部用力过度、久坐久立、大便秘结而发,一般并无其他明显兼夹症状。

【方解】　本病多由久坐久立,负重远行,或素体阳虚,劳倦过度,大病不复,用力不当等损伤脾肾阳气,脾失升清,中气下陷而致。或以上诸因素导致肠道气血运行不畅,经络阻滞,瘀血浊气下注肛门形成痔疮。其中多有寒湿、湿热或气虚等表现。治疗上,一是提升气机,培补阳气;二是清利以中、下焦为主的湿邪(寒湿或湿热)。故选用百会,其位于巅顶,为三阳五会穴,有较强的提升气机的能力,而督脉系于肛门,走入任脉,统帅一身之阳,故灸取百会以升提下陷之阳气,条达督脉之气机,亦是下病上取之意,是为本方之主穴。长强为督脉之别络,为任、督交会之处,能通达督任,交通阴阳,理顺气机,约束肛门,可疏导肛门瘀滞之气血,是为主要辅穴。二白为治痔疮的经验穴,为佐穴,有清利湿邪,活血化瘀的能力,可助主穴清利中、下焦湿邪。足太阳膀胱经经别下尻 5 寸,别入于肛,故取精宫以疏导经气,活血消痔。诸穴合用,可达到益气升提、条达气机、行气活血、化瘀祛湿的作用。

【加减】　痔疮疼痛者,加承山,直刺 8 分 ~ 1.5 寸,用泻法。肛门肿胀者,加秩边,直刺 1.5 寸左右,用泻法。痔疮出血者,加中都,直刺 5 ~ 8 分,用泻法。脱肛较重者,加关元,直刺 5 ~ 8 分,用平补平泻法;或温和灸 20 分钟左右,以加强补益气机、清利湿邪的能力。以上穴位留针均为 30 分钟左右。

注:本方主治脱肛久痔之证。从临床上看,灸法治疗痔疮有一定效果,对局部感染后肿痛、血栓外痔的剧痛,以及痔疮出血等有较好的效果。也有部分病人能除痔核,但仍可能复发,根治作用较差。脱肛的治疗,短期效果较好,也

就是经过一段时间治疗后,脱肛能得到较为明显的改善;对于长期效果,一是需要患者积极配合,二是尚需进一步检验。另外,其他内脏下垂,此方也有一定的治疗效果,但需随症加减。

【文献】《针灸大成》:"脱肛久痔:二白、百会、精宫、长强。"

《玉龙歌》:"九般痔漏最伤人,必刺承山效若神,更有长强一穴是,呻吟大痛穴为真。"

《针灸资生经》:"灸痔法:痔若未深,尾间骨下近谷道(肛门)灸一穴,七壮,大称其验。"

《丹溪心法》:"针灸痔,独取足太阳。经云足太阳之脉所生病者,痔疟,视盛虚热寒陷下取之。盖后世取承山穴者是也。其二,论督脉而不见其取法。经云:督脉生病,癃痔。盖后世取长强穴是也。"

《针灸大全》:"大肠虚冷,脱肛不收:百会一穴,命门一穴,长强一穴,承山二穴。"

《针灸聚英·杂病》:"乃若脱肛治百会,灸至七壮是尾穷,此疾须用治三穴,随年壮兮灸脐中。"

《针灸易学》:"小儿脱肛:百会、长强、大肠俞。"

疝气方(《席弘赋》)

【组成】　照海　阴交　曲泉

【用法】　照海略向下刺3分左右,用补法。阴交直刺5分左右,用补法,使针感沿任脉向下放散至外生殖器;或温和灸15分钟左右。曲泉直刺5~8分,用补法,使针感沿肝经向阴器放射;或温和灸15分钟左右。以上穴位留针均为30分钟左右。

【功用】　补肾培元,行气止痛。

【主治】　本方可治疗各种疝气(以狐疝为主)。症见小肠坠入阴囊,时上时下,卧或用手推时肿物可缩至腹腔,立则下坠,久则不觉痛楚,形成阴囊偏大。若有嵌顿,或针灸治疗不满意者,或反复发作者,应采用多种疗法共同配合进行。

【方解】　疝气(狐疝)多因劳伤过度,强力负重,负压过高,以致气虚下陷而致。也有因先天闭锁不全,或元气不足,中焦气虚而成。疝为冲、任之脉主病,肾为气之主,故取任脉、足少阴肾经与冲脉之会穴阴交以补肾培元,疏调冲任之经气,使气足而升降复常,用为主穴。肝经循少腹,络阴器,故配以其合穴曲泉以理气止痛,提升肝气,以助主穴升举下陷。佐使以照海以调补肝肾,其为八脉交会穴,又是阴跷脉之起点,有养阴和阳之功,配合阴交以矫正经脉偏差。故诸穴合用,能起到补肾培元、行气止痛的作用。

【加减】疝气急性发作者,加大敦,直刺 1~2 分,一般不使用手法,刺入即留针;或雀啄灸 20 分钟左右。若原气不足,加关元,直刺 5 分左右,用平补平泻法;或温和灸 15 分钟左右。若中焦元气不足,加中脘,直刺 5~8 分,用补法;或温和灸 20 分钟左右。以上穴位留针均为 30 分钟左右。

【文献】《席弘赋》:"若是七疝小腹痛,照海阴交曲泉针。又不应时求气海,关元同泻效如神。"

《神应经》:"治疝:以小绳量患人口角为一分,作三摺成三角,如△样,以一角按脐心,两角在脐下,两旁尽处是穴,患左灸右,患右灸左,二七壮,二穴俱灸亦可。"

《针灸摘英集》:"狐疝上下走引小腹,取商丘、巨阙、太冲。狐疝阴股痛,取商丘。"

《针灸易学》:"肾胀偏坠,灸关元三壮,大敦七壮。"

《类经图翼》:"小儿疝气,一岁者,灸阴下缝;五岁以上者,灸阴上。小儿疝气,灸会阴、大敦。"

三、行气类

腹痛方 (《类经图翼》)

【组成】水分　天枢　阴交　足三里

【用法】先取足三里,直刺 8 分~1.2 寸左右,用平补平泻法;或温和灸 20 分钟左右。天枢直刺 5~8 分,用平补平泻法;或针后加灸,灸至病人腹内感到温暖为度。水分、阴交,直刺 3~5 分,用泻法;或回旋灸 20 分钟左右。以上穴位留针均为 30 分钟左右。

【功用】温中散寒,行气止痛。

【主治】本方主要治疗寒凝积冷脐腹痛。症见脐腹猝然而痛,疼痛剧烈,无有休止,得温稍减,不思饮食,肠鸣腹冷,大便泄泻或腹满、便秘,甚则手足厥冷,舌质淡或青黯,苔白润,脉沉紧而迟。

【方解】本病主要由于寒凝积冷引起。多由脾胃素虚,饮食不节,过食生冷,致寒凝积冷于肠胃,中阳被遏;或肾气虚寒,寒主收引,气机阻滞,不通则痛;或因虫积引起。方中用胃经之合穴足三里,以强健胃气、疏达经络、降气通阻、行气止痛,是为本方之主穴。配以大肠募穴天枢,以行肠降气、顺调胃肠,以助主穴升清降浊、通达腑气。佐使以阴交,为任脉、足少明肾脉与冲脉之会,可温里散寒,畅行三焦;水分亦为任脉之穴,可去寒湿,行水气,更可增强行气止痛、温中散寒之力。四穴相配,为治疗绕脐冷痛的理想处方。若因疝气引起,或妇科疾病引起,则此方需加减变化后使用。

【加减】若因疝气引起绕脐痛,去阴交、水分,加石门,温和灸 15 分钟左右;大敦,略斜刺 2 分左右,一般不使用手法,刺入即留针,或雀啄灸 20 分钟左右。若因妇科病引起,则去水分,加三阴交,直刺 5~8 分,用平补平泻法;或温和灸 15 分钟左右。肠寄生虫引起的脐腹疼痛,去阴交、水分,急性发作时加关元,温和灸 20 分钟左右;平时可加经外奇穴四缝,刺出液。以上穴位留针均为 30 分钟左右。

【文献】《类经图翼》:"绕脐痛,大肠病也,水分、天枢、阴交、足三里。"

《备急千金要方》:"脐下绞痛,流入阴中,发作无时,此冷气也,灸关元百壮。"

《针灸资生经》:"中封、水分、神阙,治绕脐痛……脐中、石门、天枢,主脐疝绕脐。

《卫生宝鉴》:"肠中切痛而鸣,当脐痛,取巨虚上廉。绕脐切痛,取曲泉、腹结、上廉、四满、大肠俞、中封、水分、神阙、天枢、关元。"

《神应经》:"绕脐痛,水分、神阙、气海。"

《寿世保元》:"治中寒阴证神法:灸气海、丹田、关元,二七壮。"

《神灸经纶》:"脐下冷痛,灸气海、膀胱俞、曲泉。"

疝痛方(《针灸聚英》)

【组成】大敦　三阴交　太冲　绝骨

【用法】大敦略斜刺 2 分左右,刺入即留针,一般不使用手法;或雀啄灸 15 分钟左右。三阴交直刺 5~8 分,用补法;或温和灸 15 分钟左右。太冲直刺 3~5 分,用泻法;或温和灸 15 分钟左右。绝骨,向腓骨前缘进针 5 分左右;或温和灸 20 分钟左右。以上穴位留针均为 30~60 分钟。

【功用】行气疏肝,散寒止痛。

【主治】本方主要治疗寒凝气滞所致之寒疝气痛。症见恶寒不欲食,手足厥冷,绕脐痛,自汗出,遇寒即发;或阴囊冷痛肿硬,少腹痛引睾丸,阴茎不举,喜暖畏寒,形寒肢冷,舌淡苔白,脉沉迟或弦。

【方解】本方所治之疝气痛,是由阴气积于内,则卫气不行,以致寒气盛,或寒侵肝脉,气机阻滞所致。因肝脉循少腹,络阴器,寒侵肝脉,肝脉失和,气滞不行,故少腹控引睾丸而痛。治疝必先治气,然兼寒者又当辅以温散逐寒。治疗上,一是行气疏肝,气升而疝除;二是温中散寒,使气行寒散,肝脉和调,疝痛可消;三是调理中、下焦阴阳,以使气行血至,肝脾和调。故选足厥阴井穴大敦,以开肝经之闭,以行肝经之气,使肝气升而浊气降,脾气升而胃气降;且肝经绕阴器,肝气得以顺行,则阴器疼痛得消;中焦阻滞得消,胃肠回归本位,是为本方之主穴。配以肝之原穴太冲理气通经、散寒止痛,以助主穴调理肝气,疏通经脉。佐使以足三阴经交会穴三阴交,以阴调阳,使升而不过,阳旺而不淫,可助主穴疏通经脉;髓之会穴绝骨,可行少阳经气,以助太冲升气,可通骨髓,以养肾气,使下焦肝肾和调。诸穴合用,共奏行气疏肝、散寒止痛的功效。

【加减】寒邪较重者,加气海,直刺 5～8 分,用补法;或温和灸 20 分钟左右。湿邪阻滞者,加关元,直刺 5～8 分,用平补平泻法;或温和灸 20 分钟左右。兼有热象者,加行间,直刺 3～5 分,用泻法;或雀啄灸 15 分钟左右。以上穴位留针均为 30～60 分钟。阴囊冷痛者,加灸长强、气海以温中散寒;睾丸坚硬拘急控引少腹者,加天应穴、行间、曲泉以暖肝祛寒。形寒肢冷者,加灸关元,以益气助阳。

【文献】《针灸聚英》:"疝,有因寒、因气、因湿热,痰积流下,灸大敦、三阴交,小腹下横纹斜尖,灸一壮。针太冲、大敦、绝骨。"

《素问·缪刺论》:"邪客于足厥阴之络,令人卒疝暴痛,刺足大指爪甲上,与肉交者,各一痏,男子立已,女子有顷已,左取右,右取左。"

《针灸大全》:"腰胯疼痛,名曰寒疝。五枢二穴,委中二穴,三阴交二穴。"

《针灸大成》:"寒疝腹痛:阴市、太溪、肝俞。"

气块方(《类经图翼》)

【组成】脾俞　胃俞　肾俞　梁门　天枢

【用法】脾俞、胃俞均先直刺 3～5 分,用平补平泻法,注意避免伤及内脏,然后提针向脊椎方向斜刺 5 分左右留针;或温和灸 20 分钟左右。肾俞直刺 5～8 分,用补法;或温和灸 15 分钟左右。梁门直刺 5～8 分,用平补平泻法;或温和灸 20 分钟左右。天枢直刺 5～8 分,用泻法;或温和灸 20 分钟左右。以上穴位留针均为 30～60 分钟左右。

【功用】健脾助运,行气化痰。

【主治】本方主要治疗饮食内伤、痰滞交阻、瘀血停留之积聚。症见腹部痞胀或痛,纳呆,时有如条状物聚起在腹部,按之则胀痛更甚,但位置不固定,时有时无,舌胖,或舌体上有灰黑斑,苔腻,脉弦或滑。

【方解】本病主要由于脾胃气虚,气郁不行,心下痞塞填满而致。有食积而成者,多有中气不足的表现;有痰结而成者,有湿热壅盛而成者。治疗上,一是健脾和胃,补益中焦元气,强化脾胃运化能力,以祛湿化痰;二是行气和血,通经活络,以解除瘀阻。故选用脾俞健脾助运,祛湿化痰;合以胃俞,使燥湿相济,一升一降,调顺气机,二穴同为本方之主穴。配以肾俞,以益肾固本,补火生土,助主穴以增强脾胃生气化食的效果。佐使以梁门、天枢调理胃肠,行气活血。故诸穴合用,标本兼顾,脾得健运,痰湿得化。

【加减】痰湿较重者,加关元,直刺 5~8 分,用平补平泻法;或温和灸 20 分钟左右。气行不畅者,加足三里,直刺 8 分~1.2 寸,用补法;或温和灸 20 分钟左右。血瘀较重者,加地机,直刺 5~8 分,用泻法;或温和灸 15 分钟左右。气滞较重者,加阳陵泉,直刺 1.2 寸左右,用平补平泻法;或温和灸 15 分钟左右。以上留针均为 30~60 分钟左右。

【文献】《类经图翼》:"气块:脾俞、胃俞、肾俞、梁门(疼痛)、天枢。长桑君针积块、癥瘕,先于块上针之,甚者又于块首一针、块尾一针,针讫灸之立应。"

《灵枢·卫气失常》:"卫气之留于腹中,搐积不行,苑蕴不得常所,使人支胁胃中满,喘呼逆息者……其气积于胸中者,上取之;积于腹中者,下取之;上下皆满者,傍取之……积于上,泻人迎、天突、喉中;积于下者,泻三里与气街;上下皆满者,上下取之,与季胁之下一寸。重者,鸡足取之。诊视其脉大而弦急,及绝不至者,及腹皮急甚者,不可刺也。"

《素问·长刺节论》:"病在少腹有积,刺皮髓以下,至少腹而止,刺侠脊两傍四椎间,刺两髂髎季胁肋间,导腹中气热下已。"

《针灸大成》:"胸满血膨有积块,霍乱肠鸣,善噫:三里、期门(向外刺二寸,不补不泻)。"

消痞方(《卫生宝鉴》)

【组成】章门 中脘 脊中

【用法】章门直刺 5 分左右,用平补平泻法;或温和灸 15 分钟左右。中脘直刺 5~8 分,用平补平泻法;或温和灸 20 分钟左右。脊中刺入骨缝中 2 分左右,用平补平泻法;或针后加灸 5 分钟左右。以上穴位留针均为 30~60 分钟左右。

【功用】健脾和胃,化痰导滞。

【主治】本方主要治疗两胁之痞块。症见痞块胀满,时见时消,发作时有明显疼痛,喘息短气,甚或呕吐,头汗出;或有不规律发热,或寒热往来似疟,胁下结块,开始比较柔软,逐渐增大而变硬,甚至发展扩大到肚脐以下,则病根已深;病程较长者可有腹部膨大,青筋暴露,甚至毛发焦枯,肌肉消瘦,口渴喜饮,面色青黄等。

【方解】本病多因营卫失调,经络阻隔,而又起居饮食无度,戕伤脾胃,有所劳力,或强忍作劳,以致精伤血轶,寒冷之气搏结不散,藏于隐蔽之所而成。治疗上,一是补益脾胃;二是条达阳气。故取脾之募穴、八会穴之脏会章门,以补益脾胃,充实中焦元气,是为本方之主穴。配以胃之募穴、八会穴之腑会中脘,以通达腑气,健胃理脾,助主穴充实脏腑之气,以化痰导滞,消除痞块。佐使以督脉穴脊中,其穴又在脾俞之旁,既可疏导一身之阳气,使气机运转,除寒消湿,也可助以上二穴条达肝气、条达脉络。故三穴合用,能健脾和胃,化痰导滞。

【加减】　若气滞较重,加期门,直刺3～5分,用平补平泻法,然后提针向外少许,转为斜刺5分而留针;或温和灸10分钟左右。若寒象较重,加气海,直刺5～8分,用补法;或温和灸20分钟左右;或隔物灸(可隔生姜或白术)7～14壮。若有热象,加足三里,直刺1寸左右,用平补平泻法,或温和灸20分钟左右。以上向外留针均为30～60分钟左右。

【文献】　《卫生宝鉴》:"中脘一穴、章门二穴,专治小儿癖气久不消者……各灸七壮,脐后脊中,灸二七壮。"

《席弘赋》:"手足上下针三里,食癖气块凭此取。"

《针灸资生经》:"疬癖:膈俞,疗疬癖,气块膈痛,小儿癖灸两阙(应为乳下)一寸各三壮。三阴交,治疬癖腹寒,膝股内痛,气逆,小便不利。膈俞,治热病汗不出,腹中积癖,默默嗜卧,四肢怠惰,不欲动,身常湿不能食,食则心痛,周痹,身皆痛。脾俞,治疬癖积聚。中脘,治寒癖结气。下脘,治癖块。不容,治腹满疬癖,不嗜食,腹虚鸣呕吐,胸背相引痛,喘咳口干,痰癖胁下痛,重肋疝痕。漏谷,治疬癖冷气,心腹胀满,食饮不为肌肤。三里、太溪,治疬癖。府舍,治疝癖。"

《针灸集成》:"灸癖法,穴在小儿背脊中,自尾骶骨将手揣摸脊骨两旁,有白筋发动处两穴,每一穴用铜钱三文压上,穴上以艾炷安孔中,各灸七壮。此是癖之根,贯血之所也。"

梅核气方(《现代针灸医案选·冯润身》)

【组成】　天突　肝俞　章门　行间　支沟　丰隆

【用法】　天突沿胸骨斜向下刺入5～8分,用平补平泻法。肝俞向脊椎方向斜刺5分左右,用平补平泻法;或温和灸15分钟。章门直刺5～8分左右,注意不要伤及内脏,用补法;或温和灸20分钟左右。行间直刺3～5分,用泻法;或雀啄灸15分钟左右。支沟直刺5～8分,用平补平泻法;或温和灸20分钟左右。丰隆直刺8分～1.2寸,用泻法;或温和灸20分钟左右。以上穴位留针均为30分钟左右。

【功用】　理气化痰。

【主治】　本方主要治疗梅核气。症见咽中如有物阻,吐之不出,吞之不下,胸胁满闷,气急作痛,或咳嗽痰多,或呕吐,舌质淡,苔白润或滑腻,脉或弦或滑或濡。

【方解】　本病主要是由于七情不畅,肝失条达,气失疏泄而致。肝气郁结,肝郁乘脾,脾运不健,聚湿生痰,痰气郁结于胸膈之上,故自觉咽中不适如有物梗阻感,咯之不出,咽之不下,所谓"妇人咽中如有炙脔"(《金匮要略》)。治疗上,一是开达上焦气机,使肺气得以布散、肃降,从而使肺降而肝升;二是调理肝气,使肝气疏达而不致郁结;三是化痰除湿,以通阻滞,使气机得以正常运转。方中取任脉穴天突,其位置正在咽之下缘,肺之上缘,具有清利咽喉、顺畅气机、开达上焦之气的作用,是为本方之主穴。配以肝之背俞穴肝俞,调理肝脾之气,以助主穴运转气机,是本方的主要配穴。佐以足厥阴荥穴行间,理肝顺气;手少阳经穴支沟,开窍通经;足阳明经络穴丰隆,化痰祛湿,三穴可助主穴化痰散结,清利咽喉。使为足厥阴肝经与足少阳胆经的会穴章门,其又是脏会,能助主穴疏肝理气,协调阴阳,和调脏气,理顺气机。以上六穴合用,则气行郁开,痰化逆降,痰气郁结之证自可解除。

【加减】胸脘痞闷者,加内关,直刺5~8分,用平补平泻法;或温和灸15分钟左右。脾胃虚弱者,加脾俞、胃俞,向脊椎方向斜刺5分左右,用补法;或温和灸15分钟左右。咽喉疼痛明显者,加天窗,直刺5分左右,用泻法。咽喉分泌物较多者,加翳风,直刺5~8分,用泻法。声音嘶哑者,加天鼎,直刺5分左右,用泻法。以上穴位留针均为30分钟左右。

【文献】《现代针灸医案选·冯润身》:"耿某,女42岁,工人。自诉:吞咽不利已2个月余。患者于2个月前,因郁怒中进食,食后即觉咽喉如梗,探吐之不能出,大口吞咽也不能使之下,直至强吐血丝,咽喉梗塞愈加,并觉食物上蠕,甚为恐惧,延医祈治,医谓食管发炎,予服消炎药数日,疗效不著。做食管及胃部钡餐造影,排除异物,患者也不深信。近月来,日渐消瘦,更加疑虑,慕名而来,祈为诊治。查:形体中等,神情忧虑,面色青黄不泽,目窠微青,唇干淡紫,舌质紫粉黯滞,舌边牙痕明显,左边有如蚕豆大瘀斑一处,舌苔厚白乏津。眼眩头胀,胸胁满闷,渴不欲饮,喉间常觉有枣大黏丸阻塞,吐之不出,吞之不下。但无碍进食,食物上蠕之感严重,必反吐二三口顽涎,吐后梗塞感可稍减。食欲尚佳,大便干燥,二三日一行。月经后期,色量正常。腹部平坦,未触及肿物,肝脾不大,脐左腹肌紧张,脉象弦长有力。始病郁怒不解,即行纳食,"怒则气上",食气欲下,两相逆于食管,故发喉间如梗。久之,气滞不行,遂生痰涎,气滞痰郁,故成梅核气证。治以舒肝理气,化痰降逆为主。故取肝俞、章门、行间、支沟、丰隆、天突。诸穴皆行泻法,天突进针5分得气后,针锋沿气管向下再进2寸。隔日针1次,8次而愈。

《外台秘要》:"间使主喑不能语,咽中哽。"

《神应经》:"梅核气,取间使、三间。"

《证治准绳》:"心咳之状,喉中介介如梗状,取大陵。"

《针灸大成》:"梅核气取膻中、气海、下三里,并可灸之。"

痞块方（《针灸大全》）

【组成】大陵　中脘　三阴交

【用法】大陵直刺 2 分左右，一般不使用手法，刺入即留针。中脘直刺5～8 分，用补法；或温和灸 20 分钟左右。三阴交直刺 8 分左右，用补法；或温和灸 15 分钟左右。以上穴位留针均为 30～60 分钟。

【功用】通瘀行气，调理脾胃。

【主治】本方主要治疗气结血瘀之积证。症见腹有积块，多见于胁下，初起软而不坚，久则按之觉硬，痛处不移，面黯消瘦，体倦乏力，饮食减少，时有寒热，女子或见经闭不行，舌下脉青紫充盈，舌质黯，舌苔白灰或有瘀点，脉弦滑或细涩。

【方解】本病主要因饮食生冷，损伤脾胃，运化不及，水谷精微不能输布，湿浊凝聚成痰，痰阻气滞，甚则血行不畅，脉络壅塞，痰浊与气血搏结，聚而不散而成。《丹溪心法》认为，积在右为食，积在左为血块。《灵枢·百病始生》云："积之始生，得寒乃生。""入于肠胃则䐜胀，䐜胀则肠外之汁沫迫聚不得散，日以成积。"治疗上，一是补益脾胃以调和肝脾；二是通行腑气以化湿祛痰。方中用足三阴之会穴三阴交，活血行气以止痛，使气行则血行，以行血化瘀，通经祛滞，是为本方之主穴。配以胃之募穴中脘，其又为腑之会穴，可以通行腑气，调理脾胃，行气以活血，是为本方之辅穴。佐使以心包络原穴大陵，以养心活血，以助主穴破瘀消痞块，通经止痛。故三穴相配，可起到通瘀行气、调理脾胃的作用。

【加减】积块坚硬作痛者，加血海，直刺 8 分左右，用补法；或温和灸 15 分钟左右。瘀血阻滞明显者，加阳陵泉，直刺 1 寸左右，用平补平泻法；或温和灸 15 分钟左右。气滞明显者，加期门，直刺 3～5 分，用平补平泻法，然后提针向外少许，转斜刺 5 分左右后留针；或温和灸 10 分钟左右。女子经闭不行者，加地机，直刺 5～8 分，用泻法；或雀啄灸 15 分钟左右。体倦乏力、饮食减少者，加足三里，直刺 1.2 寸左右，用补法；或温和灸 20 分钟左右。气虚明显者，加关元，直刺 5～8 分，用补法；或温和灸 20 分钟左右；或隔物灸（可隔白术、菟丝子）7～14 壮。以上穴位留针均为 30～60 分钟。

【文献】《针灸大全》："痞块不散，心中闷痛：大陵二穴，中脘一穴，三阴交二穴。"

《寿世保元》："一男妇诸痞块，用面作圈放痞上，用皮硝一两、鸽粪五钱、大蒜二颗，将为一处，用膏贴疮上。硝粪蒜放圈内，以熨斗火熨药上，要透热，煨木鳖子肉放膏内。小儿痞块，不用硝熨，焙手摩百次……一论蛊病及痞块，中脘（一穴或两分三寸）、右关（二穴）、分水（一穴在右）、章门（一穴在左）……一论痞积妙法：以双线系开元旧钱一个，悬于颈上适中处所，钱胸前直垂而下，孔对脐为率。却将顶上之线,悬于喉上,向背后垂下,至钱孔对脐而止,用墨点孔之中。再钱之两边点处,各灸一火,至十余壮,更服他药,癖积即消,其效甚速。"

《针灸易学》:"肚中气块、痞块、积块:三里、块中、块尾。"

《神灸经纶》:"积聚痞块,久痞:中脘、章门、三焦俞、三阴交、内庭、幽门、上脘、脾俞、气海。凡治痞者,须治痞根,无不获效。其法于十二椎下当脊中点墨为记,墨之两旁各开三寸半,以手揣摸,自有动处,即点墨灸之。大约穴与脐平,多灸左边或左右俱灸,此痞根也。或患左灸右,患右灸左,亦效。"

胁痛方(《针灸大成》)

【组成】 支沟 章门 阳陵泉 委中

【用法】 章门直刺 5～8 分,注意不要伤及内脏,用平补平泻法;或温和灸15 分钟左右。支沟直刺 5～8 分,用泻法;或温和灸 20 分钟左右。阳陵泉直刺1 寸左右,用平补平泻法;或温和灸 20 分钟左右。委中直刺 5～8 分,用平补平泻法;或温和灸 8 分钟左右,病情严重者,可用放血疗法,一般刺破络脉,放血0.5～1ml。以上穴位留针均为 30 分钟左右。

【功用】 疏肝理气。

【主治】 本方主要治疗肝气郁阻而成的胁痛。发病前多有情绪压抑,或工作紧张的原因,初期以胀痛为主,走窜不定,疼痛每因情志波动而加重,胸胁满闷,长吁短叹后能有所缓解,食欲减退,腹部饱胀,嗳气频作。病程较长者,胁下刺痛,进行性加重,面色出现黧黑斑,巩膜充血,末端有瘀斑,舌下脉充盈,脉弦。

【方解】 本病主要是因肝气郁结而致。肝居胁下,其经脉布于两胁,胆附于肝,其脉循于胁,《景岳全书·胁痛》曰:"胁痛之病,本属肝胆二经,以二经之脉皆循胁肋故也。"治疗上,一是疏达肝胆之气,使气顺而血活;二是化除瘀滞,其中之一是要化解血瘀,之二是要祛除痰湿。故取肝经与足少阳胆经之会穴章门,其又为脏会,又为胁下之局部穴,能疏肝理气、解除郁滞,活血化瘀,调理脏腑,是本方之主穴。配以取足少阳胆经之合穴阳陵泉,升气而能疏理气机,可通阻解郁,调和肝胆,助主穴治疗胸胀胁痛,是本方之主要辅穴。佐以手少阳三焦经之经穴支沟,清利三焦,开通窍络,助主穴疏调气机壅滞而通阳络之脉。经脉郁滞,取之于络,故取委中出血,以开通关节,使瘀血去而新血生,气行血活,则胁痛自平,为使穴。故四穴合用,能起到疏肝理气的作用。

【加减】 胁肋胀痛甚者,加期门,先直刺 5 分左右,注意不要伤及内脏,然后提针少许,转为斜刺 5～8 分留针。胁肋刺痛甚者,加行间,直刺 5 分左右,用泻法。食少者,加中脘,直刺 5～8 分,用补法;或温和灸 20 分钟左右。瘀血较重者,去委中,加中都,直刺 5 分左右,用泻法。以上穴位留针均为 30 分钟左右。

【文献】《针灸大成》:"伤寒胁痛:支沟、章门、阳陵泉、委中(出血)。"

《灵枢·五邪》:"邪在肝,则两胁中痛,寒中,恶血在内,行善掣节,时脚肿。取之行间,以引胁下,补三里以温胃中,取血脉以散恶血,取耳间间青脉以去其掣。"

《素问·缪刺论》:"邪客于足少阳之络,令人胁痛,不得息,咳而汗出,刺足小指次指爪甲上与肉交者,各一痏,不得息立已,汗出立止。"

《神应经》:"胁痛:阳谷、腕骨、支沟、膈俞、申脉。"

《针灸全书》:"伤寒胁肋痛,取支沟、阳陵泉、足临泣。"

小　　结

理气类处方共选 12 则,主治各种原因造成的气分病证,按其处方功能的不同,可分为 3 类。

和气类处方:宽心止痛方主治心气虚之胸痹,具有补益心气、调畅气血的作用。支沟开心方能通阳开窍,化痰通络,主治脾虚不能运化,痰湿瘀阻心络之胸心痛。胃痛方则适用于瘀血阻络型胃脘痛。

升提类处方:脱肛久痔方能益气升陷,调畅气机,治疗脱肛及痔疮具有良效。疝气方则用于劳伤过度,强力负重,以致气虚下陷所致的狐疝。

行气类处方:气滞之证,病因不同,主证各异,立法处方当有的放矢。如腹痛方主治寒凝积冷脐腹痛。疝痛方则主治寒侵肝脉、气机阻滞之疝气痛。如聚证则用气块方;痰食凝结之腹中痞块,则选用消痞方;痰气搏结于咽喉,则选用梅核气方。又因气为血帅,血为气母,气机不畅,血液运行随之郁阻。临床因肝气不舒,血行不畅而致气结瘀血之积证,则用痞块方。胁痛方则主初起邪犯肝胆之两胁胀痛,以及病久气郁致血流不畅,瘀血阻络之两胁刺痛。

从上述可知,因气虚而致气病,则益气与理气并举;气陷所致病证,当升提兼顾理气;因寒而致气病,则散寒为首务,多选用温中散寒之穴并加灸;因痰气互结而致气病,则健脾化痰与疏肝理气两者不可缺一,脾健则痰无生成之源,肝气条达则痰蠲;气滞而致血瘀之证,多选用活血化瘀之穴,如血海、膈俞、三阴交等,活血通络理气而达万全。

理气类针灸处方歌诀

一、和气类

1. 宽心止痛方

宽心止痛调气血,选用心俞为主穴,膏肓可配足三里,再用内关通维脉。

2. 支沟开心方

千金支沟开心方,脾心疼痛不用慌,太溪然谷固肾气,阳振痰去除病伤。

3. 胃痛方

胃痛方治胃寒痛,中脘温灸气可通,三里公孙相配伍,三阴交和内关同。

二、升提类

1. 脱肛久痔方

脱肛久痔有气伤,二白百会加长强,精宫一穴莫小看,活血消痔把精藏。

2. 疝气方

疝气方中用阴交,曲泉照海病自消。

三、行气类

1. 腹痛方

寒凝积冷脐腹痛,三里当和天枢共,水分阴交去寒湿,针后需把灸法用。

2. 疝痛方

疝痛多有肝气凝,大敦太冲将针行,三阴交合绝骨穴,加艾灸后病自平。

3. 气块方

选用腹痛气块方,脾胃肾俞效可当,梁门天枢常留针,标本兼顾不平常。

4. 消痞方

消痞方中用中脘,脾虚有痰身倦软,章门脊中前后用,注重针法效不缓。

5. 梅核气方

肝滞痰阻梅核气,肝俞章门自能医,支沟丰隆化痰湿,行间天突效不低。

6. 痞块方

要治痞块选大陵,三阴交合中脘灵。

7. 胁痛方

肝郁气滞有胁痛,章门须合陵泉用,若要化痰通经络,支沟还需配委中。

复 习 题
---

1. 理气类处方按其功用分为几类?各适用于哪些病证?
2. 试述胃痛方、宽心止痛方、梅核气方、胁痛方的功用、组成及方义。
3. 请比较疝气方与疝痛方的组方与主治特点。

第十八章　理血类方

凡是以具有活血化瘀或止血功效的穴位为主组成,具有调理血分疾病,以祛旧生新、活血止血、消瘀化斑、养血调经为主要作用的处方,统归属于理血类方。

血分病变包括血瘀、血溢(出血)、血虚3种。血瘀宜活血,血溢宜止血,血虚宜补血。其中补血类方已在补益类方中阐述,本章主要论述活血化瘀及止血类处方。

血是营养人体的重要物质,在正常情况下周流不息地循行于脉中,灌溉五脏六腑,濡养四肢百骸。故《难经·二十二难》说:"血主濡之。"《灵枢·营卫生会》说:"以奉生身,莫贵于此。"一旦因某种原因致血行不畅,瘀蓄内停,则变生诸病,此时就要用活血化瘀之法,如《血证论》所说"旧血不去,则新血断然不生","反与好血不相能","瘀血在经络脏腑之间,则周身作痛,以其堵塞气之往来,故滞碍而痛"。活血化瘀法适用于瘀积包块、外伤瘀肿、痛经、经闭等,常用穴位如血海、三阴交、膈俞等。一般多配合理气穴位,如气海、膻中等。因气为血帅,气行则血行,血滞则气亦滞。瘀血在经络脏腑之间,气郁化火则致阴虚血瘀,此时当配合养阴穴位,如太溪、膏肓等。兼热者,则应加用清热穴位,如大椎、曲池、合谷等;兼正气虚者,应加用补益正气穴位,如气海、关元、足三里、肾俞等。

正常生理情况下,血行脉中,在某些病理情况下,血液离经妄行出现吐血、衄血、咳血、便血、尿血等。究其病因,有血热妄行、气虚不能摄血、阳虚不能温经、瘀血阻滞等。因此,临证时应根据病证的寒热虚实制订适当的处理方法。出血若起于急、燥,症见身热面赤、血色鲜红、脉象滑大而数、大便秘结者,多属实热之证,必须止血与清热同用;如病起于渐、缓,或反复不止,症见面色㿠白、血色紫黯、身冷脉微者,多为虚寒之证,则应止血与温阳同用;如出血兼有瘀滞现象者,止血方中须配以祛瘀之穴,如地机、足三里等,以防血虽止而见瘀血停留。

一、活血化瘀类

血滞腰痛方(《丹溪心法》)

【组成】委中　肾俞　昆仑

【用法】委中直刺 5~8 分,用平补平泻法;或放血疗法,一般在穴位附近小络脉处放血,约 0.3~0.5ml。肾俞直刺 5~8 分,用补法。或温和灸 15 分钟左右。昆仑直刺 3~5 分,用泻法;或温和灸 10 分钟左右。以上穴位留针均为 30 分钟左右。

【功用】通经化瘀,理气活血。

【主治】本方主要治疗瘀血腰痛。症见腰痛如刺,痛有定处,轻则俯仰不便,重则因痛剧而不能转侧,痛处拒按,舌质紫黯,或有瘀斑,脉涩。

【方解】本病主要是因跌仆外伤,损伤经脉气血,或因久病,气血运行不畅,或因腰部用力不当,导致经络气血阻滞不通,致使瘀血留滞腰部而发生。治疗上,一是条达阳气,打通经络;二是行血活血,祛除瘀滞。《灵枢·经脉》云:"足太阳之脉,起于目内眦……挟脊抵腰中,入循膂,络肾……入腘中……出外踝之后,循京骨,至小指外侧。"腰痛正当足太阳膀胱经循行之部位,故取足太阳膀胱经之合穴委中,充实膀胱经气,通行膀胱经脉,以起到阳气充实、经络通畅的作用,且古人早有"腰脊委中求"之说,是本方之主穴。配以局部穴肾俞,其又为肾之背俞穴,"腰为肾之府",故可协助主穴补益气机,通利腰脊。佐使以昆仑,其为足太阳经之经穴,行气之力较强,可助主穴条达膀胱经气,解除腰脊瘀阻。故三穴合用,具有通经化瘀、理气活血之效。

【加减】急性腰扭伤者,加龈交,用挑龈交结的方法进行,若挑除有困难,可将龈交结压碎,也有较好效果。若病程长者,加中都,直刺 5~8 分,用泻法;或雀啄灸 15 分钟左右。以上穴位留针均为 30 分钟左右。

【文献】《丹溪心法》:"血滞于下,委中穴刺出血,妙,仍灸肾俞、昆仑尤佳。"

《灵枢·杂病》:"腰痛,痛上寒,取足太阳阳明。痛上热,取足厥阴。不可以俯仰,取足少阳。中热而喘,取足少阴腘中血络。"

《素问·刺腰痛》:"足太阳脉令人腰痛,引项脊尻背如重状,刺其郄中。太阳正经出血,春无见血。"

《神应经》:"挫闪腰胁痛,取尺泽、曲池、合谷、手三里、阴陵泉、阴交、行间、足三里。"

《类经图翼》:"腰闪挫疼,起止艰难:脊中、肾俞(三壮、七壮)、命门、中膂俞、腰俞俱七壮。"

《针灸聚英》:"挫闪腰疼胁肋疼,尺泽曲池合谷穴,三阴交穴与阴交,行间三里手三里。"

《针灸大成》:"挫闪腰痛:尺泽、委中、人中、昆仑、束骨、支沟、阳陵泉。"

血臌方（《类经图翼》）

【组成】膈俞　脾俞　肾俞　间使　足三里　复溜　行间

【用法】膈俞、脾俞向脊椎方向斜刺 5 分左右，用平补平泻法；或温和灸 15 分钟左右。肾俞直刺 5～8 分，注意针下感觉，不要刺伤肾，用补法；或温和灸 20 分钟左右。间使直刺 5～8 分，用泻法；或温和灸 15 分钟左右。足三里直刺 1.2 寸左右，用补法；或温和灸 20～30 分钟。复溜直刺 5 分左右，用补法；或温和灸 8 分钟左右。行间斜刺 5 分左右，用泻法；或雀啄灸 20 分钟左右。以上穴位留针均为 30～60 分钟。

【功用】化瘀通经。

【主治】本方主要治疗血臌。症见腹大坚满，脉络怒张，胁腹攻痛，面色黧黑，或有黑斑，头颈胸臂有血痣，赤丝缕缕，小便反利，大便或黑，肌肉消瘦，食欲不振，常有恶心，疲乏无力，巩膜络脉充盈，末端有瘀斑，舌质紫红或有紫斑，舌下络脉充盈，脉细涩或芤。

【方解】本病主要是因肝失疏泄，气机不利，血行不畅，留滞肝络，成为瘀血，致使肝脏受累。同时，肝气郁结，郁久化热，横逆犯脾，脾胃运化失常，水湿停留，蕴久化痰，与血瘀纠缠，致使经络阻塞，气机不通。另一方面，肝肾同居下焦，肝气上亢则肾阴受伤，久病及肾，元气虚衰，阳气亏损，气虚而加重血瘀，导致血臌之证。治疗上，一是疏达肝气，使气行血畅，以祛瘀生新；二是舒理脾气，使脾胃运化正常，以化除痰湿，疏通阻滞，使经络通畅，气行顺利；三是培补肾气，以壮阳气之原，恢复全身气机正常运行。方中选用八会穴之血会膈俞，以调理气血，活血化瘀，且该穴又主治胸胁部疾患，属于局部穴治局部病的要穴，故为本方之主穴。配以脾俞，调理脾脏之气，脾统血，具行血活血之力，可助主穴化除瘀血；肾俞补益肾气，以补气之原；足三里培补阳明经气，使脾胃之气得到充实，以化湿祛痰，从另一个角度协助主穴化瘀。以上三穴是本方之主要配穴。佐以肾经上的经穴复溜，肝经上的荥穴行间，以调理肝肾之气，使肝火平而肾水生。使以手厥阴经之经穴间使，以助以上穴位，入血通经。故诸穴合用，针对血瘀为主的血臌。如属水臌、气臌则应辨证施治，在本方的基础上加减穴位。

【加减】病程长者，加章门，直刺 5～8 分，注意不要伤及内脏，用补法；或温和灸 15 分钟左右。瘀血较重者，加中都，直刺 8 分左右，用泻法；或温和灸 15 分钟左右。气血虚弱明显者，加膏肓，向肋骨与肩胛骨之间斜刺 5～8 分，用补法；或温和灸 20 分钟左右。若大腹膨大、内有水液，加水分，温和灸 20～30 分钟。若妇女血臌，多在下腹部，去脾俞、足三里、间使，加关元，直刺 5～8 分，用平补平泻法，或温和灸 20～30 分钟；再加地机，直刺 5 分左右，用泻法，或雀啄灸 10 分钟左右。若腹部膨胀、肠鸣不已,加中脘,温和灸 20 分钟左右。以上穴位留针均为 30~60 分钟。

【文献】《类经图翼》:"血鼓:膈俞、脾俞、肾俞、间使、足三里、复溜、行间。"

《外台秘要》:"又疗胀满瘕聚,带下疼痛法,灸气海百壮,穴在脐下一寸半。忌不可针。"

《针灸资生经》:"病结为癥瘕曰疝母……此灸之所以不可废也。乡居人用旱莲草椎碎,置在手掌上一夫(四指间也),当两筋中,以古文钱压之,系之以故帛,未久即起小泡,谓之天灸。尚能愈疟,况于灸乎。"

《针灸大全》:"五积气块,血积血癖:膈俞二穴,肝俞二穴,大敦二穴,照海二穴。"

《针灸聚英》:"有风暑、山岚瘴气、食老疟、疟母、寒湿痹、五脏疟、五腑疟,针合谷、曲池、公孙,灸不拘男女,于大椎中第一节处,先针后灸三七壮,立效,或灸第三节亦可……寒热坚大冲阳焚,鼓胀复溜与公孙,中封太白三阴交,更兼一穴是水分……妇人女子癥瘕,血结成块,漏下赤白,月事不时:外陵、天枢下一寸,去中行各二寸。"

开经方(《神应经》)

【组成】　曲池　支沟　足三里　三阴交

【用法】　曲池直刺 8 分~1 寸,用补法;或温和灸 20 分钟左右。支沟直刺 5~8 分,用泻法;或温和灸 15 分钟左右。足三里直刺 8 分~1.2 寸,用补法;或温和灸 20~30 分钟。三阴交直刺 8 分左右,用补法;或温和灸 10 分钟左右。以上穴位留针均为 30 分钟左右。

【功用】　通经化瘀,行气活血。

【主治】　本方主要治疗气滞血瘀引起的月经减少,甚至闭经。症见月经逐月减少,经期推迟,经色淡红,夹有血块,直至闭经,白带较多,体倦身疲,面色黄滞,食欲减退,胸闷痰多,舌质胖、边有齿印,舌苔厚腻,舌下络脉充盈,脉滑或濡。

【方解】　本病多为气血不足,痰湿阻滞,经络运行不畅而引起。主要是因肠胃腑气不行,而致脾气不能升,中焦元气不足,健运失职,引起痰湿阻滞,气行不畅,血流减缓,终致血瘀阻经。治疗上,一是养护肠胃,增强中焦元气,以行气活血,调经化瘀;二是运化水湿,祛除痰阻,以顺畅气机,通行经络。故选用手阳明经合穴曲池,疏通大肠腑气,调理肠胃,以降而求升,气行而血行,是为本方之主穴。配以手少阳三焦经经穴支沟,以开通经络,运行水湿,以解除痰阻,畅行元气,是本方之主要配穴。佐使以足三里以补益阳明之气;三阴交以濡养太阴之血,二者配合能充实气血,化除瘀阻,使经血来之有源,闭塞之月经得以重新开通。故以上四穴合用,能通经化瘀,行气活血,开通月经。

【加减】血瘀明显者,加地机,直刺 5~8 分,用平补平泻法;或温和灸 10 分钟左右。气滞明显者,加阳陵泉,直刺 1 寸左右,用平补平泻法;或温和灸 20 分钟左右。气虚明显者,加脾俞,向脊椎方向斜刺 5 分左右,用补法;或温和灸 15 分钟左右。血虚明显者,加膈俞,向脊椎方向斜刺 5 分左右,用补法;或温和灸 15 分钟左右。以上穴位留针均为 30 分钟左右。

【文献】《神应经》:"曲池、支沟、三里(足)、三阴交,治女子月经不来。"

《灸法秘传》:"月经者,一月一至也。超前退后,谓云不调。女子经水不调者,当灸气海,兼灸中极。妇人月水枯闭者,当灸腰俞,可愈。"

《神灸经纶》:"血结月事不调:气海、中极、照海。经闭:腰俞、照海。"

《针灸集成》:"月经断绝:取中极、三阴交、肾俞、合谷。月经不通:合谷、阴交、血海、气冲。"

行经方(《针灸大成》)

【组成】肾俞 气海 中极 三阴交

【用法】肾俞直刺 5~8 分,用补法。或温和灸 15 分钟左右。气海直刺 5~8 分,用补法;或温和灸 20 分钟左右。中极直刺 5 分左右,注意刺前患者排尿,用平补平泻法。三阴交直刺 8 分左右,用补法;或温和灸 15 分钟左右。以上穴位留针均为 30 分钟左右。

【功用】益肾调经。

【主治】本方主要治疗肾气不足所致经少,甚至经闭。月经量逐渐减少或月经后期,甚至超期不至,终至经闭;兼见头晕耳鸣,腰膝酸软,食欲不振,面色㿠白,唇爪色泽不荣,黄白带下,痛经,身体虚弱、疲乏,大便溏泄,舌质橘红,苔白厚或腻,脉细涩。

【方解】本病主要是先天肾气不足,天癸未充,后天调理欠佳,或多产房劳,以致精亏血少,冲任失养,月经不继,遂成经闭。治疗上,一是育肾精,补先天,使精强而血充;二是迅速补益全身气机,气行则血行;三是养脾胃,益后天,统理血液,灌溉冲任,使月经得以正常。故选用肾之背俞穴肾俞调养肾气,如《医学正传》云"月水全借肾水施化,肾水既乏,则经血日以干涸",肾为先天之本,肾气足则精血自充;配以气海以养下焦原气之根,与肾俞共使原气充足,是为本方之主穴。佐以三阴交以补脾胃、助运化、通经络、和气血,脾胃为后天之本,主消化水谷,化精微而为气血,血源充足则经闭自能通畅。使以任脉上的中极,能调冲任以通经血,清利水湿以通经络,又是局部穴,可助主穴行经水而调月经。四穴合用,益其源,调其流,血海盈则月事行。

【加减】有头晕耳鸣者,加百会,向后斜刺 5 分左右,用补法;或温和灸 8 分钟左右。血虚较重者,加血海,直刺 8 分左右,用补法;或温和灸 20 分钟左右。

【文献】《针灸大成》:"经事不调,中极、肾俞、气海、三阴交。"

《针灸集成》:"月经不通,合谷、阴交、血海、气冲。"

《医学纲目》:"经脉不通,曲池、支沟、三里、三阴交,此四穴壅塞不通则泻之,如虚耗不行则补之。"

调经方(《类经图翼》)

【组成】气海　中极　照海

【用法】气海直刺 5 ~ 8 分,用补法;或温和灸 20 分钟;或隔物灸(可隔菟丝子或隔香附饼)7 ~ 14 壮。中极直刺 5 分左右,注意针前排尿,用平补平泻法;或温和灸 15 分钟左右。照海略向下刺 3 ~ 5 分,用补法;或温和灸 8 分钟左右。以上穴位留针均为 30 分钟左右。

【功用】补肾益原,调理冲任。

【主治】本方主要用于治疗月经不调。月经先后无定期,经血少,或多少不定,经色或紫或淡,多伴有血块,头晕耳鸣,腰酸如折,或小腹空坠,夜则溲多,大便不实,舌淡苔薄,脉沉细涩。

【方解】本病乃因肾气虚弱、冲任不调、血海蓄溢失常,以致经乱先后无定期。治疗上,一是补益元气,养其根本;二是清利下焦冲任,使气血循行正常,月经按期而至。选用气海,是元气所生之处,又因气海贯两旁通气穴,交于胃气,为气街所达之地;且导胃气于胞中,络阴血,至胞相交于肾,能充实元气,补益肾虚,调理冲任,是本方之主穴。配以中极以助主穴调理冲任,温通胞脉;还可清利下焦阻滞,开通经络,使月经行之有道。佐使以足少阴肾经照海,其为八脉交会穴,通阴维,可助主穴调理月经,使月经行之有期。诸穴相配,使阴平阳秘,原气充实,冲任得调,则经行有期。

【加减】血虚者,加膈俞,向脊椎方向斜刺 5 分左右,用补法;或温和灸 10 分钟左右。虚热者,加太溪,直刺 3 ~ 5 分,用补法。肝气不调者,加期门,先直刺 3 ~ 5 分,注意不要伤及内脏,用平补平泻法,然后向外提针少许,转斜刺 5 分左右后留针。有痛经者,加地机,直刺 5 ~ 8 分,用泻法;或雀啄灸 15 分钟左右。以上穴位留针均为 30 分钟左右。

【文献】《类经图翼》:"血结月事不调,气海、中极、照海(月事不行)。"

《针灸大全》:"室女月水不调,脐腹疼痛,天枢一穴、气海一穴、三阴交二穴。室女月水不调,淋沥不断,腰腹痛,肾俞二穴、关元一穴、三阴交二穴。"

《针灸大成》:"月水不调:气海、中极、带脉(一壮)、肾俞、三阴交。先刺公孙,次取关元、气海、天枢、三阴交。"

《针灸集成》:"月经不调,取阴独、中极、三阴交、肾俞、气海……阴独八穴在足四指间,主妇人月经不调,须待经定为度,针三分,灸三壮。"

二、止血类

鼻衄方(《针灸大成》)

【组成】上星　合谷　百劳　风府

【用法】上星向后斜刺或平刺5分左右,用泻法。合谷直刺5~8分,用平补平泻法。百劳向脊椎方向斜刺5分左右,用泻法。风府略向下斜刺5分左右,用泻法。以上穴位留针均为30分钟左右。

【功用】泻热止衄。

【主治】本方主要治疗内热引起的鼻衄。多具有一时性、突发性的特点。患者平时多食辛热食物,多有情绪急亢,心烦易躁,口干便结,小便黄赤,舌质瘦红,舌苔薄黄或燥,脉弦数。

【方解】本病主要由于风热袭肺,导致血热妄行;或嗜食辛热,以致胃火炽盛,又因足阳明之脉起于鼻之交颈中,以致火热上迫鼻窍而致。治疗宜泻肺胃之热,使热去而鼻衄止;并调理肺胃之气,以解血热妄行之源。故主用督脉之上星,清泻督脉中之热邪,使亢热渐平而衄止,是为本方之主穴。配以百劳,其为经外奇穴,能增强主穴清泄肺热之力。佐以大肠经原穴合谷,因手阳明大肠与手太阴肺相为表里,又与足阳明经脉相接,故能清泄诸经之热,以助主穴泻热止衄。风府为足太阳、督脉和阳维脉之会穴,是治疗头面部和五官科病症的常用穴,散风即散热,醒脑即能止衄,可助主穴以清热止衄。故诸穴相互协调,共奏泻热止衄之效。

【加减】有发热者,加曲池,直刺8分~1.2寸,用泻法。虚火上炎者,加太溪,直刺5分左右,用补法;或温和灸10分钟左右。实火上炎者,加行间,直刺3~5分,用泻法;或雀啄灸15分钟左右。以上穴位留针均为30分钟左右。

【文献】《针灸大成》:"鼻衄不止,合谷、上星、百劳、风府。问曰:此疾缘何而得? 出血不止? 答曰,血气上壅,阴阳不能升降,血不宿肝,肝主藏血,血热妄行,故血气不顺也。针前不效,复刺后穴:迎香、人中、印堂、京骨。"

《灵枢·寒热病》:"暴瘅内逆,肝肺相抟,血溢鼻口,取天府。"

《灵枢·杂病》:"衄而不止,衃血流,取足太阳;衃血,取手太阳。不已,刺宛骨下,不已,刺腘中出血。"

《备急千金要方》:"凡口鼻出血不止,名脑衄,灸上星五十壮,入发际一寸是。大便下血,灸第二十椎,随年壮……治鼻出血不止方:捣楮叶汁,饮三升,大良。又方:张弓令弦向上,病儿仰卧枕,弦放,四体如常卧法,衄时痒痒,便灸足大趾节横理三毛中十壮,剧者百壮,衄不止,灸之,并治阴卵肿。又灸风府一穴四壮,不止,又灸。又灸涌泉二穴各百壮。”

《丹溪心法》:“衄血,宜灸大椎、哑门,即止。”

《医学纲目》:“衄血,取上星、风府、哑门、合谷、内庭、三里、照海。”

《神灸经纶》:“衄血:上星(灸一壮即止,一曰七七壮,少则不能断根)、囟会(亦如上星)、风门、膈俞、脊骨、百劳、合谷、涌泉。一法于项后发际两筋间宛中穴灸三壮,盖血自此入脑注鼻中,故灸此立止(即哑门穴)。”

吐血方(《类经图翼》)

【组成】膈俞　肝俞　脾俞　肾俞　间使　足三里

【用法】膈俞、肝俞、脾俞均向脊椎方向斜刺5分左右,用平补平泻法。肾俞直刺5~8分,用补法;或温和灸15分钟左右。间使直刺5~8分,用泻法。足三里直刺1寸左右,用补法或平补平泻法;或温和灸20分钟左右。以上穴位留针均为30分钟左右。

【功用】泻火凉血。

【主治】本方主要治疗肝火犯胃之吐血。突发性吐血,血色鲜红或带紫黯,心烦胸闷,呃逆频作,口苦胁痛,善怒,寐少梦多,小便黄赤,少数患者有淡黑便或柏油便,舌红苔黄,脉弦数。

【方解】本病主要是肝火犯胃引起。因郁怒伤肝,肝气横逆,郁而化火,灼伤胃络而成,其特点是血色鲜红或带紫黯,如《素问·举痛论》所说“怒则气逆,甚则呕血”。方中用肝俞泻肝胆之火而折其上逆之势,使火降而血不妄行,是为本方主穴。配以脾俞健脾益气统血,使血液不致妄行;配以肾俞以滋养肾阴,因肝肾同居下焦,故补肾水可以平肝火;配膈俞清膈热,养血生血,使旧血去除的同时,新血即时得以生长。三穴共同协助主穴清火凉血,去旧生新。佐以心包络之间使,以清热通阻,宁心安神而止心烦不宁、多梦少寐。使以胃经之合穴足三里以泻胃降逆,以引火下行。诸穴合用,清肝凉血,泻胃降逆,标本兼顾。故六穴合用,能清肺凉肝,降气泻火,统摄血液。

本方亦可用于肝胃火盛,损伤血络,血热妄行所致的多种出血证,如咯血、衄血等。本方主治热证出血,虚寒证出血者则不应选用。

【加减】肝火旺盛者,加行间,直刺3~5分,用泻法。肺火旺盛者,加肺俞,向脊椎方向斜刺5分左右,用泻法。有瘀血者,加孔最,直刺5分左右,用泻法;地机,直刺8分左右,用泻法。以上穴位留针均为30分钟左右。

注:患者吐血之时,需要立即禁食,停止活动,安定情绪,并与西医配合

治疗。

【文献】《类经图翼》:"怒气伤肝吐血:膈俞、肝俞、脾俞、肾俞、间使、足三里。"

《针灸资生经》:"肝俞、紫宫、石门,疗吐血。孔最、曲泽、肺俞,疗唾血。承满,疗鬲气吐血。"

《儒门事亲》:"衄、吐血、下血,取隐白、大陵、神门、太溪。"

《先醒斋医学广笔记·吐血》认为治吐血有三诀:"宜行血不宜止血","宜补肝不宜伐肝","宜降气不宜降火"。

《灸法秘传》:"血症,实火为多,不宜辄灸。灸患之血症,虚火不少,用灸无妨,切须辨之。胆俞、上脘、天突、膏肓。"

《针灸大成》:"吐血等症,膻中、中脘、气海、三里、乳根、支沟。问曰:此症缘何而得?何法可治?答曰:皆因忧愁思虑,七情所感,内动于心,即伤于神,外劳于形,即伤子精。古人言:心生血,肝纳血。心肝二经受克,心火上炎,气血上壅,肾水枯竭,不交济,故有此症。须分虚实,不可概治。肺俞、肾俞、肝俞、膏肓、关元。"

归经方(《针灸聚英》)

【组成】隐白　脾俞　上脘　肝俞

【用法】隐白略斜刺2分左右,一般不使用手法,刺入即留针;或温和灸10分钟左右。脾俞向脊椎方向斜刺5分左右,用补法;或温和灸10分钟左右。上脘直刺5分左右,用平补平泻法;或温和灸15分钟左右。肝俞向脊椎方向斜刺5分左右,用平补平泻法;或温和灸8分钟左右。以上穴位留针均为30分钟左右。

【功用】益气健脾,养血止血。

【主治】本方主要治疗脾阳不足之出血,诸如吐血、衄血、便血、经血不止等。血色黯淡,出血量不大,但经常出血,止血不易。月经后期,月经初日经量较多,颜色较淡,四肢不温,或皮肤常有瘀斑,神疲肢倦,面色萎黄,便溏,舌淡苔白,脉沉细无力。

【方解】本病多由中气素虚或劳倦过度,损伤脾气,以致脾阳不足引起。脾主统血,脾虚则血失所统,气行不畅,经络阻滞;气不摄血,血不归经。故在上而为吐衄,在下而为下血。治疗上,一是温补脾胃,补益中焦元气,使气旺血归;二是开通经络,祛除瘀阻,使气行有序,气血归经。故选用脾俞调补脾胃中焦元气,且可化生血液。因气为血帅,血为气母,脾气得充则统摄有权,以使血液不致妄行,是为本方之主穴。上脘属胃络脾,系足阳明胃脉、手太阳小肠和任脉之会穴,是治上腹部脾胃病症的常用穴,助主穴以健脾和胃,益气生血,是为本方主要配穴。出血多则阴血必亏,肝主藏血,故取肝之俞穴肝俞以调理肝气,升阳和脾,协调气血,为本方之佐穴。隐白为脾经之井穴,针之或灸之以开通经络,理顺脾胃之气,助主穴健脾统血,使血运归经。诸穴合用,则脾气得健,气能摄血,气血相安,经络通畅,血归于经,故方名归经方。

【加减】气虚明显者,加气海,直刺 5～8 分,用补法;或温和灸 20 分钟左右。气虚伴有水湿阻滞者,加关元,直刺 5～8 分,用平补平泻法;或温和灸 20 分钟左右。瘀血阻滞者,加地机,直刺 5～8 分,用泻法;或温和灸 10 分钟左右。便溏者,加天枢,直刺 5 分左右,用平补平泻法;或温和灸 20 分钟左右。经水不调者,加三阴交,直刺 5～8 分,用补法;或温和灸 15 分钟左右。以上穴位留针均为 30 分钟左右。

【文献】《针灸聚英》:"吐衄血、身热是血虚。血温身热者,死不治。针隐白、脾俞、上脘、肝俞。"

《成方便读》:"凡人身之血,皆赖脾土以为主持,方能统御一身,周行百脉,若脾土一虚,即失其统摄之权,于是得热则妄行,得寒则凝涩,皆可离经而下,血为之不守也。"

《天星秘诀》:"脾病血气先合谷,后刺三阴交莫迟。"

《理瀹骈文》:"通经膏:《纲目》云:过期不行宜补血行气。四物、香附、红花、蓬术、木通、官桂、苏木、姜黄、延胡、灵脂,此膏满肿胀之症,凡欲通者并宜之。上贴心口,心主血;中贴脐眼,脾统血;下贴脐下,肝藏血。兼贴对脐两腰等处。导经末子:附子、肉桂、当归、元胡、灵脂、蓬术、青皮、灵仙、川芎、酒芍、红花、乌药、香附、苍术、浓朴、精金、半夏、丁香、木通、大黄(醋炒)、蚕砂、炒吴萸、黄连,同炒,各一钱,巴霜五分,其研末,每以半厘糁膏上贴。又调经末子,不论前后多少,痛或不痛,当归一两,川芎五钱,白芍、苁蓉、灵脂(炒)、延胡(炒)、白芷、苍术、白术、乌药、茴香、陈皮、半夏各三钱,柴胡二钱,黄连同吴萸炒,各一钱。先期者,加条芩、丹皮、地骨皮各二钱;后期者,加官桂、干姜、艾各二钱;干血痨,加桃仁、红花、大黄、生姜、红枣;血瘕再加马鞭草,各为粗末,或醋或酒炒熨心腹脐下,并缚脐,如冷再炒,每日用之,以调为度。"

尿血方(《类经图翼》)

【组成】膈俞　脾俞　三焦俞　肾俞　列缺　章门　大敦

【用法】膈俞向脊椎方向斜刺 5 分左右,用补法;或温和灸 10 分钟左右。脾俞向脊椎方向斜刺 5 分左右,用补法;或温和灸 10 分钟左右。三焦俞直刺 5 分左右,用平补平泻法;或温和灸 10 分钟左右。肾俞直刺 5～8 分,用补法;或温和灸 15 分钟左右。列缺向上斜刺 5 分左右,用平补平泻法。章门直刺 5～8 分,用补法;或温和灸 15 分钟左右。大敦略斜刺 2 分左右,用泻法;或雀啄灸

15 分钟左右。以上穴位留针均为 30 分钟左右。

【功用】 健脾补肾,益气止血。

【主治】 本方主要治疗脾肾两虚之尿血证。症见小便带血,其色淡红,面色萎黄,食欲减退,腰腿酸软,四末冷;偶发腰部疼痛,多为突发性,多呈绞痛状;常有头目不清,入夜后多有耳鸣,大便先硬后溏,舌质淡胖、边有齿印,舌苔厚,脉细弱而虚。

【方解】 本病由于劳倦或久病伤及脾肾两脏,中气下陷,脾虚不能统血,肾虚不能固摄而致。故选用脾俞、肾俞,为脾、肾之精气输注于背部的穴位,针之能补脾、肾而摄血,血流归经,是为本方之主穴。膈俞为血会,有助于生血,使血得补充,五脏得养,以助主穴恢复功能,重振元气,血随气行归经;三焦俞系三焦在背之俞穴,此穴统管三焦之火,有通调水道之功,针之有化气行水、补充元气之功。以上二穴为本方之主要配穴。佐以列缺、大敦,列缺为手太阴之络,别走阳明,宣通太阴之气,益气行清肃之功,以治尿血;大敦为肝经之井穴,功长于行气调肝,泻火和血。此二穴可助主穴行气和血,协调阴阳,交通水火,约束经络。使以章门,其为脾之募,五脏之会穴,可助脾运化精微而助主穴统血摄血。故诸穴合用,具有健脾补肾、益气止血之力。

【加减】 下焦湿热者,加中极,直刺 5 分左右,用泻法;或温和灸 10 分钟左右。虚热者,加照海,略向下斜刺 3～5 分,用补法;或温和灸 15 分钟左右。以上穴位留针均为 30 分钟左右。

【文献】 《类经图翼》:"尿血:膈俞、脾俞、三焦俞、肾俞、列缺、章门、大敦。"

《千金翼方》:"尿血七法:第七椎两边各五寸,主尿血。又,灸大敦,各随年壮。虚劳、尿血、白浊,灸脾俞百壮。又,灸三焦俞百壮。又,灸肾俞百壮。又,灸章门百壮。尿黄,灸石门五十壮。"

《针灸资生经》:"小便如血:关元主伤中尿血。太陵治小便如血。关元治溺血。"

《普济方·针灸》:"水曹不可伤,伤即令人尿血不止。宜治脐上一寸及百会。"

《针灸集成》:"虚劳羸瘦,耳聋,尿血,小便浊,或出精,阴中痛,足寒如冰,昆仑、肾俞年壮,照海、绝骨。"

止血方(《针灸甲乙经》)

【组成】 大陵　郄门

【用法】 大陵直刺 2～3 分,一般不用手法,刺入即留针。郄门直刺 5～8 分,用泻法;或温和灸 15 分钟左右。以上穴位留针均为 30 分钟左右。

【功用】清心泻火,凉血止血。

【主治】本方主要治疗心肝火旺之呕血证。症见呕血量大、色红,多呈突发性,呕血前多有心烦易躁,情绪激动,胸闷气结,或胸胁满痛,面赤咽干,口舌生疮,渴欲冷饮,少寐多梦,小便红赤,大便秘结,舌尖红苔黄,脉数或弦。

【方解】本病多因恼怒、过劳及伤于酒色所致,也可因暴怒伤肝,气火上逆所致。治疗上,一是平息心火,降逆肝火,使火气不妄行,血能循经而行;二是调理气机,解除瘀阻,使经络通畅,升降得调。方中取心包经原穴大陵,以疏理心气,平息心火,宁心安神,调理血脉,是为本方之主穴。配以手厥阴心包经之郄穴郄门,可助主穴开通心气,解除瘀阻,通畅经络,平息火邪,并可导热下行,通络止血。此两穴相配,清心泻火,宁心安神,顺气抑肝,泻子保母,并引热从小便而出,达到凉血止血的目的。

【加减】心火旺盛者,加劳宫,直刺 3～5 分,一般不使用手法,刺入即留针;少冲,略斜刺 2 分左右,一般不使用手法,刺入即留针,或点刺放血。肝火旺盛者,加太冲,直刺 5 分左右,用泻法;或雀啄灸 20 分钟左右。胃火旺盛者,可加内庭,直刺 3～5 分,用泻法;或雀啄灸 15 分钟左右;或点刺放血。瘀阻较重者,加中都,直刺 5～8 分,用泻法。以上穴位留针均为 30 分钟左右。

【文献】《针灸甲乙经》:"呕血,大陵及郄门主之。"

《备急千金要方》:"呕血肩胁痛,口干心痛与背相引不可咳,咳引肾痛,不容主之。心膈下呕血,上脘主之;唾血振寒咽干,太渊主之。呕血,大陵及郄门主之。呕血上气,神门主之……上脘、不容、大陵主呕血……郄门主衄血、呕血。行间主短气呕血,胸背痛。太冲主面唇色白,时时呕血,女子漏血。"

《针灸大全》:"血寒亦吐,阴乘于阳,名心肺二经呕血:少商二穴、心俞二穴、神门二穴、肺俞二穴、膈俞二穴、三阴交二穴。"

《针灸聚英》:"呕血曲池神门穴,鱼际通前三穴医。"

便血方(《针灸聚英》)

【组成】隐白　三里

【用法】足三里直刺 8 分～1.2 寸,用补法;或温和灸 20 分钟左右。隐白略斜刺 2 分左右,一般不使用手法,刺入即留针;或温和灸 15 分钟左右。以上穴位留针均为 30 分钟左右。

【功用】通经祛瘀,行气和血。

【主治】本方主要治疗大肠久积风冷所形成的肠风下血。便时下血,血色鲜红或黯红,肛门胀滞,大便不爽,心中烦乱。甚至流注下部,致生肿结,牵引脏腑不和,时发疼痛。经久下血,大肠虚羸,可见腹中冷痛,喜按喜温,畏风怕冷,面色萎黄,气力全无,眼白珠有瘀斑,食停不化,大腹饱胀,舌质胖淡、边有齿印、偶有瘀斑,舌苔薄白,脉革或涩。

【方解】本病多因风邪侵袭阳明经脉,郁而化热,或因肝经风木之邪内乘于肠胃,风火交迫,阴络被伤,阴血不藏所致。《太平圣惠方》说:"夫肠风下血者,由脏腑劳损,气血不调,大肠中久积风冷,中焦有虚热,冷热相攻,毒气留滞,传于下部,致生斯疾也。皆由坐卧当于风湿,醉后房劳,恣食猪鸡果实羊面,酒食之毒血。"治疗上,一是补益脾胃之气,以扶土抑木,达到祛风理气,祛瘀和血;二是协调脾胃,以通达阴阳,运化食积,解除毒邪。故选用足阳明经之合穴足三里,既调理肠胃之气,又可补益脾胃之气,而大肠亦属阳明,使气机得通,风热得化,不致伤及阴络,则血运复常。配以脾经井穴隐白,能开通经络,化除瘀阻,可助主穴交通脾胃,调理气血,使旧血去而新血生。故二穴合用,可有通经祛瘀、行气和血的作用。

【加减】肠风实热者,加合谷,直刺 8 分左右,用泻法。肠风虚火者,加阴陵泉,直刺 1 寸左右,用补法;或温和灸 15 分钟左右。肠风有寒者,加天枢,直刺 5～8 分,用平补平泻法;或温和灸 20 分钟左右。中焦元气虚弱者,加中脘,直刺 5～8 分,用补法;或温和灸 20 分钟左右。阴液虚弱者,加太溪,直刺 3～5分,用补法。瘀血阻滞较重者,加地机,直刺 5～8 分,用泻法;或温和灸 15 分钟左右。以上穴位留针均为 30 分钟左右。

【文献】《针灸聚英》:"下血,肠风多在胃与大肠,针隐白,灸三里。"

《百症赋》:"刺长强与承山,善主肠风新下血。"

《证治准绳》:"腹痛泄泻下血,灸中脘二七壮,引胃气上升,次灸气海一百壮,生发元气,再灸三里二七壮,温脾壮胃。"

《神应经》:"大便血:隐白、复溜、太冲、会阳、下髎、劳宫、长强、承山、太冲、太白。"

《针灸资生经》:"若灸肠风,长强为要穴云。近李仓肠风,市医以杖量脐中于脊骨当脐处灸,即愈。予因此为人灸肠风,皆除根。"

《针灸集成》:"肠风下血痔,三白三七壮,承山在足跟上兑肠下分肉间陷中,五壮,神效。又对脐脊骨上灸三七壮;又其两旁各一寸三七壮;又十四椎下各开一寸半二七壮,年深者最有效。"

泻热归经方(《神应经》)

【组成】中极　气海　大敦　阴谷　太冲　然谷　三阴交

【用法】中极直刺 5～8 分,用泻法;或温和灸 20 分钟左右。气海直刺 8 分左右,用补法;或温和灸 20 分钟左右。大敦略斜刺 2 分左右,一般不使用手法,刺入即留针。阴谷直刺 8 分～1 寸,用补法;或温和灸 15 分钟左右。太冲直刺 5 分左右,用泻法;或雀啄灸 15 分钟左右。然谷刺入骨缝中 1 分左右,用补法;或温和灸 10 分钟左右。三阴交直刺 8 分左右,用补法;或温和灸 15 分钟左右。以上穴位留针均为 30 分钟左右。

【功用】　清热止漏。

【主治】　本方主要治疗实热型经血崩漏。月经开始时经血大量涌出,其色深红,往往猝不及防,但时间较短,一般不超过 1 天,以后经血减少,淋漓不尽,甚至漏血不止;口干喜饮,心烦易怒,胸胁满闷,小腹疼痛,拒按,平时白带多,色黄,其质浓稠,其味臭秽,大便燥结,舌红苔黄,脉滑数。

【方解】　本病乃湿热停滞,伤及冲任,迫血妄行;或肝气郁结,气郁化火,木火炽盛,藏血失职;或瘀血阻滞胞宫所致。方中选任脉与足三阴之会穴中极,以调节任脉与足三阴之气,清热利湿;气海补气收气,使气行而血行,气停血亦停,二穴共为主穴,以起到清热止漏的作用。配以大敦、太冲以疏肝理气,解郁泻热,使血得于归藏,助主穴泻热而护阴。佐以肾经之合穴阴谷及荥穴然谷,以助主穴养阴而清热。使以三阴交,以行三阴之气,养护阴分。诸穴合用,则热得清,血得藏,崩得停,漏得止。本方所治主要为实热证,如属脾不统血等其他原因所致之崩漏,则需加减变化后使用。

【加减】　肝气抑郁明显者,加期门,先直刺 5 分左右,注意不要伤及内脏,然后提针少许,转斜刺 5 分后留针。身体虚弱明显者,去大敦、太冲,加膏肓,向肩胛骨下斜刺 5 分左右,用平补平泻法;或温和灸 15 分钟左右。瘀血明显者,去然谷,加地机,直刺 5~8 分,用泻法;或雀啄灸 15 分钟左右。中气虚弱者,去大敦,加中脘,直刺 5~8 分,用补法;或温和灸 20 分钟左右。以上穴位留针均为 30 分钟左右。

【文献】　《神应经》:"血崩:气海、大敦、阴谷、太冲、然谷、三阴交、中极。"

《类经图翼》:"血崩不止,膈俞、肝俞、肾俞、命门、气海、中极(下元虚冷,血崩白浊)、间使、血海、复溜,行间。"

《针灸大成》:"妇女血崩不止:丹田、中极、肾俞、子宫。问曰:此症因何而得?答曰:乃经行与男子交感而得,人渐羸瘦,外感寒邪,内伤于精,寒热往来,精血相搏,内不纳精,外不受血,冲动子宫,风邪串入肺中,咳嗽痰涎,故得此症。如不明脉之虚实,作虚劳治之,非也。或有两情交感,百脉错乱,血不归元,以致如斯者。再刺后穴:百劳、风池、膏肓、曲池、绝骨、三阴交。"

《针灸集成》:"崩漏:太冲、血海、阴谷、然谷、三阴交、肝俞、支沟。"

小　　结

本类处方共选 12 则,按其功能可分为两类。

活血化瘀类处方:本组方剂均有通利血脉以祛除瘀滞的作用,适用于血行不畅,或瘀血内结之证。血滞腰痛方用于跌仆外伤,损伤经脉气血之腰痛,或因久病气血运行不畅,或因腰部用力不当,导致经络气血阻滞不通之腰痛,血臌方则主治腹大坚满,脉络怒张,面色黧黑,舌质紫红或有紫斑,脉细涩或芤的血臌。

开经方、行经方和调经方三者多用于妇科疾病。开经方主治血滞经闭之证,行经方则主治肾气不足经闭之证,两方都治经闭,但前方以活血化瘀为主,后方则补肾益气为主,一泻一补,功效各异。调经方则主治肾气虚弱,冲任不调,月经先后无定期之证。

止血类处方:本组方剂具有止血作用,可治疗各种出血证,如便血、尿血、吐血、衄血、崩漏等。鼻衄方主治血热妄行之衄血;吐血方主治肝火犯胃之吐血,重用背俞以泻胃降逆,清肝凉血;归经方则主治脾阳虚之吐衄血;尿血方主治劳倦或久病伤及脾肾两脏而致的尿血,功能偏补;止血方则主治心肝火旺之尿血,功能偏泻;便血方具有通经祛瘀、行气和血之效,主治肠风下血;泻热归经方主治湿热阻滞,或肝气郁结,气郁化火,木火炽盛,藏血失职,或热伤冲任,迫血妄行;或瘀血阻滞等引起的崩漏。

理血类针灸处方歌诀

一、活血化瘀类

1. 血滞腰痛方

血滞腰痛如针刺,太阳经血要重视,委中肾俞常配伍,昆仑行气去瘀滞。

2. 血臌方

血臌历来难治疗,膈脾肾俞不可少,间使复溜佐行间,坚持三里病自好。

3. 开经方

开经方中用曲池,再加支沟莫延迟,足三里合三阴交,疏肝理气经按时。

4. 行经方

行经方用治闭经,中极气海不可轻,再配肾俞三阴交,调理天癸补肾精。

5. 调经方

补肾益气调经方,经无定期量无常,急用气海中极穴,照海合用保安康。

二、止血类

1. 鼻衄方

鼻衄先要清阳热,上星合谷正相得,百劳风府合成方,口干烦躁大便结。

2. 吐血方

膈肝脾肾成四俞,肝火犯胃莫低估,血色红紫心胸闷,间使三里效可呼。

3. 归经方

归经方重养脾阳,脾肝二俞隐白强,上脘和胃保后天,吐衄血黑不用慌。

4. 尿血方

三焦肾脾膈俞方,主治尿血面萎黄,列缺章门大敦用,健脾补肾体自强。

5. 止血方

止血方中用大陵,郄门加入血自停,心火亢旺尿中血,治愈当谢甲乙经。

6. 便血方

便血方用能清肠,调整脾胃和阴阳,足三里配隐白穴,便中血红及痔疮。

7. 泻热归经方

泻热归经用中极,大敦太冲火自熄,阴然二谷三阴交,气海调之血不滴。

复 习 题

1. 活血祛瘀方中为何配伍行气之穴? 请解释其中的含义。

2. 试比较开经方、行经方、调经方的主治及组方特点。

3. 分析鼻衄方与归经方,尿血方与止血方的功效及主治。

第十九章 固涩类方

凡是以具有收敛固涩功效的穴位为主组成,具有敛汗、固脱、涩精、止遗、止泻、止带等作用,以治气、血、精、津液耗散滑脱的针灸处方,统归属于固涩类方。

"散者收之"(《素问·至真要大论》),"涩可固脱"(《伤寒明理论》),是固涩法的理论依据,也是治疗滑脱不禁的基本原则。具体到针灸临床,所谓"散者收之"、"涩可固脱",就是指具有收敛固涩作用的穴位,可以治疗耗散滑脱的证候。

耗散滑脱的证候,常见有自汗、盗汗、遗精、滑泄、小便不禁、崩中漏下等。因此,根据固涩类处方的不同作用,相应地可分为固表敛汗、涩精止遗、固摄止带等几类。

气、血、津液乃人体重要物质,此三者不断消耗又不断得到补充,盈亏消长,周而复始,一旦消耗过度,或元气虚弱,不能有效固摄,就会产生滑脱不禁之证,同时元气虚衰加重,或变生他证。此时必须采用固涩收敛的方法以治其病变。如李时珍说:"脱则散而不收,故用酸涩之药,以敛其耗散。"

固涩法是为正气内虚、耗散滑脱的疾患而设,运用时除选用必要的具有固涩作用的穴位外,还应根据患者的阴、阳、气、血、精、津液、脏腑的偏衰程度,配伍相应的穴位,使之标本兼顾,取得好的疗效。临床应注意,若外邪未去而误用固涩,亦有"闭门留寇"之弊。《儒门事亲》曰:"当先治其本,以攻去其邪,不可执一以涩便为万全。"如遗精之证,《神灸经纶》即说:"戴氏云:遗精得之有四:有用心过度,心不摄肾,以致失精者;有因思色欲不遂,致精失位,输泻而出者;有色欲太过,滑泄不禁者;有年壮气盛,久无色欲,精气满泄者。其所由不同,其状亦不一也。考古治梦遗方,属郁滞者居大半,是又不专主于固涩也。如果肾虚精滑,宜治以补涩;若属郁滞,宜治以通利;如湿热内蕴,当从脾胃酌治;如欲火大炽,思想无穷,当从心治。医家大法,总不外此数者,审而用之可也。"至于实邪病者,如热病汗多,热病初起,湿滞泄泻,火扰精泄,湿热溺涩,以及崩漏属于热者,均非固涩法所宜。

一、固表敛汗类

自汗方(《神灸经纶》)

【组成】膏肓　大椎　复溜

【用法】膏肓向肩胛骨下斜刺 5~8 分,注意不要刺入胸腔中,用补法;留针 15 分钟左右。大椎刺入骨缝中 2 分左右,用平补平泻法;或针上加灸 15 分钟左右。复溜直刺 5 分左右,用补法;或温和灸 10 分钟左右。以上穴位留针均为 30 分钟左右。

【功用】助阳止汗。

【主治】本方主要治疗阳虚自汗证。症见自汗,无问昏醒,不因劳作而浸浸自出,心情变化时加重,恶风,困倦身重,形寒肢冷,纳少腹胀,喜热饮,大便溏薄,面色萎黄或淡白,舌淡苔白,脉虚弱。

【方解】本病主要责之肺脾肾,因肺主表,脾为气血生化之源,肾藏真阴而寓元阳,只宜固密而守,不宜外泄而出。《素问·生气通天论》曰:"阳气者,卫外而为固也。"久病重病,使肺脾肾之阳气虚弱,阳不敛阴,腠理不密,卫外不固,则自汗出。故选用膏肓,其位于足太阳经上,又在肺之外部,故既能温养阳气,又能调理肺气,主治诸虚百损,灸能扶阳益气、清泄虚热,温肾固表,是为本方之主穴。督脉总督诸阳,故取督脉与手足三阳之会穴大椎,宣通督脉,补益阳经之经气,则卫外固而汗可止。复溜为肾经之经穴,养肾阴以平阳,达到阴阳协调的目的,可助主穴培补肾阳之功,肾阳充足,则脾阳得助,肺气得固,气血充则腠理密而自汗得除。

【加减】气虚明显者,加气海,直刺 5~8 分,用补法;或温和灸 20 分钟左右。痰湿阻滞者,加丰隆,直刺 1 寸左右,用泻法;或温和灸 20 分钟左右。血虚明显者,加膈俞,向脊椎方向斜刺 5 分左右,用补法;或温和灸 10 分钟左右。脾虚明显者,加脾俞,向脊椎方向斜刺 5 分左右,用补法;或温和灸 15 分钟左右。肝热明显者,加太冲,直刺 5 分左右,用泻法。脾热明显者,加曲池,直刺 8 分左右,用泻法;或温和灸 15 分钟左右。以上穴位留针均为 30 分钟左右。

【文献】《神灸经纶》:"自汗:膏肓、大椎、复溜。"

《扁鹊心书》:"一人伤寒至八日,脉大而紧,发黄,生紫斑,噫气,足指冷至脚面,此太阴证也,最重难治。为灸命关五十壮、关元二百壮,服金液丹、钟乳粉,四日汗出而愈。一人患伤寒至六日,脉弦紧,身发黄,自汗,亦太阴证也。先服金液丹,点命关穴。病患不肯灸,伤寒唯太阴、少阴二证死人最速,若不早灸,虽服药无效。不信,至九日泻血而死。"

《针灸神书》:"伤寒自汗不能收,合谷全凭泻内投,复溜穴处专用补,内庭提刮泻中求。"

《针灸大成》:"自汗:曲池、列缺、少商、昆仑、冲阳、然谷、大敦、涌泉。"

盗汗方(《神灸经纶》)

【组成】肺俞　复溜　谚谆

【用法】肺俞向脊椎方向斜刺 5 分左右,用补法;或温和灸 8 分钟左右。复溜直刺 5～8 分,用补法;或温和灸 10 分钟左右。噫嘻向肩胛骨下斜刺 5～8 分,注意应针尖在肋骨上、肩胛骨下,用补法;或温和灸 15 分钟左右。以上穴位留针均为 30 分钟左右。

【功用】养阴降火。

【主治】本方主要治疗阴虚盗汗。症见睡中汗出,醒则汗收,手足心发热,甚至五心烦热,或潮热,形体消瘦,怠倦乏力,腰膝酸软,口干而不嗜饮,女子月经不调,男子梦遗,舌橘红少苔,脉细数。盗汗亦可因阳虚、气虚、肝热、湿热、外感热病等所致,临证时需详辨。治疗时可在本方基础上进行加减。

【方解】本病多见于虚劳之人。由于亡血失精,或肺痨之咳,导致阴血亏损,阴虚生内热,虚火盛而阴液不能敛藏,阴气空虚,故睡时卫气乘虚陷入,则表无护卫而营中之火独旺于外,蒸腾汗出;醒则卫气行阳而气固于表,其汗乃止。故选用肺之背俞穴肺俞,补养肺气,清泄肺热,使敛收有致,少火旺而壮火熄,表固而汗止,是为本方之主穴。配以肾经之经穴复溜,金水相生,养阴而敛相火。佐使以噫嘻,益气固表,清泄虚热,配合肺俞以益气和血,气血充则腠理密而汗不易泄,配合复溜以扶正泻火,火不内扰,则阴液内守,而汗可止。故三穴合用,有养阴降火的作用。

【加减】虚火较重者,加阴郄,直刺 5～8 分,用补法;或温和灸 15 分钟左右。兼有实火者,加太冲,直刺 5 分左右,用泻法。若湿热外蕴而致盗汗者,可去复溜,加中极,直刺 5～8 分,用泻法;或温和灸 15 分钟左右。再加中脘,直刺 5～8 分,用平补平泻法;或温和灸 20 分钟左右。

【文献】《神灸经纶》:"盗汗,肺俞、复溜、噫嘻。"

《百症赋》:"阴郄、后溪,治盗汗之多出。"

《针灸资生经》:"灸劳法:其状手足心热,多盗汗、精神困顿,骨节疼寒。初发咳嗽,渐吐脓血,肌瘦面黄,减食少力。令身正直,用草子,男左女右,自脚中指尖量过脚心下,向上至曲秋大纹处截断。却将此草自鼻尖量,从头正中(须分开头心发,贴肉量)至脊,以草尽处用墨点记。别用草一条,令病患自然合口量阔狭截断,却将此草于墨点上平折两头尽处量穴。灸时随年多灸一壮(如年三十,灸三十一),累效……盗汗寒热恶寒,肺俞随年壮,针五分。又阴都百壮。"

《针灸神书》:"男子肾虚梦泄并夜出盗汗九十八法:男子梦泄夜不一,精宫两盘法最良;丹田一穴圆盘取,三阴一穴有升阳;若是诸穴伸提起,提起七分肾气强;三里二穴气上法,连提皮起实良方。"

《针灸集成》:"盗汗:肺俞三壮,阴都挟巨阙旁一寸五分,直下又二寸,灸二壮……盗汗取阴都、五里、间使、中极、气海。"

复合多汗方（《针灸聚英》）

【组成】 合谷　复溜

【用法】 如多汗欲止汗者,合谷直刺 8 分左右,用泻法,或温和灸 15 分钟左右;复溜直刺 8 分左右,用补法,或温和灸 10 分钟左右。如少汗欲发汗者,先补合谷,直刺 1 寸左右,或温和灸 20 分钟左右;次泻复溜,直刺 5 分左右,或温和灸 15 分钟左右。以上穴位留针均为 30 分钟左右。

【功用】 调和阴阳,敛阴止汗。

【主治】 本方主要治疗汗出异常的病症,如阳虚自汗、阴虚盗汗,或湿热蕴阻、汗出不爽等。阳虚自汗可见全身汗出,动则加重,形寒肢冷,纳少腹胀,喜热饮,大便溏薄,面色萎黄,男子滑精,女子停经,舌淡苔白,脉虚弱。阴虚盗汗可见入夜盗汗,汗出较多,醒后全身有潮湿感,手足心发热,甚至五心烦热,午后潮热,两颧发红,形体消瘦,软怠无力,女子月经不调,男子梦遗,舌红少苔,脉细数。湿热汗出不爽可见汗出如油,绵绵不爽,以头部或胸背部出汗为主,低热不退,疲乏懒怠,头重痛,身沉痛,眼朦胧,鼻闭塞,喉痒痛,咳嗽痰稠,舌苔薄白,脉浮紧。

【方解】 阳虚自汗主要责于肺脾肾,因肺主皮毛,主卫外而固表;脾为气血生化之源,益气血,藏津液;肾藏真阴而寓元阳,出原气而充全身。若肺脾肾阳气虚弱,阳不敛阴,则自汗出。故补复溜以达金水相生、温阳敛阴之效;泻合谷以调理脾胃之气,协理燥湿,调和阴阳。两穴相合,可共达调和阴阳而止自汗的目的。

阴虚盗汗乃亡血失精,或肺痨久咳,导致阴血内耗,虚火盛而阴液不能敛藏所致。故补复溜以养阴精、降虚火、止盗汗,是为主穴;泻合谷以疏达阳明经气,因阳明经为多气多血之经,泻燥益阴,是为辅穴。

湿热汗出不爽乃风寒湿邪束于肌表所致。寒为阴邪,其性凝滞,易伤阳气,卫阳被遏,邪正相争进退,故汗出不爽。选足少阴肾经经穴复溜,其又为肾经之金穴,泻之有去阴邪、长正阴、养肺肾、司开合之力,是为主穴;补手阳明大肠经之原穴合谷,以补益元气、开达腠理、祛除湿滞,是为辅穴。主辅相合,可治湿热汗出不爽之证。

从上可知,对合谷、复溜两穴,施行不同的针刺手法,能对各种汗出不止进行治疗,故名为复合多汗方。本方是治上述三证的基础方,临床可根据症状灵活加减运用。

【加减】 阴虚盗汗较重者,加肾俞,直刺 8 分左右,用补法;或温和灸 15 分钟左右。阳虚自汗较重者,加命门,刺入骨缝中 2 分左右,用补法;或温和灸 15 分钟左右。湿热较重者,加关元,直刺 8 分左右,用平补平泻法;或温和灸 20

分钟左右。以上穴位留针均为 30 分钟左右。

【文献】《针灸聚英》:"多汗合谷补之先,次泻复溜汗即干。少汗先泻合谷穴,次补复溜病即瘥。有汗列缺与曲池,少商昆仑冲阳宜,然谷大敦涌泉穴。无汗上星哑门医,中冲阳谷腕骨穴,然谷风府与风池,中渚液门及鱼际,合谷支沟与经渠,大陵少商商阳等,大都委中与侠溪,陷谷厉兑廿二穴。仔细治之病自除。"

《针灸资生经》:"然谷、昆仑,主疟多汗。"

《针灸大成》:"多汗,先泻合谷,次补复溜。少汗,先补合谷,次泻复溜。自汗:曲池、列缺、少商、昆仑、冲阳、然谷、大敦、涌泉。"

《景岳全书》:"凡汗出太多不能收者,速宜用五倍子为末,以唾津调填脐中,外用帕帛缚定,过宿即止;或用何首乌为末,填脐缚之,亦止。"

二、涩精止遗类

固精方(《类经图翼》)

【组成】心俞　膏肓　肾俞　命门　白环俞　中极　三阴交　中封然谷

【用法】心俞向脊椎方向斜刺 5 分左右,用补法。膏肓向肩胛骨下斜刺 5~8 分,用平补平泻法;或温和灸 20 分钟左右。肾俞直刺 5~8 分,用补法;或温和灸 15 分钟左右。命门刺入骨缝中约 2 分,用补法;或温和灸 15 分钟左右。白环俞直刺 1.2 寸左右,用平补平泻法;或温和灸 20 分钟左右。中极直刺 5~8 分,用平补平泻法;或温和灸 15 分钟左右。三阴交直刺 8 分~1 寸,用补法;或温和灸 15 分钟。中封刺入骨缝中 1 分左右,用平补平泻法。然谷略向下斜刺 5 分左右,用补法。以上穴位留针均为 30~60 分钟。

【功用】清心补肾,益气固精。

【主治】本方主要治疗遗精、滑精。因梦而泄为遗精,无梦而泄为滑精,并伴有头晕,耳鸣,精神不振,情绪低落,面色㿠白,腰膝酸痛,四肢酸软,舌淡苔白,脉细弱。

【方解】本病原因颇多,然与心、肝、肾三脏关系甚密。心主藏神,肾主藏精,肝主疏泄。劳神过度,心血亏耗,恣情纵欲,肾精亏损,心火不得下通于肾,肾水不能上济于心,心肾不交,水亏而肝火旺,则相火内炽,扰动精室;遗精过度,肾元虚惫,封藏失司则滑精。故方中用心俞、肾俞为主穴,以补北泻南而交通心肾;辅以三阴交以养肾阴而降相火;命门穴当两肾中间,是人生命的重要门户,壮阳固精,可与肾俞共同起到补益原气的作用;然谷则养阴补肾,中极为任脉与足三阴经之会穴,用以振奋肾气而固精止遗。佐以足厥阴经穴中封降肝火而止梦遗,膏肓以益气补虚而涩精止遗。白环俞意即白环精华之气注输所出之俞,使之以主治遗精白浊。诸穴合用,具有清心补肾、益气固精之效。纵观本方的组成,则为标本兼顾之治法。

若单纯梦遗则以心俞、肾俞、中极、三阴交、中封、白环俞为主;若单纯滑精则以肾俞、命门、中极、膏肓、三阴交、然谷为主。

【加减】相火亢旺者,去命门、中极、膏肓、中封、白环俞,加太溪,直刺5分左右,用补法;太冲,直刺5分左右,用泻法。滑精久治难愈者,加气海,直刺5~8分,用补法;或温和灸20分钟左右;或使用紫稍花蒸气灸。耳鸣者,加听会,直刺5分左右,用补法。以上穴位留针均为30分钟左右。

【文献】《类经图翼》:“梦遗精滑鬼交,春秋冬可灸。心俞(灸不宜多)、膏肓、肾俞(灸随年壮,其效立见)、命门(遗精不禁者,五壮,立效)、白环俞(五十壮)、中极(随年壮)、三阴交、中封、然谷。”

《针灸资生经》:“治梦遗失精:虚劳尿精,灸第七椎两旁各三十壮,或曲泉百壮。虚劳白浊,灸脾俞百壮,或三焦俞。与人交精泄,灸三阴交。失精阴缩,灸中封。阴痛溺血精出,灸列缺俞。失精五脏虚竭,灸曲骨端。失精阴缩茎痛,灸大赫。失精膝胫痛冷,灸曲泉百壮。腰脊冷疼溺浊,灸脾募百壮。白浊漏精,灸大椎骨尾龟骨并中间共三穴,以绳量大椎至尾龟骨折中取中间穴。太冲、中封、地机,主精不足。中极、蠡沟、漏谷、承扶、至阴,主小便不利。志室,治失精、小便淋沥。然谷,主精溢。膏肓俞,治梦失精。至阴、曲泉、中极,治失精。志室,治下肿失精。梦泄精,灸三阴交二七壮,梦断神良。虚劳尿精,阳陵泉或阴陵泉随年壮,或十椎、十九椎旁三十壮。耳聋腰痛失精,食少,膝以下清云云,当灸京门五十壮。”

《针灸大全》:“遗精,取照海、中极、膏肓、心俞、然谷、肾俞。”

《备急灸法》:“虚劳尿精,灸七椎、十椎、十九椎两旁各三壮,阴陵泉、曲泉、阳陵泉。溺血精出,灸列缺五十壮。失精阴上缩,茎中痛,灸大赫。小便不利,失精,取中极、蠡沟、漏谷、承扶、至阴。小便淋沥、失精,取志室。遗精白浊,灸丹田七壮。”

去相火方(《针灸聚英》)

【组成】　中极　曲骨　膏肓　肾俞

【用法】　中极直刺5~8分,用平补平泻法;或温和灸10分钟左右。曲骨直刺5分左右,用泻法。膏肓向肩胛骨下刺入5~8分,注意不要刺入胸腔内,用补法;或温和灸15分钟左右;或针后加灸15分钟左右。肾俞直刺5~8分,注意不要伤及肾,用补法;或温和灸15分钟左右。以上穴位留针均为30分钟左右。

【功用】泻相火,固精关。

【主治】本方主要治疗湿热蕴阻下焦引起相火妄动之证。症见失眠梦多,阳强易举,有梦而遗,或无梦滑泄,月经不调,多前后不定期,白带多,易疲乏,精神不易集中,并兼有记忆力减退,口苦咽干,不欲饮水,小便黄赤,舌橘红,苔薄黄,脉弦。

【方解】本病乃劳神过度或恣情纵欲,下元亏损,致下焦湿热酝酿不去,相火内炽,扰动精室而成。在治疗上,一是清利下焦湿热,以正本清源;二是养护肾气,以藏精而固本。方中取任脉与足三阴经之会穴中极,清利湿热为主,兼补肾培元,使下焦湿热不扰,相火平熄,肾精得藏,是为本方之主穴。取肾的背俞穴肾俞,以养肾阴、安相火;任脉与足厥阴肝经之会穴曲骨,以助主穴清下焦之湿热。佐使以膏肓,以养阴清气,补虚益损。故四穴合用,具有泻相火、固精关的作用。

遗精滑精的证候复杂,其成因又与五脏均有关联。如《景岳全书》所说:"遗精之证有九:凡有所注恋而梦者,此精为神动也,其因在心。有欲事不遂而梦者,此精失其位也,其因在肾。有值劳倦即遗者,此筋力有不胜,肝脾之气弱也。有因用心思索过度辄遗者,此中气有不足,心脾之虚陷也。有因湿热下流,或相火妄动而遗者,此脾肾之火不清也。有无故滑而不禁者,此下元之虚,肺肾之不固也。有素禀不足而精易滑者,此先天元气之单薄也。有久服冷利等剂,以致元阳失守而滑泄者,此误药之所致也。有壮年气盛,久节房欲而遗者,此满而溢者也。凡此之类,是皆遗精之病。然心主神,肺主气,脾主湿,肝主疏泄,肾主闭藏。则凡此诸病,五脏皆有所主,故治此者,亦当各求所因也。"可根据辨证,在本方的基础上加减变化予以治疗。

【加减】湿重者,加太白,直刺5分左右,用平补平泻法。实火重者,加行间,直刺5分左右,用泻法。虚火重者,加太溪,直刺5分左右,用补法。

本方主治相火妄动之遗精。如属心火旺盛之遗精,当泻心火而固阴精,方为心俞、神门、内关、肾俞、志室、三阴交等;如属心肾两虚之遗精,当补益心肾、止遗固精,方为心俞、关元、复溜、太溪等。

【文献】《针灸聚英》:"梦遗,专主湿热相火,灸中极、曲骨、膏肓、肾俞。"

《医学纲目》:"遗精梦泄,心俞、白环俞、膏肓俞、中极、关元等穴,或针或灸。"

《神灸经纶》:"梦遗:命门、白环俞、然谷、三里、气海、大赫、精宫、丹田。"

《针灸大全》:"遗精:取照海、中极、膏肓、心俞、然谷、肾俞。"

合阴济阳方(《针灸大成》)

【组成】　心俞　肾俞　关元　三阴交

【用法】　心俞向脊椎方向斜刺5分左右,用平补平泻法;或温和灸10分钟左右。肾俞直刺5~8分,用补法;或温和灸15分钟左右。关元直刺5~8分,用平补平泻法;或温和灸20分钟左右;或隔物灸(可隔菟丝子)7~14壮。三阴交直刺8分~1寸,用补法;或温和灸10分钟左右。以上穴位留针均为30分钟左右。

【功用】　调补心肾,固精止遗。

【主治】　本方主要治疗心火亢旺、肾水不足引起的心肾不交证。多有阳强易动,梦而遗精,腰酸或痛,精神疲倦,心悸心慌,睡眠不安,头晕健忘,或便干溺赤,虚热盗汗,舌红或橘红,少苔或无苔,脉细而数。

【方解】　本病乃心血不足,心阳偏亢,肾阴亏损,肝火上炎或相火内炽所致。治疗上,一是平抑心火,或引火下行;二是补益肾水,平抑肝火,或上济心火,以使下焦肝肾相安,上下心肾相交,达到阴阳协调、水火共济的目的。故取心、肾之背俞穴心俞、肾俞以补肾阴之亏损,降心火以安神,此即泻南补北之法,意在交通心肾,共为主穴。关元为足三阴、任脉之会,为人身元气之根本,用以扶下关之虚,且可清利下焦湿热,以通下焦阻滞,可助主穴上下相交之力,是为辅穴。更佐使以足三阴经之会穴三阴交,以养血涵阴,以助主穴育阴填精,调补气血。故诸穴合用,共奏调补心肾、固精止遗之功。由于在治疗中既能补心血之虚,又能平心阳之亢,既能滋肾水之亏,又能泻相火之炽,故谓之"合阴济阳方"。

【加减】　心经实火较重者,加大陵,直刺2分左右,一般不使用手法,刺入即留针。肝火较旺者,加太冲,直刺5分左右,用泻法。心悸者,可加内关,直刺5~8分,用平补平泻法;或温和灸10分钟左右。失眠较重者,加神门,直刺2分左右,一般不使用手法,刺入即留针。以上穴位留针均为30分钟左右。

【文献】　《针灸大成》:"遗精白浊,心俞、肾俞、关元、三阴交。问此症从何而得? 答曰:因房事失宜,悸动于心,内不纳精,外伤于肾,忧愁思虑,七情所感,心肾不济,人渐尪羸,血气耗散,故得此症。复刺后穴:命门、白环俞。"

《针灸大全》:"遗精白浊,小便频涩,取照海、关元、白环俞、太溪、三阴交。"

《世医得效方》:"便浊失精,取三阴交、合谷,灸二七壮,神效。"

《医学纲目》:"遗精梦泄:心俞、白环俞、膏肓俞、中极、关元等穴,或针或灸。"

遗溺方(《备急千金要方》)

【组成】 关元　中府　神门

【用法】 关元直刺 3～5 分,用补法;或温和灸 15 分钟左右。中府略向外斜刺 5 分左右,用平补平泻法;或温和灸 10 分钟左右。神门直刺 2 分左右,用补法;或温和灸 10 分钟左右。以上穴位留针均为 30 分钟左右。

【功用】 补益原气,调理水道。

【主治】 本方主要治疗肺脾气虚之遗尿。有梦遗尿,尿后能很快自知,多见于小儿,成年后少见。白天小便频数,但尿量不多,重者动则汗出,易于感冒,声短气怯,食少便溏,舌质淡、边有齿印,舌苔薄白,脉濡弱。

【方解】 本病主要由于后天调摄失当,脾胃虚弱,营养不良,湿停中下焦,阻滞水道,以致水液横溢;或久患咳喘、吐泻等患儿,由于原(元)气受损,气虚升举无权,水失其制,故出现遗尿。方中取关元以补益元气,清利下焦,固摄水道,是为本方之主穴。配以肺之募穴、并手太阴肺经与足太阴脾经之会穴中府,益肺补气,上主水之源,下制水之滥,助主穴以调理水道,益气行水。佐使以心经之原穴神门,以宁心安神,使神志归府,而杜绝梦寐遗尿。故三穴合用,能补益原气,调理水道。

【加减】 气虚明显者,加气海,直刺 3～5 分,用补法;或温和灸 10 分钟左右。阳气不足者,加命门,刺入骨缝中 1 分左右,用补法;或温和灸 8 分钟左右。多梦者,加心俞,向脊椎方向斜刺 3～5 分,用平补平泻法;太溪,直刺 3 分左右,用补法;此二穴可交通心肾而止遗。以上穴位留针均为 30 分钟左右。

【文献】 《备急千金要方》:"关元、中府、神门,主遗尿(《甲乙》云:中府一作委中)。阴陵泉、阳陵泉,主失禁遗尿不自知。"

《针灸资生经》:"尿床,灸脐下横文七壮。妇人遗尿,灸横骨七壮。小儿遗尿,灸脐下寸半随年,又灸大敦三壮。"

《类经图翼》:"遗溺:气海、关元、阴陵泉、大敦、行间。"

《普济方·针灸》:"治遗溺,穴箕门、通里、大敦、膀胱俞、太冲、委中、神门。治遗溺不禁,穴阴包。治遗溺,穴阳陵泉、足阳明各随年壮,又灸水道侠玉泉五壮。治遗尿,穴曲泉、阴陵泉、复溜。治阴暴痛、遗尿,穴少府。治遗溺失禁,出不自知,穴阴陵泉,灸随年壮。治遗溺,灸脐下横文七壮,垂两手两髀上,尽指头上有陷处,灸七壮。"

治溲数方(《针灸大成》)

【组成】 中极　肾俞　阴陵泉

【用法】 中极直刺 8 分左右,用平补平泻法;或温和灸 15 分钟左右。肾俞直刺 5～8 分,用补法;或温和灸 15 分钟左右。阴陵泉直刺 8 分～1 寸,用补法;或温和灸 15 分钟左右。以上穴位留针均为 30 分钟左右。

【功用】补肾壮阳,固摄调水。

【主治】本方主要治疗肾气不足之小便频数。尿频而清长,次数多,或淋漓不断,或小便控制能力减弱,或兼睡中遗尿,伴面色㿠白,头晕耳鸣,气短喘逆,腰膝无力,腰背冷痛,四肢不温,舌质淡胖,苔薄白,脉沉缓。

【方解】本病主要是因肾气不足,膀胱气化失职而引起;多见于年高肾虚之人或年幼阳气未充之小儿,因肾失封藏,膀胱失约而致。方中主以膀胱之募穴中极,补益元气,并清利下焦之湿热,以助膀胱之气化,是为本方之主穴;辅以肾之背俞穴肾俞,温肾益阳,固精化气,增强膀胱气化能力。佐使以脾经之合穴阴陵泉通调水道,益下元而调小便。三穴相配,是治疗小便频数的有效方。《金匮要略》称尿频为"溲数",故将此方命名为"治溲数方"。

本方主治肾气不足之溲数,若下焦火盛所致的小便频数、溺赤涩痛、癃闭不通、淋漓不尽,则非本方所宜。

【加减】肾气不足者,加京门,直刺 5 ~ 8 分,用补法,以与肾俞进行俞募配伍。元气虚损者,加气海,直刺 5 ~ 8 分,用补法;或温和灸 20 分钟左右;或隔物灸(可隔菟丝子或附子)7 ~ 14 壮。气阻而水液不能运化,加三阴交,直刺 8 分左右,用补法,或温和灸 15 分钟左右;大敦,略斜刺 2 分左右,一般不使用手法,刺入即留针。阳虚较重者,加命门,刺入骨缝中 2 分左右,用补法;或针上加灸 10 分钟左右。下焦湿热阻滞者,加行间,直刺 5 分左右,用泻法。以上穴位留针均为 30 分钟左右。

【文献】《针灸大成》:"小便滑数,中极、肾俞、阴陵泉。问曰,此症为何?答曰:此膀胱受寒,肾经滑数,小便冷痛,频频淋沥。复针后穴:三阴交、气海。""小腹冷痛,小便频数:气海一穴、关元一穴、三阴交二穴、肾俞二穴。"

《普济方·针灸》:"治腰尻引小腹痛,遗尿不禁,穴阴包。"

《针灸资生经》:"关元,又主妇人小便数泄不止。涌泉,主小便数。阴陵泉、阳陵泉,主失禁遗尿不自知。太冲,主女遗尿。遗溺失禁,出不自知,灸阴陵泉随年。小便失禁,灸大敦或行间七壮。"

《灸法秘传》:"由于中气虚衰,不能摄固所致。老年下元不足,孩提脬气未固多有之。总当灸其三阴。若小便频数者,灸大敦。"

三、固摄止带类

止带方(《罗遗编》)

【组成】命门　神阙　中极

【用法】命门刺入骨缝中2分左右,用补法;或温和灸15分钟左右。神阙温和灸20分钟左右,用补法;或隔物灸(可隔生姜或白术)7~14壮。中极直刺5~8分,用平补平泻法;或温和灸15分钟左右。以上针刺穴位,留针均为30分钟左右。

【功用】温肾健脾,固涩止带。

【主治】本方主要治疗寒湿带下。症见带下量多,稀薄色白,腥味或无特殊气味,面色㿠白,肢体倦怠,腰酸腿软,畏寒头昏,食欲不振,小便清长,大便溏薄,舌质淡、边有齿印,苔白或腻,脉缓弱或沉迟。

【方解】本病乃由肾气不足,下元亏损,脾运失常,水湿内停,冲任失于固摄,带脉失于约束而致。方中用命门补肾益气,温暖下焦,固摄带脉,为主穴。取任脉与足三阴经之会穴中极,调理经脉,益气祛湿,助运健脾,使带脉固摄则带下自除,为辅穴。灸任脉穴神阙,功能培补原(元)气,固摄冲任,能加强主穴的固摄能力。三穴合用,有温肾健脾、固涩止带的作用,故名"止带方"。

注:本方主治乃寒湿型带下,如是湿热下注而致的带下,即赤带或赤白带下,并有秽臭,则应在本方的基础上进行加减变化。

针灸治白带过多有较好疗效,一般经2~3次即可见效,若发现血性或水样恶臭白带,应及时到妇科或肿瘤科进一步检查治疗。

【加减】带下量多者,加带脉,直刺5~8分,用补法,或温和灸15分钟左右。气虚较重者,加百会,向后斜刺或平刺3~5分,用补法;或回旋灸8分钟左右。食欲不振者,加中脘,直刺5~8分,用补法;或温和灸20分钟左右。腰酸腿软者,加肾俞,直刺5~8分,用补法;或温和灸15分钟左右。以上穴位留针均为30分钟左右。

【文献】《罗遗编》:"淋带赤白,命门、神阙、中极(七壮),治白带极效。"

《针灸资生经》:"关元治带下瘕聚;气海、小肠俞治带;中极治带下,月事不调;带脉治带下赤白;阴交治疗带下;曲骨疗带下赤白。"

《类经图翼》》:"淋带赤白:命门、神阙、中极各七壮。"

《证治准绳》:"四花穴,治赤白带如神。"

《针灸大成》:"赤白带下:气海、中极、白环俞、肾俞、三阴交、阴交。"

《针灸集成》:"漏白带:三阴交、曲骨,七壮至七七壮。"

小　结

固涩类方共选9则,按其不同功用分为固表敛汗、涩精止遗、固摄止带3类。

固表敛汗类处方:自汗方、盗汗方和复合多汗方均有固表敛汗作用,其中自汗方适用于肺脾肾阳虚自汗;盗汗方适用于热病亡血失精或肺痨久咳,导致阴虚内热所致盗汗;复合多汗方适用于汗出异常的病症,或汗出不爽或汗出过多。但针刺手法不同所达到的治疗效果不同,如补合谷、泻复溜适用于表实无汗,泻合谷、补复溜治疗阳虚自汗及阴虚盗汗。

涩精止遗类处方适用于肾虚失藏或肾气不足膀胱失约以致遗精滑泄、小便失禁的病症。固精方重在治疗心肾不交之遗精。去相火方主相火妄动之遗精。合阴济阳方主心肾两虚之遗精。遗溺方主肺脾气虚之遗尿。治溲数方则主肾气不足之小便频数。

固摄止带类处方:止带方主治肾气不足,下元亏损,脾运失常,水湿内停,冲任失于固摄,带脉失于约束而致的寒湿带下。

本章处方用于耗散滑脱之证,其行针方法多为补法,如夹杂实证则用平补平泻法以扶正祛邪,如纯为正虚滑脱之证当多使用灸法。

固涩类针灸处方歌诀

一、固表敛汗类

1. 自汗方

阳虚自汗不用慌,行针施补用膏肓,大椎复溜阴阳补,脾肾虚弱成妙方。

2. 盗汗方

阴虚盗汗用肺俞,噫嘻益气汗便枯,复溜养阴降虚火,固表敛汗效不巫。

3. 复合多汗方

复合多汗用合谷,配用复溜变化出,发汗补谷泻复溜,敛汗前泻后用补。

二、涩精止遗类

1. 固精方

固精必用心肾膏,命门白环然谷巧,清心固精法当循,中极中封三阴交。

2. 去相火方

相火本是人中宝,劳神妄动难治好,中极曲骨加膏肓,更加肾俞不可少。

3. 合阴济阳方

合阴济阳平心肾,二脏俞穴赶快认,再加关元三阴交,交通水火保根本。

4. 遗溺方

水火制约成遗尿,心肺失控在上焦,关元中府神门穴,针后安然睡一觉。

5. 治溲数方

溲数方中用中极,肾俞固肾气不移,阴陵泉能调水湿,腰不酸软尿不滴。

三、固摄止带类

止带方

罗遗编中止带方,命门神阙中极藏,温肾健脾治病本,固涩止带效亦强。

复 习 题

1. 试解释复合多汗方的方义?
2. 分析固精方、去相火方及合阴济阳方的组成、主治、功用各有什么特点。
3. 试比较遗溺方与治溲数方在临床治疗上的异同点。

第二十章 治疮疡类处方

治疮疡类处方是用于治疗痈疽、疔疮、丹毒、瘰疬、瘿瘤、肺痈、乳痈等病症的一类处方。

疮疡可分为两大类：一类为外疡，如痈疽、疔疮、丹毒、瘰疬、乳痈等；一类属内痈，如肺痈、肠痈、胃痈等。本篇选择临床常见的外疡、内痈针灸处方加以介绍。

疮疡的病因亦不外内因、外因两大类。内因多由恣食甘肥厚味及辛辣之品，或饮酒过量，热蕴胃肠，内热蕴蒸于肌肤、腠理而发为外疡；或蕴热内结于脏腑，气血壅滞，脏腑腐溃则为内痈；或由情志郁怒，郁久化火，火热之邪循经外达体表，内入脏腑，则亦可发为疮疡。外因多由外感风热邪毒，侵犯皮肤、经络，内入脏腑，使气血壅塞不通，热盛肉腐，则可发为外疡、内痈。总之，疮疡的形成大都由热邪所致。正如《灵枢·痈疽》云："营卫稽留于经脉之中，则血泣而不行，不行则卫气从之而不通，壅遏而不得行，故热。大热不止，热胜则肉腐，肉腐则为脓……故命曰痈。"《外科精要》总结为三方面："皆经络涩滞，气血不流畅，风毒乘之，而致然也。"

疮疡初起，发热恶寒，红肿焮痛，皮肤红赤，来势急暴，多属于热毒内盛之实热证。针灸治疗当以清热解毒、凉血消肿为宜，多以针刺为主，如用三棱针刺井穴、委中放血，用毫针刺局部，或用刺络拔罐法放血，配穴常选用荥穴、原穴和具有泻热作用的穴位，针刺均用泻法。针灸治疗疮疡除针对病因病机外，还应结合经络理论，按经脉所通、主治所及的原则，循经取穴泻之，正如《灵枢·刺节真邪》所云："凡刺痈邪，无迎陇，易俗移性。不得脓，诡道更行，去其乡，不安处所乃散亡，诸阴阳过痈所者，取之其输泻之。"疮疡所在的部位在某经循行路线之上，当取某经经穴，如疮疡生于颈背部、腘窝部，当取足太阳膀胱经经穴泻之，如太阳疮疡方。如疮疡生于侧头部或胸胁部，当取足少阳胆经经穴泻之，如少阳疮疡方。如疮疡生于口颊、面部，当取足阳明经经穴泻之，如阳明疮疡方。全身生疮则按清热凉血解毒并主取多气多血之足阳明胃经泻之，如四穴解毒方。

疮疡溃脓后，或脓成不易溃透，或溃后脓水清稀，或有败絮状物，多为邪气已退，正气不足之虚中夹实证，当此之时，应扶正达邪，托毒外出。针法常补泻兼施，并多用灸法。如可针足三里、肾俞等穴；用补法以益先后天之气，或灸足三里、膏肓俞、天井等穴。

疮疡溃后,长势缓慢,久不收口,属气血两虚之证,当以补益气血、生肌长肉之法,可于伤口处长灸,并针灸足三里、气海、三阴交等穴以补益气血。气主煦之,血主濡之,气血充足则肌肤得以再生修复。

针灸治疗疮疡应注意分清发病阶段。早期脓未成者,当以清法为主,外疡局部红肿硬者,切不可针挑、挤压,以免引起感染扩散;中期脓已成者,当清法与补法并用;晚期应促使伤口的愈合,当以补法为主。《外科精要》曰:"疮疡生虫,乃肝经风热;其成漏,乃元气虚弱;其出血,乃脾虚有火;其溃脓,乃元气充实。至于呕逆等症,属脾胃亏损所致,当调补元气,庶保无虞。"在治疗中,《神灸经纶》认为:"凡疮疡初起,七日以前即用灸法,大能破结化坚,引毒外出,移深就浅,功效胜于药力。"疮疡失治,易出现险情,症见寒战发热,不思饮食,恶心呕吐,烦躁胸闷,甚至神昏谵语,舌质红绛,舌苔黄腻等,中医称为"走黄",属西医败血症范畴,此时应以中西医结合方法及时抢救,切不可延误时间,否则会危及生命。

太阳疮疡方(《外科理例》)

【组成】 至阴　通谷　束骨　昆仑　委中

【用法】 至阴略斜刺2分左右,一般不使用手法,刺入即留针;病情较重者,可使用点刺出血。通谷直刺3分左右,用泻法。束骨直刺3~5分,用泻法。昆仑直刺5分左右,用泻法。委中直刺8分左右,用泻法;病情较重者,可以使用放血疗法。以上穴位留针均为30分钟左右。

【功用】 清泄太阳,凉血解毒。

【主治】 本方主要治疗痈疽、疔疮、疖肿发于项背部或腘窝部者。初起多红肿发硬,局部微痛,或伴有发热恶寒,继则肿势蔓延,或出现脓点脓头,舌质多偏红,舌苔黄或厚,脉多见滑数。

【方解】 本病主要为毒邪内侵,邪热灼伤血络,气血壅滞而成;主要发病部位在太阳经沿线上。至阴为足太阳膀胱经之井穴,刺井穴出血有清热凉血、交通阴阳、行气活血之效。通谷为足太阳之荥穴,荥主身热,故可泻膀胱经之热邪,以解除热毒侵袭。束骨为足太阳之输穴,"荥输治外经",故可治疗膀胱经络之病。昆仑是足太阳之经穴,针用泻法亦可泻热;委中为足太阳之合穴,又称"血郄",刺血有凉血解毒之效。五穴合用,清热凉血解毒之效甚强。

本方即根据疮疡的病因病机及发病部位而设。项背、腘窝处为足太阳膀胱经循行部位,故取本经之至阴、通骨、束骨、昆仑、委中五穴,此属五输穴联用配伍法。在选用主穴时,主要依据五输穴的五行属性而定,即"井主心下满","荥主身热","输主体重节痛","经主喘咳寒热","合主逆气而泄"。若气血瘀阻,以血瘀为甚者,以井穴为主穴,以强调开通经络,化瘀通阻。若热象较重者,用荥穴为主穴,以强调清热解毒。若气血瘀阻以气滞为甚者,则选用输穴为主穴,以强调行气通经,宣散热邪。若痰湿较重者,可选用经穴为主穴,以强调行气利水,化痰通闭。若病情较重,气逆神昏者,则选用合穴为主穴,以调动脏腑之气,扶正祛邪。也就是说,本方在使用时,在循经选穴的基础上还要进行辨证,然后施治的效果才好。

《素问·针解》云:"菀陈则除之。"气血壅滞,血热肉腐,必用刺血之法方能奏效,故本方至阴、委中采用三棱针刺血,以清血中之热。

【加减】发热恶寒者,加曲池,直刺8分左右,用泻法。局部肿势蔓延、红肿焮痛者,可用梅花针叩击病变红肿部位的四周(注意不要在病变部位上敲击),可敲击出血,注意随时清理血污和酒精消毒敲击针具及部位,以泻除邪毒。疮疡面积较大,还可加用骑竹马灸法。以上穴位留针均为30分钟左右。

【文献】《外科理例》:"河间谓灸刺疮疡,须分经络部分,气血多少,俞穴远近。从背出者,当从太阳五穴,选用至阴、通谷、束骨、昆仑、委中。"

《素问·通评虚实论》:"暴痈筋缓,随分而痛,魄汗不尽,胞气不足,治在经俞。"

《针灸大成》:"疗疮生背上,肩井、三里、委中、临泣、行间、通里、少海、太冲。"

《针灸聚英》:"若生背上肩井索,三里委中临泣中,六穴灸之不可错。行间通里少海兼,复带太冲无病恶。"

《外科精要》:"李氏云:凡患背疽,漫肿无头者,用湿纸贴肿处,但一点先干处,乃是疮头。可用大蒜十颗,淡豉半合,乳香钱许,研烂置疮上,铺艾灸之,痛否皆以前法为度。"

少阳疮疡方(《外科理例》)

【组成】窍阴　侠溪　足临泣　阳辅　阳陵泉

【用法】(足)窍阴略斜刺2分左右,一般不使用手法,刺入即留针;或点刺出血。侠溪直刺3~5分,用泻法。足临泣直刺入两骨间5分左右,用平补平泻法。阳辅直刺8分左右,用泻法。阳陵泉直刺8分~1.2寸,并用针体在腓骨前缘轻轻摩擦数下,用泻法。以上穴位留针均为30分钟左右。

【功用】清泻少阳,凉血解毒。

【主治】本方主要治疗痈疽、疗疮、疖肿发于侧头部、胸胁部及臀部、大腿外侧者。初起多有红肿硬结、微痛,继则肿势蔓延,或出现化脓;严重者伴有发热恶寒;善太息,心胁疼痛转侧难,足热,面尘,体无泽,头痛,颔痛,缺盆肿痛亦肿胁;或马刀侠瘿颈腋生,汗出,舌质红苔薄黄,脉弦数。

《格致余论》说:"诸经惟少阳、厥阴经之生痈疽,理宜预防,以其多气少血,其血本少,肌肉难长,疮久未合,必成死证。其有不思本经少血,遽用驱毒利药,以伐其阴分之血,祸不旋踵矣!"

【方解】 本病主要为邪毒内犯,侵入少阳经而致。本方选用足少阳胆经之井穴窍阴,刺井穴可以交通肝胆经脉,使瘀阻的气机得以顺畅通行;另外,出血有清热凉血泻邪之效。侠溪为足少阳之荥穴,可养胆经之阴,除胆经之热。足临泣是胆经输穴,又是八脉交会穴,善治人体侧部疾病,有行气之力,有行水之功,有清热之用,有祛邪之能,对解除少阳邪毒能起到有效的作用。阳辅是胆经经穴,能行气升气,通达经络,解除瘀阻。阳陵泉是胆经合穴,可养育胆气,扶助正气,清泻胆火,驱除邪毒。故五穴并用,可清泻胆火,凉血解毒。

此为五输穴联用配伍法。在选用主穴的时候,主要依据五输穴的五行属性而定,即"井主心下满","荥主身热","输主体重节痛","经主喘咳寒热","合主逆气而泄"。若气血瘀阻,以血瘀为甚者,可用井穴为主穴,以强调开通经络,化瘀去阻。若热象较重者,可选用荥穴为主穴,以强调清热解毒。若气血瘀阻,以气滞为甚者,则选用输穴为主穴,以强调行气通经,宣散热邪。若痰湿较重者,可选用经穴为主穴,以强调行气利水,化痰通闭。若病情较重,气逆神昏者,则选用合穴为主穴,以调动脏腑之气,扶正祛邪。也就是说,本方在使用时,在循经选穴的基础上还要进行辨证,然后施治的效果才好。

【加减】 同太阳疮疡方。

【文献】 《外科理例》:"从鬓出者,当从少阳五穴,选用窍阴、侠溪、临泣、阳辅、阳陵泉。"

《素问·通评虚实论》:"掖痈大热,刺足少阳五。刺而热不止,刺手心主三,刺手太阴经络者,大骨之会各三。"

《针灸聚英》:"假如腋肿马刀疡,要知此是头中疮,宜治阳辅太冲穴。"

《外科准绳》:"若疔疮在两胁间,毒气欲奔心,乃危急之证也。可急于疮尖上用艾炷灸三五壮,仍于灸穴前后左右针出少血。"

《神灸经纶》:"马刀腋下生者,渊腋、支沟、外关、足临泣(头、腋俱治)、间使(治生耳后入发际,微肿硬如石,引头痛,灸二七壮)。"

阳明疮疡方(《外科理例》)

【组成】 厉兑　内庭　陷谷　冲阳　解溪

【用法】 厉兑略斜刺2分左右,一般不使用手法,刺入即留针;或点刺出血。内庭直刺3~5分,用泻法;或刺出血。陷谷直刺5分左右,用泻法。冲阳向足腿部斜刺或平刺5分左右,用平补平泻法。解溪直刺8分左右,用平补平泻法。以上穴位留针均为30分钟左右。

【功用】 清泻阳明,凉血解毒。

【主治】本方主要治疗痈疽、疔疮、疖肿生于口颊、面部、乳房者。初起有红肿硬结，微痛，继则很快肿势蔓延或出现化脓，或伴有口渴口臭，便秘腹胀等，舌质红，舌苔黄或厚或腻，脉洪数。

【方解】本病主要是毒邪内犯阳明经，阳明迅速奋起抗邪，所以病症多为实热证，病情发展迅速，治疗需要及时，处理需要快捷。在治疗时，一是清阳明经，以泻热毒；二是同时解除兼证，如痰湿、气虚、气滞等，以助正祛邪。厉兑是足阳明胃经之井穴，可交通阴阳经，畅行气血，如三棱针刺出血，则有较强的清热凉血之效。内庭为足阳明之荥穴，泻之可清阳明之热邪。陷谷为足阳明之输穴，善治外经病。冲阳为足阳明之原穴，既可解除火热，又可补充正气。解溪为足阳明之经穴，可通经活络，解除气机阻滞，以泻本经之热邪。五穴分别为足阳明之井、荥、输、原、经穴。故五穴同用能达到清泻阳明、凉血解毒之效。

除冲阳穴外，其余腧穴依据五输穴的五行属性而定，即"井主心下满"，"荥主身热"，"输主体重节痛"，"经主喘咳寒热"。若阴阳不交，气滞不行，血脉瘀阻，以气滞血瘀为甚者，可用井穴为主穴，以强调开通经络，行气活血，化瘀通阻。若热象较重者，可选用荥穴为主穴，以强调清热解毒。若气血瘀阻以气滞为甚者，则选用输穴为主穴，以强调行气通经，宣散热邪。若正气不足，邪气较甚，可选用原穴为主穴，以清热存气，扶正祛邪。若痰湿较重者，可选用经穴为主穴，以强调行气去水，化痰通闭。

口颊、颜面和乳房为足阳明胃经循行之部，据经脉所过、主治所及的理论，口颊、颜面部和乳房的疮疡当取循行本部之经脉。又足阳明胃经为多气多血之经，易化热而变成实热证。故外感邪毒或食积、痰火、郁怒等都易使热邪郁积于阳明，而在口颊、颜面等部出现疔疮、疖肿等。针对阳明经的特性，其气血集聚较多，如行散不及时，则容易迅速化热，一旦邪毒内攻，邪正交争也很剧烈，所以病情发展更快，治疗更需及时、迅速。当用刺血法和泻法，才能清泻阳明热邪，凉血解毒，而使疮疖自愈。若病情较重，应配合西医治疗。

【加减】口臭者，加合谷，直刺8分左右，用泻法；或针刺放血少许，以消食化积。便秘者，加天枢，直刺5~8分，用泻法；或加上巨虚，直刺8分~1寸，用泻法，以泻热通便。局部出现化脓者，可用三棱针刺破脓头，放出脓液，用消毒棉球拭净。以上穴位留针均为30分钟左右。

【文献】《外科理例》："从髭出者，当从阳明五穴，选用历兑、内庭、陷谷、冲阳、解溪。从脑出者，则以绝骨一穴。"

《针灸大全》："乳痈红肿痛，小儿吹乳：中府二穴、膻中一穴、少泽二穴、大敦二穴。"

《针灸聚英》："疔生面上与口角，须灸合谷疮即落。"

《外科大成》："虎髭毒，生于地角，一名承浆疽，一名颏痈，由阳明胃经积热所致。壮者贵金丸下之,凉膈散加升麻、葛根、羌活、防风清之,或灸百会穴七小壮。"

《针灸易学》:"乳痈:膻中、大陵、委中、少泽、俞府。"

四穴解毒方(《针灸大成》)

【组成】 曲池　合谷　足三里　行间

【用法】 曲池直刺8分~1寸,用泻法;或温和灸20分钟左右。合谷直刺8分~1寸,用泻法;或温和灸20分钟左右。足三里直刺8分~1.2寸,用平补平泻法;或温和灸20分钟左右。行间直刺3~5分,用泻法;或雀啄灸15分钟左右。以上穴位留针均为30分钟左右。

【功用】 祛风清热,凉血解毒。

【主治】 本方主要治疗疗疮、疖肿、痈疽遍布周身的患者。初起红肿硬结,微痛,甚则肿势蔓延,或有化脓,或伴有全身恶寒发热,头晕,恶心、便秘等,舌质红,苔黄,脉洪或弦数。

【方解】 本病主要是邪毒侵犯皮肤腠理,卫气抗邪,邪正相争,外热壅遏,促使内热渐生而致。在治疗上,一是解除热毒,以祛病之源;二是增强卫气,加强正气在表的抗邪能力。故选用手阳明大肠经之合穴曲池,既可鼓动阳明之气,又可清热祛邪,是为主穴。配以手阳明之原穴合谷,可调动下焦元气进入阳明经,卫出下焦,与原气密切相关,故可增强抗邪能力;足三里为足阳明之合穴,又是胃腑下合穴,有行阳明之气的能力,既可清足阳明之热邪,又可补益脾胃之气,达到补土生金的目的,而卫又出上焦,故在上焦之气不足之时,可增强上焦所出之卫气,以助主穴的抗邪能力。故此二穴与主穴配合,有散风清热,调动卫气抗邪之效。佐使以足厥阴肝经之荥穴行间,属火,而肝主藏血,泻行间可清血中之热,故有凉血解毒之效。

疮疡遍布全身,其发病原因,在内多由恣食甘肥厚味、饮酒过量或过食辛辣之品,日久则热蕴阳明,毒从内发;在外由肌肤不洁,邪毒外侵,气血壅滞,蕴蒸肌肤而成。

【加减】 如有化脓者,以消毒三棱针刺破脓头,放出脓液,再用消毒棉球拭净。恶寒发热者,加大椎,刺入骨缝中2分左右,用泻法;或针上加灸。热毒较重者,加委中,直刺5~8分,用泻法;或用刺络拔罐法,放血1~2ml,以加强清热凉血解毒之功。以上穴位留针均为30分钟左右。

【文献】 《针灸大成》:"浑身生疮,曲池、合谷、三里、行间。"

《备急千金要方》:"凡疗疗肿,皆刺中心至痛。又刺四边十余下,令血出,去血敷药,药气得入针孔中。若不达疮内,疗不得力。"

《扁鹊心书》:"换骨散:治癫风,面上黑肿,肌肉顽麻,手足疼痛,遍身生疮。先灸五脏俞穴,后服此药。"

《针灸聚英》:"遍身生疮曲池穴,合谷三里绝骨良。通前通后共五穴,须兼膝眼二七壮。"

《医学正传》:"大蒜捣烂成膏涂疮四周,留疮顶,以艾炷灸之,以爆为度。"

《针灸易学》:"浑身浮肿生疮:曲池、合谷、行间、内庭。"

马刀肿瘘方(《针灸甲乙经》)

【组成】渊腋　章门　支沟

【用法】渊腋顺肋间方向斜刺 3 ~ 5 分,用泻法;或温和灸 10 分钟左右;若病情较重,可用梅花针敲击出血。章门直刺 5 ~ 8 分左右,用平补平泻法,注意不要伤及内脏;或温和灸 15 分钟左右。支沟直刺 5 ~ 8 分,用泻法;或温和灸 15 分钟左右。以上穴位留针均为 30 分钟左右。

【功用】行气散郁,化痰消肿。

【主治】本方主要治疗项、腋下的马刀肿瘘,包括马刀疮、马刀挟瘿等,主要为累累如贯珠之状的瘰疬,排列状如马刀者。结核初起小如枣核,大如梅子,急性发作者,赤色如火烧烙,发展迅速,化脓溃败,征象危急,需迅速处理,可在本方基础上加灸肩井、肺俞、膻中、风池等穴,若条件有限,或症情十分急促,可与西医协同治疗;慢性者则皮色不变,按之坚硬,推之能移,疼痛逐渐加重,病久则瘰疬逐渐长大,与表皮粘连,有的数个成串,推之不能活动,微觉疼痛,将溃时皮肤转为黯红,疼痛加剧,溃后脓水清稀,夹有败絮样物,溃后日久不愈,可兼见骨蒸潮热盗汗、咳嗽、虚烦不寐、舌红少苔、脉细数等。

【方解】本病多由情志不畅,肝气郁结,气郁化火,痰火结为痰核,阻于皮肉经络而成。治疗本病之要点为疏通气机,化痰清热,久病则标本兼顾,加以养阴扶正。渊腋为足少阳胆经穴,可通经行气,化滞开郁;章门为足厥阴肝经穴,又是脾之募穴,足少阳、足厥阴之会穴,既可疏理肝胆气机,又有化痰散结之功。二穴均位于胁肋部,在病变部位附近,针刺用泻法,可活血行气,清解局部之热毒。配以手少阳三焦经穴支沟,可通利经络,调理气机,行水化痰,消肿软坚。故三穴合用,能起到行气散郁、化痰消肿的作用。

【加减】腋下瘰疬如串珠者,加天井,直刺 5 ~ 8 分,用泻法;或温和灸 15 分钟左右。骨蒸潮热、心烦不寐者,加太溪,直刺 5 分左右,用补法。盗汗者,加阴郄,直刺 2 ~ 3 分,用补法;膏肓,项肩胛骨下、肋骨上斜刺 5 ~ 8 分,用补法;或温和灸 15 分钟左右,以益气养阴而止汗。溃后脓水清稀并有败絮状物者,加灸足三里 20 分钟左右,以托正达邪,生肌长肉,促使疮口愈合。以上穴位留针均为 30 分钟左右。

【文献】《针灸甲乙经》:"马刀肿瘘,渊腋、章门、支沟主之。""腋下肿马刀瘘,阳辅主之。"

《针灸资生经》:"瘰疬:章门、临泣、支沟、阳辅百壮。又肩井随年壮,又以艾炷烧四畔周匝七壮。"

《针灸大全》:"项生瘰疬,绕颈起核,名曰蟠蛇:天井二穴、风池二穴、肘尖二穴、缺盆二穴、十宣十穴。瘰疬延生胸前连腋下者,名曰瓜藤:肩井二穴、膻中一穴、大陵二穴、支沟二穴、阳陵泉二穴。左耳根肿核者,名曰惠袋:翳风二穴、后溪二穴、肘尖二穴。右耳根肿核者,名曰蜂巢:翳风二穴、颊车二穴、后溪二穴、合谷二穴。耳根红肿痛:合谷二穴、翳风二穴、颊车二穴。颈项红肿不消,名曰项疽:风府一穴、肩井二穴、承浆一穴。"

《类经图翼》:"瘰疬:肩髃(七壮、九壮)、曲池二穴,乃治疬密法也。天池、天井(二七壮)、三间(三七壮)。"

《针灸大成》:"腋肿,马刀疡:阳辅、太冲。"

《神灸经纶》:"马刀,腋下生者:渊腋、支沟、外关、足临泣(头腋俱治)、间使(治生耳后入发际微肿硬如石引头痛,灸二七壮)。凡瘰疬出于颊下及颊车边者,当于手足阳明经取穴治之,然肩髃、曲池二穴亦妙,合谷、足三里(以上感毒深者灸后再二三报之)。隔蒜灸法:用独蒜片,从后发核上灸起,至初发母核而止,多灸自效。"

肺痈方(《类经图翼》)

【组成】肾俞　合谷　太渊

【用法】肾俞直刺5~8分,用补法;或温和灸15分钟左右。合谷直刺8分~1寸,用平补平泻法;或温和灸20分钟左右。太渊先直刺,然后转向上斜刺3~5分,用补法。以上穴位留针均为30分钟左右。

【功用】补肾益脾,养肺通阻。

【主治】本方主要治疗肺气壅遏,痰湿阻滞,甚至形成肺痿、肺痈的病症。恶风咳嗽,鼻塞项强,胸胁胀满,呼吸不利,咽燥作渴,甚则四肢微肿,咳唾脓血。或吐痰臭浊,脓血腥秽,胸中隐隐微痛;或唾涎沫而无脓,脉数而虚者。或咳嗽痰多,或咯吐大量脓痰,痰如米粥,气逼胸痛、发热,时时寒栗,病久则全身乏力,恶心,不思饮食。舌质黯,苔白厚或色青,脉数。

【方解】本病为劳伤气血,腠理不密,外邪所乘,内感于肺;或入房过度,肾水亏损,虚火上炎;或醇酒炙爆,辛辣浓味,熏蒸于肺;或咳唾痰涎,汗下过度,重亡津液所致。一般肺痈多湿热较重,肺痿虚证为多。如《灸法秘传》所说:"肺痿:久嗽肺虚,而成肺痿。痿者萎也,犹枝叶之萎落也。时吐涎沫,声音不扬,或嗽血丝,形容枯槁。斯症属虚者多,非肺痈属实之可比。"治疗上,一是补益肺气,以驱肺中之邪;二是通三焦上下之阻,使痰湿、热痈有出路。故选肺经原穴太渊,以补益肺气,使宣散得体,肃降有力,气行湿去,既可止咳化痰,又能散热祛邪,是为本方之主穴。合谷是手阳明大肠经原穴,可行阳明经气,交通上下,清泻阳明热毒,燥化太阴寒湿,以增强主穴行气化痰、消瘀通阻的作用。佐使以肾俞,可益肾气而固先天之本,肾气为肺气之根,补肾气即可益肺气。肺肾气充,则可祛邪外达而使肺痈渐愈。故三穴合用,可以达到补肾益脾、养肺通阻的目的。

【加减】肺痈早期高热、大汗者,加大椎,刺入骨缝中3分左右,用泻法,或针上加灸;曲池,直刺8分左右,用泻法,或温和灸15分钟左右,以疏风清热。胸痛、咳脓痰多者,加肺俞,向脊椎方向斜刺5分左右,用平补平泻法,或温和灸10分钟左右;加膻中,向下斜刺5~8分,用平补平泻法,或温和灸10分钟左右,以清热化痰,理气止痛。以上穴位留针均为30分钟左右。

【文献】《类经图翼》:"肺痈吐脓,肾俞、合谷、太渊。"

《神应经》:"传尸骨蒸肺痿:膏肓、肺俞、四花穴。"

《针灸聚英》:"肺痈:膻中、肺俞、支沟、大陵、肾俞、合谷。"

《针灸大成》:"肺壅咳嗽:肺俞、膻中、支沟、大陵。问曰:此症从何而得?答曰:因而伤风,表里未解,咳嗽不止,吐脓血,是肺痈也。复刺后穴:风门、三里。"

《针灸易学》:"肺痈咳嗽:肺俞、膻中、支沟、大陵、风门、三里。"

胃痈方 (《针灸逢源》)

【组成】曲池　内关

【用法】曲池直刺8分左右,用泻法;或针上加灸。内关直刺5~8分,用平补平泻法;或针上加灸。以上穴位留针均为30~60分钟。

【功用】清热活血,宽胸理气。

【主治】本方主要治疗胃痈。胃痈有内痈、外痈之分,外痈生长在皮里膜外,初起无头,局部红肿热痛,界限分明,根盘收束,易肿、易脓、易溃、易敛;重者可有身热,口渴,苔黄,脉数。内痈多在胃脘处隐隐微肿,疼痛连心,身发寒热,脉迟紧;若继续发展,胃痈已成,则身热不退,咯吐脓血,脉洪数。与西医所说胃脓肿、胃溃疡、肝脓肿有近似之处。

【方解】本病多因饮食不调,过饱过饥,或食物损伤胃脘,或七情剧烈波动,或情绪压抑,火郁胃腑,复被外感寒气所侵,使热浊之气填塞胃脘部而致。在治疗上,一是调理气机,尤其是调理上、中二焦的气机,使胃气得下,脾气得升,以解除阻滞;二是清理中焦热邪,尤其是肠胃之邪热。若属胃痈初起,则以行气宽胸为主,以内关为主穴;若是痈肿渐成,红肿热痛较为明显,则以曲池为主穴。二穴互相配合,即能达到清热活血、宽胸理气的目的。

【加减】气滞明显者,加阳陵泉,以行肝胆之气,解郁和胃,可沿腓骨前缘直刺8~1.2寸,用泻法;或雀啄灸15分钟左右。热象明显者,加内庭,直刺5分左右,用泻法;行间,直刺5分左右,用泻法。若脓已成,则需要配合西医外科治疗。以上穴位留针均为30~60分钟。

【文献】《针灸逢源》:"胃痈,生于左者曰胃疽,生于右者曰胃痈。曲池(灸三七壮)、内关(七壮)。"

《素问·病能论》:"黄帝问曰:人病胃脘痈者,诊当何如?岐伯对曰:诊此者当候胃脉,其脉当沉细,沉细者气逆,逆者人迎甚盛,甚盛则热,人迎者胃脉也,逆而盛,则热聚于胃口而不行,故胃脘为痈也。"

《证治准绳》:"中脘隐隐痛者胃疽,其上肉微起者胃痈。"

肠痈方(《针灸逢源》)

【组成】大肠俞　陷谷　太白

【用法】大肠俞直刺5~8分,用泻法。陷谷直刺5分左右,用泻法。太白直刺5分左右,用平补平泻法。以上穴位留针均为60分钟以上。

【功用】行气通腑,清热祛湿。

【主治】本方主要治疗肠痈。症见大腹剧痛,进行性加重,尤以右侧为主,拒按,腹部肌肉紧张,时时汗出而恶寒,大便秘结,小便黄赤,严重者,大便脓血,舌质红,苔黄厚腻,脉弦数。

【方解】本病主要是饮食不调,肠胃湿热蕴结所引起。治疗上,一是通达腑气;二是解除湿热之邪。用大肠俞行腑气,使湿热之邪不能滞留,是为主穴。配以足阳明胃经的输穴陷谷,以加强主穴除湿的能力,使胶结之湿与热得以分开。佐使以足太阴脾经输穴太白,以助主穴祛湿热,并加强主穴行气通腑的能力。故三穴合用,有行气通腑、清热祛湿的作用。

【加减】若病发突然,症状较重者,则加两手肘尖穴,用直接灸法,各灸7~14壮;或隔物灸(可隔大蒜泥或栀子泥)14~21壮。若病情突然,症状十分严重,高热,腹痛剧烈者,则需配合西医外科共同治疗。若肠痈初起,加阑尾穴,直刺8分左右,泻法;或加雀啄灸15~20分钟。若便秘明显者,加上巨虚,直刺8分左右,用泻法。以上穴位留针均为60分钟以上。

【文献】《针灸逢源》:"肠痈,小腹重强按之痛,小便如淋,汗出恶寒,身皮甲错,腹皮急如肿状,脉洪数者,脓已成。若大便脓血为直肠痈,易治。或绕脐生疮,或脐间出脓为盘肠痈,难治(一方用生菜油日几服,有效,以其利肠解毒也)。大肠俞、陷谷、太白。"

《千金翼方》:"灸肠痈法:屈两肘正尖头骨,各灸百壮,则下脓血者愈。"

《针灸聚英》:"肠痈痛治太白中,陷谷大肠俞与同。乃若脱肛治百会,灸至七壮是尾穷。此疾须用治三穴,随年壮兮灸脐中。"

《宋本备急灸法》:"孙真人治肠痈法云:肠痈之证,人多不识,治之错则杀人。其证小腹重而硬,以手抑之则小便如淋状,时时汗出而恶寒,一身皮肤皆甲错,腹皮鼓急,甚则转侧闻水声,或绕脐生疮,或脐孔脓出,或大便下脓血。凡有此证,宜速灸两肘尖各百炷,炷如绿豆大,则大盒饭下脓血而愈。根据图取穴。"

乳痈方(《针灸大成》)

【组成】 膻中 大陵 委中 少泽 俞府

【用法】 膻中向下斜刺或平刺5~8分,用平补平泻法;或温和灸10分钟左右。大陵直刺2分左右,用泻法。委中直刺8分左右,用泻法;或使用放血疗法,放血约1~2ml。少泽略斜刺,一般不使用手法,刺入即留针;或点刺出血。俞府先直刺2~3分,然后斜刺2~3分,用平补平泻法,注意不要伤及内脏。以上穴位留针均为30分钟左右。在治疗乳痈时,要注意随时将乳汁吸出,保持乳腺管道通畅。

【功用】 行气活血,泻热消肿。

【主治】 本方主要治疗乳痈。症见乳房红肿,初起范围较小,初起乳房结块,略有疼痛、硬结,肿胀疼痛,乳汁分泌不畅,甚至出现发热恶寒,头痛,烦渴恶心等;然后迅速发展,红肿扩大,焮热疼痛,时有跳痛,此系迅速化脓之征;亦有见于怀胎六至七月者,初起皮色不变,逐渐转红而溃,酿脓较慢,溃后往往延及产后才能愈合。

【方解】 本病多发于产后未满月之时,多因恣食甘肥厚味、胃经积热,或因乳头破裂、邪毒侵入乳房,致使脉络阻塞,排乳不畅,热毒与积乳互凝而成。治疗上,一是行气散结,以泻火消肿;二是清热泻火,以祛热邪;三是通经活血,以解除瘀阻。故选用膻中,其为气之会穴,可宽胸理气,祛散阻滞,消肿散结,是为本方之主穴。配以俞府,为足少阴肾经的终点穴,又是乳房之邻近穴位,既可使肾水上引,以肾阴平阳火,又可促进乳房气血运行,故有清热消肿止痛之功。少泽可促使乳房气血畅通,以消除肿胀。佐以手厥阴心包经之原穴大陵,心包经"循胸、出胁,下腋三寸,上抵腋下",循经乳房,内可泻心包之火,外可泻胸中之热,可助主穴行气散热消肿。委中亦称"血郄",刺出血可凉血解毒。五穴共用,有行气活血、泻热消肿之效。

【加减】 乳房肿块红肿痛甚者,加乳根,先直刺3分左右,然后向乳房病变部位方向刺入3~5分,用泻法。肩井直刺5分左右,用泻法,以行气活血止痛。以上穴位留针均为30分钟左右。

【文献】 《针灸大成》:"乳痈:针乳疼处,膻中、大陵、委中、少泽、俞府。"

《千金翼方》:"灸乳痈妒乳法:灸两手鱼际各二七壮,断痈脉也。又,以绳横度口,以度从乳上行,灸度头二七壮。"

《针灸资生经》:"膺窗、临泣(足)、神封、乳根、足三里、下巨虚、天溪、侠溪,均治乳痈。"

《针灸大全》:"乳痈红肿痛,小儿吹乳:中府二穴、膻中一穴、少泽二穴、大敦二穴。"

《神应经》:"乳痈:下廉、三里、侠溪、鱼际、委中、少泽。"

《神灸经纶》:"乳痈膺肿:乳根;乳肿:少泽、临泣……骑竹马灸法,主治一切痈疽恶疮发背,妇人乳痈。"

《外科正宗》:"惟初生核时,急用艾灸核顶,待次日起泡挑破,用钺针针入四分,用冰蛳散条插入核内,糊纸封盖;至十三日,其核自落,用玉红膏生肌敛口,再当保养不发。"

瘰疬方(《针灸甲乙经》)

【组成】 天窗 臑会 气舍

【用法】 天窗直刺 5~8 分,用泻法;或温和灸 10 分钟左右。臑会直刺 8 分~1 寸,或用合谷刺,用泻法;或温和灸 20 分钟左右。气舍直刺 5 分左右,用泻法;或温和灸 10 分钟左右。以上穴位留针均为 30~60 分钟。

【功用】 解郁行气,消坚散结。

【主治】 本方主要治疗颈项部瘰疬。颈项部漫肿或结块,皮色不变,不痛亦不溃烂,肿块多为圆形,可随吞咽动作而上下移动。实证兼见急躁易怒,心悸,心烦,多汗,眼球突出,脉数有力等症。虚证兼见食少,气短,乏力,心悸,失眠,脉细数无力等。包括西医单纯性甲状腺肿、甲状腺功能亢进症等。

【方解】 本病的病因,其一是忧思恼怒,肝脾气逆,脏腑失和,痰气郁结,阻于颈部而发;其二是由于水壅土弱,不足以供养人体而成。治疗上,一是调理气机,尤其疏泄肝气郁结;二是补气利水,温煦三焦,以解除痰湿阻滞。选用手太阳小肠经经穴天窗,行太阳经之气,其穴又位于颈项部,亦系属局部取穴之法,用作本方之主穴。配以手少阳三焦经经穴臑会,其为手少阳、阳维脉之会穴,针之能宣通少阳经之经气,而三焦经行于颈部外侧,经脉所达,主治所及,故可协助天窗疏通颈部气血,以起到行水消肿、化痰软坚的作用。佐使以足阳明经气舍,其既是局部穴,又能补益后天之气,故能协助上二穴补气利水,化痰通滞。以上三穴,虽为远近相配,却强调局部取穴,和对瘰疬进行围刺,故能取得满意的治疗效果。

【加减】 颈部肿块较大较硬者,加扶突,直刺 5~8 分,用泻法。心悸、心烦、失眠者,加大陵,直刺 2 分左右,用平补平泻法,以宁心安神。急躁易怒者,加太冲,直刺 5 分左右,用泻法,或温雀啄灸 15 分钟左右,以疏肝清热,行气解郁。多汗者,加合谷,直刺 8 分左右,用泻法;复溜,直刺 5 分左右,用补法,以补阴抑阳。以上穴位留针均为 30~60 分钟。也可用梅花针沿瘿瘤四周敲击,每次 3 圈,若属实证可敲击出血;若属虚证,则轻轻敲击,稍见皮肤发红即可。注意梅花针的消毒和敲击部位的消毒。以上穴位留针均为 30~60 分钟。

【文献】《针灸甲乙经》:"瘿,天窗及膈会主之。""瘿瘤,气舍主之。"

《千金翼方》:"瘿瘤,风池、耳上发际、大椎,累积灸至百壮,大椎旁寸半略下方三十壮,臂臑随年壮。"

《针灸资生经》:"瘿瘤,脑户、通天、消泺、天突。"

《世医得效方》:"治诸瘿,灸大空(天突)穴三七壮。又灸肩(髃)左右相当宛宛处。男左十八壮,右十七壮;女右十八壮,左十七壮。穴在肩端两骨间陷者宛宛中,举臂取之。又灸两耳后发际,共百壮。"

《针灸大全》:"五瘿:扶突、天突、天窗、缺盆、俞府、中府、膻中、合谷、十宣(出血)、列缺(先刺)。"

小　结

针灸治疗外科疮疡,简便易行,疗效显著。本章所介绍的针灸处方,都是治疗外科常见病症的。其中包括痈疽、疔疮、疖肿、马刀肿瘘、肺痈、乳痈、瘿瘤等。

太阳疮疡方、少阳疮疡方、阳明疮疡方、四穴解毒方都具有清热、凉血、解毒之效,可治疗痈疽、疔疮、痈肿等外疡。四穴解毒方通过清泻手足阳明及肝经热邪,可治疗全身的疮疡。太阳疮疡方通过清泻足太阳膀胱经之热毒而治疗项背部的疮疡。少阳疮疡方通过清泻足少阳胆经之热毒而治疗侧头部、胸胁部的疮疡。阳明疮疡方通过清泻足阳明胃经之热毒而治疗口颊、颜面部疮疡。

马刀肿瘘方具有清热化痰之效,主治瘰疬生于腋下,形如贯珠、状如马刀者。肺痈方有补肾益脾、养肺通阻之效,经适当加减可治疗咳嗽、发热、胸痛、吐大量脓痰之肺痈。胃痈方有清热活血、宽胸理气之效,主要治疗胃痈。肠痈方有行气通腑、清热祛湿之效,主要治疗肠痈。乳痈方有行气活血、泻热消肿之效,可治疗乳房红肿热痛之硬结、乳汁不畅之乳痈。瘿瘤方具有解郁行气、消坚散结之效,主治瘿瘤生于颈部,或兼有突眼、消瘦、心烦、脉数等症。

疮疡多属于实热证,并伴有红肿热痛之气血壅塞之征,据《灵枢·经脉》"实则泻之"、"热则疾之"以及《灵枢·小针解》"菀陈则除之"的原则,本类处方多用泻法及刺血法,以清热消肿、凉血解毒。疮疡后期属虚中夹实或虚证时,则钅刺应用补法,多用灸法,以益气生血、扶正达邪。

　　本章处方取穴,一是根据病因病机,如疮疡多由热毒所致,故所取穴位多具有清热解毒凉血之效,如井穴、荥穴、原穴和具有清热解毒功效的穴位(如合谷、曲池等);二是根据循经取穴的原则,按照疮痛所在部位取穴,如生于项背部的取足太阳经穴,生于侧头胸胁部的取足少阳经经穴,生于面口部的取足阳明经经穴等。如能掌握以上原则,临床中则可加减变通,灵活运用。

治疮疡类针灸处方歌诀

1. 太阳疮疡方

外科太阳疮疡方,至阴通谷束骨当,再配昆仑与委中,清热消肿属太阳。

2. 少阳疮疡方

少阳疮痛用窍阴,侠溪临泣不可轻,再加阳辅阳陵泉,五输连用治法新。

3. 阳明疮疡方

阳明疮疡用厉兑,内庭陷谷不可废,加入冲阳与解溪,泻邪解毒方可贵。

4. 四穴解毒方

四穴解毒用曲池,合谷三里莫延迟,再加行间清血分,遍身疮疡泻及时。

5. 马刀肿瘘方

胁下马刀肿瘘方,渊腋章门支沟详,或加天井频频灸,消除瘰疬效非常。

6. 肺痈方

肺痈吐脓用太渊,肾俞合谷效不偏。

7. 胃痈方

提起胃痈莫慌张,曲池内关能复康。

8. 肠痈方

肠痈首选大肠俞,陷谷太白体能舒。

9. 乳痈方

乳痈方中用膻中,俞府少泽大陵通,更用委中多刺血,理气清热病自松。

10. 瘿瘤方

瘿瘤方出甲乙经,天窗臑会用当心,肿甚当加气舍穴,行气活血功效明。

复　习　题

1. 治疮疡类处方的取穴特点是什么?试举例说明。
2. 治疮疡类处方刺灸法的特点是什么?试举例说明。

针灸处方笔画索引

二画

二中腰痛方 104

二风方 40

三画

下食方 137

大接经治偏瘫方 109

大椎截疟方 45

上星通窍方 66

久痢方 133

小儿惊痫方 93

尸厥方 76

马刀肿瘘方 249

四画

开耳窍方 77

开经方 217

开音方 80

开鼻窍方 78

天井肘痛方 121

天柱治头项方 102

天突止喘方 155

天突泻肺方 147

五井泻热方 68

五心烦热方 71

支沟开心方 199

太阳疮疡方 244

止血方 224

止带方 239

止咳方 153

止痢方 132

少阳疮疡方 245

日月蛔厥方 143

中风神闭方 75

中环治瘘方 117

中暑神昏方 90

气闭方 162

气块方 206

风水方 41

水气方 166

五画

正胎方 178

去相火方 235

去癞方 161

石水方 164

平逆方 151

归经方 222

申金治头方 101

四穴解毒方 248

四逆方 171

四神止泻方 128

四缝安蛔方 142

发热有汗方 58

六画

百大方 70

百会提肛方 181

吐血方 221

吐泻方 126

舌强难言方 79

伤风头痛方　98

伤寒大热方　62

伤寒无汗方　36

伤寒头痛方　103

伤寒发痉方　43

伤寒余热不退方　44

自汗方　230

血滞腰痛方　214

血臌方　216

合阴济阳方　237

行气止挛方　107

行经方　218

交泰方　91

冲丰湿热方　61

阳狂方　86

阳明疮疡方　246

七画

运脾止泻方　131

扶阳祛寒方　174

呕吐方　135

呃逆方　136

利水方　165

肠痈方　252

灸补脾胃方　190

灸寒热方　39

补气退热方　185

补气益血方　182

补气提胃方　192

补火灸方　172

补心肾方　189

补肾荣耳方　193

尿血方　223

八画

刺血泻火方　67

固精方　234

和胃定志方　89

乳痈方　253

肺痈方　250

肺壅咳嗽方　152

胁痛方　211

鱼际通汗方　37

疝气方　203

疝痛方　205

泻心方　52

泻四肢热方　59

泻白方　55

泻阳热方　63

泻赤方　56

泻胃热方　49

泻热归经方　226

泻黄方　57

治溲数方　238

治痹方　108

肩凝症方　114

降浊补脾方　191

驻泻方　129

九画

项强方　42

面瘫正嘴方　113

面瘫闭眼方　111

面瘫抬眉方　112

面瘫祛风方　112

胃痈方　251

胃痛方　200

复丰祛风方　116

复合多汗方　233

复脉方　188

便血方　225

保命延寿方　29

养肺平喘方　156

扁鹊十三穴方　82

神谷方　87

神躁方　87

祛风止痛方　115

十画

热嗽方　150

徐氏十三穴方　85

脏毒下血方　134

脑空治头方　99

消食化虫方　144

消食导滞方　141

消食和胃方　141

消渴嗜饮方　54

消痞方　207

宽心止痛方　198

宽心方　94

诸虚劳热方　187

调经方　219

通乳方　163

通便方　160

预防中脏方　32

预防中腑方　31

十一画

理肺化痰方　154

梅核气方　208

虚劳方　184

悬饮方　168

脚弱方　120

脱肛久痔方　202

盗汗方　231

清上焦方　51

清余热方　69

清热毒方　66

清胸热方　50

十二画

暑泻方　127

遗溺方　238

喉风针诀方　65

喉风经阻方　64

喉风痰热方　60

程氏安神方　92

程氏腰痛方　106

然泉方　94

痞块方　210

温下方　173

温胆方　88

温宫方　177

滑泻方　130

寒水泻方　129

寒厥方　176

寒滞方　175

寒嗽方　149

强丰治头方　100

强肾壮腰方　194

十三画

腰脊痹痛方　105

腹痛方　204

解丰治头方　101

解表清热方　38

十四画

鼻衄方　220

魄户止咳方　148

十五画

膝痛方　119

十六画

瘿瘤方　254

针灸处方拼音索引

B

百大方 70
百会提肛方 181
保命延寿方 29
鼻衄方 220
扁鹊十三穴方 82
便血方 225
补火灸方 172
补气提胃方 192
补气退热方 185
补气益血方 182
补肾荣耳方 193
补心肾方 189

C

肠痈方 252
程氏安神方 92
程氏腰痛方 106
冲丰湿热方 61
刺血泻火方 67

D

大接经治偏瘫方 109
大椎截疟方 45
盗汗方 231

E

呃逆方 136
二风方 40
二中腰痛方 104

F

发热有汗方 58
肺痈方 250
肺壅咳嗽方 152
风水方 41
扶阳祛寒方 174
复丰祛风方 116
复合多汗方 233
复脉方 188
腹痛方 204

G

固精方 234
归经方 222

H

寒厥方 176
寒水泻方 129
寒嗽方 149
寒滞方 175
合阴济阳方 237
和胃定志方 89
喉风经阻方 64
喉风痰热方 60
喉风针诀方 65
滑泻方 130

J

肩凝症方 114
降浊补脾方 191

交泰方　91

脚弱方　120

解表清热方　38

解丰治头方　101

久痢方　133

灸补脾胃方　190

灸寒热方　39

K

开鼻窍方　78

开耳窍方　77

开经方　217

开音方　80

宽心方　94

宽心止痛方　198

L

理肺化痰方　154

利水方　165

M

马刀肿瘘方　249

梅核气方　208

面瘫闭眼方　111

面瘫祛风方　112

面瘫抬眉方　112

面瘫正嘴方　113

N

脑空治头方　99

尿血方　223

O

呕吐方　135

P

痞块方　210

平逆方　151

魄户止咳方　148

Q

气闭方　162

气块方　206

强丰治头方　100

强肾壮腰方　194

清热毒方　66

清上焦方　51

清胸热方　50

清余热方　69

祛风止痛方　115

去癫方　161

去相火方　235

R

然泉方　94

热嗽方　150

日月蛔厥方　143

乳痈方　253

S

疝气方　203

疝痛方　205

伤风头痛方　98

伤寒大热方　62

伤寒发痉方　43

伤寒头痛方　103

伤寒无汗方　36

伤寒余热不退方　44

上星通窍方　66

少阳疮疡方　245

舌强难言方　79

申金治头方　101

神谷方　87

神躁方　87

尸厥方　76

石水方　164

暑泻方　127

水气方　166

四缝安蛔方　142

四逆方　171

四神止泻方　128

四穴解毒方　248

T

太阳疮疡方　244

天井肘痛方　121

天突泻肺方　147

天突止喘方　155

天柱治头项方　102

调经方　219

通便方　160

通乳方　163

吐泻方　126

吐血方　221

脱肛久痔方　202

W

胃痛方　200

胃脘方　251

温胆方　88

温宫方　177

温下方　173

五井泻热方　68

五心烦热方　71

X

膝痛方　119

下食方　137

项强方　42

消渴嗜饮方　54

消痞方　207

消食导滞方　141

消食和胃方　141

消食化虫方　144

小儿惊痫方　93

胁痛方　211

泻白方　55

泻赤方　56

泻黄方　57

泻热归经方　226

泻四肢热方　59

泻胃热方　49

泻心方　52

泻阳热方　63

行经方　218

行气止挛方　107

虚劳方　184

徐氏十三穴方　85

悬饮方　168

血臌方　216

血滞腰痛方　214

Y

阳狂方　86

阳明疮疡方　246

养肺平喘方　156

腰脊痹痛方　105

遗溺方　238

瘿瘤方　254

鱼际通汗方　37

预防中腑方　31

预防中脏方　32

运脾止泻方　131

Z

脏毒下血方　134

正胎方　178

支沟开心方　199

止带方　239

止咳方　153

止痢方　132

止血方　224

治痹方　108

治溲数方　238

中风神闭方　75

中环治痿方　117

中暑神昏方　90

诸虚劳热方　187

驻泻方　129

自汗方　230